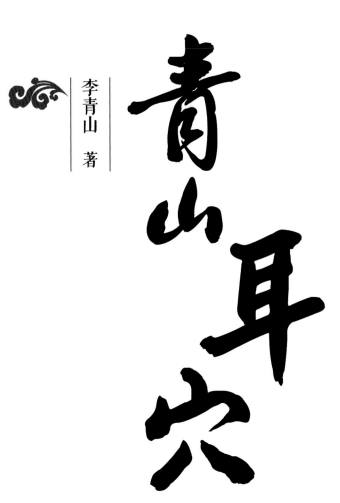

李青山 著

青山耳穴

上海大学出版社

图书在版编目（CIP）数据

青山耳穴 / 李青山著 . -- 上海：上海大学出版社，
2022.10
　ISBN 978-7-5671-4533-7

　Ⅰ . ①青… Ⅱ . ①李… Ⅲ . ①耳－穴位疗法 Ⅳ .
① R245.9

中国版本图书馆 CIP 数据核字 (2022) 第 178474 号

责任编辑　陈　露
助理编辑　张淑娜
书籍设计　缪炎栩
技术编辑　金　鑫　钱宇坤

青山耳穴

李青山　著

出版发行　上海大学出版社出版发行
地　　址　上海市上大路 99 号
邮政编码　200444
网　　址　www.shupress.cn
发行热线　021-66135109
出 版 人　戴骏豪

印　　刷　江阴市机关印刷服务有限公司
经　　销　各地新华书店
开　　本　787mm×1092mm　1/16
印　　张　15.5
字　　数　370 千
版　　次　2022 年 10 月第 1 版
印　　次　2022 年 10 月第 1 次
书　　号　ISBN 978-7-5671-4533-7/R·20
定　　价　97.00 元

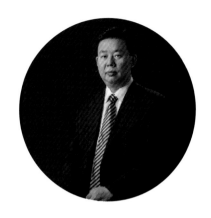

作者简介

李青山，1992年毕业于河南医科大学医疗系，系耳穴贴压疗法发明人李家琪的长子。自幼随父行医，得耳穴贴压疗法之真传，对耳穴诊治深有研究。2002年被授予河南省洛阳市"十大优秀青年科技专家"称号。

参与研制"中医经络分析仪"（原李家琪智能诊治电脑），1992年获"全国科技成果优秀奖和国际博览会金奖"，1993年获首届全国"光明杯"特等奖，1994年获"中华儿女英才奖"，1996年获"美国针灸会议优秀奖"，1997年获"河南省医疗科技进步一等奖"和"国家科技成果奖"。

学术上曾参与编撰《百病中医诊治精要》《新编耳穴诊治》《耳穴诊治与研究》等书籍，发表论文多篇。

在承袭父辈传统医学的基础上，带领团队以推动中医现代化，打造"您身边专属的中医健康管理师"为已任，设计完成了50多项医疗健康类软件，已在超过千家以上的医疗卫生单位使用。开发的具有中医特色的医疗健康类智能检测设备和移动应用软件，为患者日常保健和未病预防、慢病管理，提供新颖的个性化检测和健康管理、服务。

积极投身社会公益活动，开通视频号"青山讲耳穴"，制作耳穴贴压疗法教材视频数十部，总计播放量数十万次。在喜马拉雅平台讲解耳穴贴压疗法，播放量超过10万人次，在耳穴贴压疗法的传承和普及方面取得良好的社会效果。

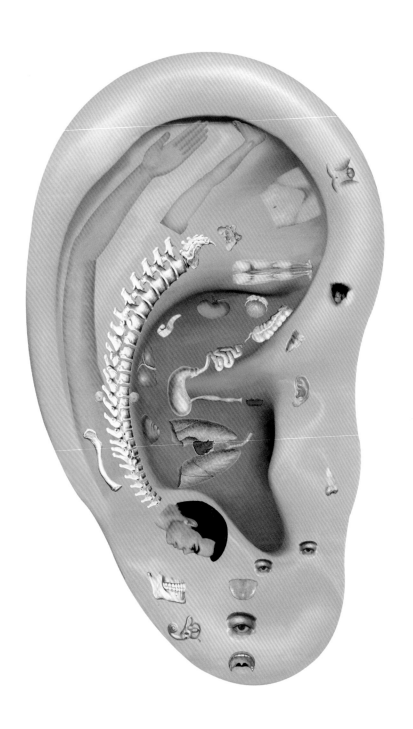

目 录

序
耳穴诊治学概论

耳穴疗法是祖国针灸学的一个组成部分，耳穴诊断是传统的经络穴诊方法之一。耳穴诊治法是指通过耳郭诊断治疗疾病的方法，是我国传统医学宝库中的一份珍贵遗产。

1973 年，我国文物考古工作者在湖南长沙马王堆汉墓出土了目前已知最早的经脉学著作《足臂十一脉灸经》和《阴阳十一脉灸经》，其中在《阴阳十一脉灸经》（序图 –1）中就有"耳脉"的记载。在最早的医学典籍《黄帝内经》和历代医学著作中，记载了许多有关借耳诊病或耳穴治疗疾病的方法。耳穴诊治疗法是我国劳动人民在长期与疾病斗争的过程中创造和发展起来的智慧结晶。

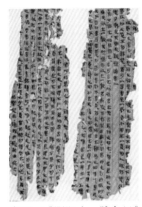

序图–1《阴阳十一脉灸经》
书影

第一节 耳穴疗法溯源

一、耳穴初步观察的记载

关于耳穴的记载，最早出现在《黄帝内经》（序图 –2）中，当时有"听宫""耳中""多所闻""窗笼"等耳穴名称。在《素问·气穴论》中记述有"耳中、多所闻二穴"。《灵枢·厥病》云："耳聋无闻，取耳中"，《灵枢·根结》对同穴异名是这样解释的："少阳根于窍阴，结于窗笼，窗笼者，耳中也。"其中"多所闻""耳中""窗笼"即是现在的听宫穴。

《针灸甲乙经》记载：听宫"在耳中，珠子大，明如赤小豆，手足少阳、手太阳之会，刺入三分，灸三壮。"明代杨继洲的《针灸大成》云："耳尖二穴，在耳尖上，卷耳取，尖上是穴，治眼生翳膜，用小艾炷五壮。"张介宾在《类经》中亦指出："耳

1 ·

中，手太阳之听宫也。"《千金翼方》云："耳风聋雷鸣，灸阳维五十壮。在耳后，引耳令前，弦弦筋上是。"

清代张振鋆《厘正按摩要术》中提出耳背分属心、肝、脾、肺、肾五脏的理论，这是继《内经》之后，论述耳与五脏关系最引人注意的新观点，体现了局部反映整体的内在关系。

在耳穴记载中，还有"珠顶""耳垂""耳郭后""郁中""三扁桃效"等穴，不一一列举。

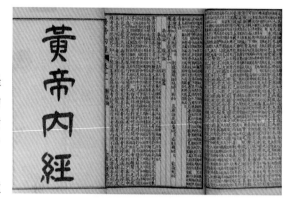

序图 -2 《黄帝内经》书影

二、耳郭诊断疾病与防病健身的记载

两千多年前，《黄帝内经》有关耳诊的记载多处可见，《灵枢·师传》就有"肾者主为外，使之远听，视耳好恶，以知其性"。

在望耳诊病中，《灵枢·阴阳二十五人》中有"手少阳之上，血气盛则眉美以长，耳色美；血气皆少则耳焦恶色"的记述，这是根据耳的色泽来判断人体气血的盛衰；另有《灵枢·卫气失常》"耳焦枯，受尘垢者，病在骨"，《灵枢·论疾诊尺》"耳间青脉起者，掣痛"等望耳诊病的记载。

《灵枢·本脏》有"高耳者肾高，耳后陷者肾下，耳坚者肾坚，耳薄不坚者肾脆"，这些都反映了耳与肾的位置关系，说明我们的祖先早就掌握了一定的耳诊知识，用以判断内脏（肾）的情况。

唐代医圣孙思邈根据自己的体验和观察进一步指出："耳坚者则肾坚，坚则肾不受病，不病腰痛""耳薄者则肾脆，脆则伤热，热则耳吼闹""耳好前居牙车者肾端正，端正则和利难伤""耳高者则肾高，高则实，实者肾热……耳后陷者肾下，则下则腰尻痛，不可以俯仰为狐疝"等。

经过漫长的历史，人们对耳诊的认识也不断提高和深化，留下了丰富的宝贵资料。

《中藏经》提到耳诊中所见到的皮损形状、光泽等病理改变与疾病发展预后的关系。如"黑丁者，起于耳前，状如瘢痕，其色黑，长减不定，使人牙关急，腰脊脚膝不仁，不然即痛""肾绝，大便赤涩下血，耳干脚浮，舌肿者，六日死"等生动描述。

到了明代，医家关于耳诊的经验和记载就更多、更详细。龚云林认为："青色横目及入耳，此证应知死……耳内生疮黑斑出，医人休用术。"王肯堂指出："凡耳轮红润者生，或黄或白或黑或青而枯燥者死，薄而白，薄而黑皆为肾败。"都强调了耳诊在判断预后方面的作用。

清代《厘正按摩要术》将耳背分五部，配合五色、测温及对耳背静脉的观察，对痘疹（天花）进行辨治，"耳上属心，凡出痘时宜色红而热。若色黑与白而冷，其筋纹如梅花品字样或串字样从耳皮上出者，皆逆也……"。

清代林之翰编著的《四诊抉微》(序图-3)中就有"察耳部"专题，而汪宏著《望诊遵经》中，关于耳诊的内容更是随处可见，在《诊耳望法提纲》一章中就记有耳形："当以厚而大者为形盛，薄而小者为形亏；肿起者邪气实，消减者正气虚；润泽者则吉，枯槁者则凶；合之于色，亦可辨其寒热虚实焉。他如下消则耳轮焦干、肠痈则耳轮甲错。"

对某些疾病的发展和预后也通过耳诊来观察，"耳后红筋痘必轻，紫筋起处重沉沉，兼青带黑尤难治，十个难求三五生。"可见耳诊已开始进入临床观察阶段。

耳郭防病健身的记载，宋代《苏沈良方》曰"摩熨耳目，以助真气"，元代危亦林《世医得效方》云："蓖麻子、大枣肉、人乳和作枣核大，棉裹塞耳，以治全身气血衰弱，耳聋鸣。"明代《东医宝鉴》引用道家养生的方法"以手按摩耳轮，不拘数遍，所谓修其城郭，以补肾气，以防聋聩也。"

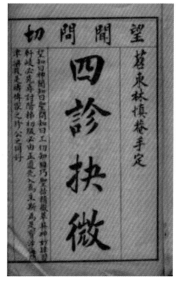

序图-3《四诊抉微》书影

三、刺激耳郭防治疾病

1.在耳郭针刺或放血方面

《灵枢·五邪》云："邪在肝，两肋中痛……行善掣，……取耳间青脉以去其掣。"晋代葛洪《肘后备急方》云："以葱叶刺耳，耳中鼻中出血者莫怪，无血难治。"明代杨继洲《针灸大成》曰："针耳门治龋齿。"

2.在灸法的应用上

唐代医学家孙思邈《千金宝要》云："凡卒中风口歪，以苇筒长五寸以一头刺耳孔中，四畔以面密塞之、久令泄气，一头纳大豆一棵并艾烧之令燃，灸七壮即瘥。患右灸左，患左灸右，耳病亦灸之。"《千金翼方》亦指出"耳风聋雷鸣，灸阳维五十壮。"

3.在按摩方面

明代龚云林《小儿推拿方脉活婴秘旨全书》所载小儿推拿法中用以发汗通气的"黄蜂入洞"法，以及《厘正按摩要术》中用以治疗肺经受寒的"双凤展翅"法。

4.在塞药方面

《肘后备急方》曰："救猝死而目闭者，骑牛临面，捣薤汁灌之耳中，吹皂荚鼻中，立效。"清代徐士銮《医方丛话》曰："蛇蜕塞两耳治疟疾。"

5.磁疗法

明代李时珍在《本草纲目》中介绍"真磁石，一豆大，穿山甲烧存性研一字，新棉裹塞耳内，口含生铁一块，觉耳中如风雨声即通。"

6.在吹耳方面

《肘后备急方》云："救猝死尸蹶，以管吹其左耳中极三度，复吹右耳三度，活。"

此外，还有一些治疗方法，目前仍在一些地区流传，如针刺耳轮治疖腮、吹气耳内止鼻血、捏耳垂治惊风、针刺耳道口出血治胃痛等。

由此可见，耳穴诊治起源于中国，方法多样，是历代医家经验的总结，同时也为后代医家提供了相当丰富的经验和知识。

第二节 我国耳诊技术的发展

1949 年以前，由于条件所限，耳诊只在民间流传，山西省三代耳针世医孙立权和江苏、浙江省一带的耳针名医（人称金耳朵），也都只能在当地群众中口耳相传。1949年以后，耳穴诊治研究发展迅速。目前，除我国外，耳穴疗法已推广到世界几十个国家，已发展成为耳穴诊治学体系。

1958 年 12 月，叶肖麟在《上海中医药杂志》上摘译了法国医学博士 P. Nogier 提出的形如胚胎倒影的耳穴图（序图 –4），当时记录穴名 40 多个，主要分布在耳甲腔、耳甲艇、对耳轮、对耳轮上脚、耳屏、对耳屏和耳垂，对我国医务工作者有很大启发。广大医务人员参考国内外有关资料，进一步发掘古代经验，广泛开展了耳穴实践，从临床应用到作用原理，逐渐形成了我国独具特色的耳穴图谱，耳穴诊治研究迎来了一个迅速发展的新时代。

由于传统的关系，我国多以不锈钢针进行治疗，这给耳针的蓬勃发展也带来了一些问题，如针灸的刺痛、感染等问题。尤其是感染，因为耳郭大部分是由软骨构成，引起感染后各类抗生素极难治愈；直到 1970 年，笔者父亲因一个偶然的机会，发明了耳穴贴压疗法。1975 年9 月《洛阳科技》发表了《耳穴诊疗法》（序图 –5），详细介绍了耳穴贴压的方法，这是国内外最早的有关耳穴贴压疗法的介绍，此法在短短 10 余年间，就成了我国耳穴治疗中最常规的手段。

我国的耳诊技术有了很大的发展和提高，并已建成为一个专门的学科。每个人的耳郭都具有反应点，包括变色、脱屑、充血、压痛、

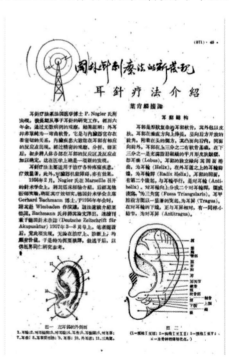

序图 –4《上海中医药杂志》书影

隆起、增厚、皱折、变形、电阻变低的不同表现，通过视诊、触诊、探棒压诊、电阻探测等方法，能够对患者的脏腑、肢体、器官进行定位或定性的诊断。

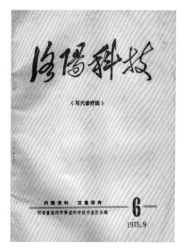

序图-5《洛阳科技》书影

一、现代耳穴诊断方法与手段

耳诊最常用的诊断方法有视诊法（根据耳郭上的不同阳性反应点进行诊断的方法）、触诊法（用一个直径约为 1.5mm 的金属探头或非金属探棒，均匀按压耳穴，通过找寻压痛点或根据按压后耳穴的皮肤弹性恢复程度来诊断疾病的方法）及电探测法（根据耳部与疾病相关耳穴电阻较低为 20 ~ 500kΩ，而与疾病无关的耳穴电阻较大为 5000 ~ 10000kΩ 的原理，所制造的各种探测仪进行探测诊病的方法）。

根据这些穴位良导点诊断疾病还不够，必须进行综合辨证分析才能下诊断结论。笔者父亲于 1974 年提出一视、二触、三结合的耳郭综合诊断方法，就是将耳穴视诊、触诊、探棒或探穴仪测查的结果与中医的传统方法望、闻、问、切及现代医学的视、叩、听、触等辅助检查和患者主诉等有机地结合起来，进行综合分析、辨证诊断的方法。

云南管遵信关于耳穴染色与脏腑相关性的研究，则为耳穴诊断提供了一个直观观察的新方法，用耳穴染色法可使病变部位的耳穴着色，而与疾病无关的耳穴则不着色。李惠芳等对 182 例健康人的耳穴染色重复观察比对，阳性穴其着色阳性符合率为 91.3%，其指标直观可见并具有可比性。

1982 年开始，笔者父亲和计算机工程技术人员合作，将耳穴综合诊断的数据，编成程序制成软件，用于耳穴诊断，经临床观察，其对症的诊断符合率为 70% ~ 95%，将在以后的篇幅中详细介绍。

二、耳诊在临床应用方面的进展

从 20 世纪 60 年代开始，我国就广泛开展了耳诊与现代各种辅助检查相结合的临床观察，生化检查、心电图、脑电图、肌电图、阻抗血流图、X 线检查、胃镜、B 超、CT、MRI 等陆续进入耳诊临床对比观察领域，使耳穴临床观察具有了比较明确的观察指标，减少了耳诊中的主观感觉和偶然性，提高了耳诊的科学性。

南京中医学院根据《灵枢·论疾诊尺》中"耳间青脉起者，掣痛"的经验作了耳络颜色分布及与耳穴关系的验证。

上海、福建、江西、吉林、山东、广东、河北、浙江、江苏等地分别进行了耳诊肝炎方面的对比观察，戴自英对无黄疸型传染性肝炎早期耳穴诊断作了对照，50 例正常人耳部肝区良导者 2 例，60 例浮肿患者耳穴肝区良导者 2 例，而 10 例肝炎者和 29 例无黄疸型肝炎者的耳郭肝区全部呈良导反应。

江西中医研究所曾利用感应电流经络测定仪对 1352 人进行了探测，以其中的 83 例已知肝炎的阳性点为诊断依据，在其余的 1269 例中检测出 116 例阳性，经追踪复查有 80 例确诊为肝炎，符合率为 68.96%。

中华全国总工会青岛疗养院对 266 例肝炎患者耳部肝区探测出良导点者 240 例，占 90.2%；而对照组 320 例健康人中，肝区良导点出现率仅为 2.2%。

安徽、黑龙江、北京、湖北，以及河北石家庄、山西太原等地开展了耳穴诊断肺结核的观察。安徽医学院附属医院曾对 94 例肺科患者进行了耳穴检测，测出肺区良导者 50 例，经胸部 X 线对照，证实有肺结核者 46 例，符合率达 92%，而没有良导反应的 44 例阴性者，仅查出肺结核 6 例，阴性符合率为 86.4%。

管遵信用探测仪以上耳根为基准，采用双盲法进行了 1000 例以上样本 6 次重复研究，筛选耳穴矽肺点穴对矽肺的诊断率为 80% 以上。四川万县地区通过大面积的普查，在耳穴矽肺点穴附近发现 1 个疟疾点，耳穴诊断间日疟符合率达到 95%。

笔者父亲也曾用惠斯通电桥对 60 名腰椎骨质增生患者进行了耳穴测试，发现其低电阻点不在对耳轮内缘，而是在对耳轮最高处上 1/3 段，因而对脊椎的定位提出了异议，与上海、黑龙江哈尔滨、北京的重复验证结果大体相似。

还有人对耳垂折痕与冠心病的关系进行了观察，40 岁以上冠心病患者耳垂冠心折出现率为 73.3%。

于彦文利用耳甲压痕诊断精神疾病，郭万孝对 100 例菌痢的耳郭反应点进行了探测，刘卓佑对肾炎患者耳郭肾炎的反应点及其经络关系进行了研究。

解放军总医院针灸科对 53 例胃及十二指肠溃疡在耳部的反应规律同胃镜直观结果进行对比，耳穴定位诊断的符合率为 86%。上海市高血压研究所对高血压、江苏新医学院（现南京医科大学）对痔核、上海中山医院对阑尾炎、窦国祥对胆囊炎、广州医学院对外科疾病、河北省中医研究所对眼科疾病、匡培根对头痛等作了耳诊临床观察，使耳诊范围达到 80 种以上。

随着耳穴临床研究的深入，更多的耳穴治疗手段被应用于临床实践，使耳穴不仅可以防治功能性疾病，还可以用于器质性疾病的治疗，耳穴诊治的范围越来越广泛，手法越来越多样。世界各地的耳诊工作者还发展出如耳温测定法、红外测定法等技术，这些都丰富了耳穴诊断内容。

三、关于耳穴的现代实验研究

1. 耳穴的生物学及物理特性的实验研究

由于对耳郭穴位的生物学及物理特性的研究逐步深入，使耳穴诊断正在实现由感性到理性，由单一的局限性对比到多学科按科学规律的实验研究，由只重视临床实践到重视基础与临床学科相结合的过渡。

继 1959 年雷琦完成耳针与外耳神经的解剖关系的研究之后，安徽、辽宁沈阳、北京、福建、江苏南京等医学院校先后从人耳解剖、显微结构、活体调查、动物实验等方面，对耳郭的外形与组成结构、血管与神经分布、皮肤与软骨等进行了研究，为耳穴诊断提供了生物学基础。

李珍年从组织学的观点，证明了耳穴皮肤、软骨上的游离神经末梢、环层小体都参与了良导点的形成，他还观察到三焦穴、皮质下穴、内分泌穴、心穴、肺穴、肾上腺穴等耳郭下部的穴位下的毛囊密度大（11.5~19 个 /mm²），而耳郭上部的穴位如神门穴、交感穴、肾穴、膝穴、子宫穴等穴下的毛囊密度小（38 个 /mm²），这是耳部下部较上部松软的原因之一。

各地对人耳神经解剖还证实，耳大神经、枕小神经、迷走神经、舌咽神经、面神经的混合支等在耳部的前、背（或内、外）面的分布走向规律是一致的。这与笔者父亲观察到耳穴具有前、背面功能一致性的临床结论不谋而合。

李肇特对家兔实验性腹膜炎的耳郭耳阻探测，证实了耳穴与脏腑的相关性。朱亢根的实验结果，证明腹膜炎组耳郭的腹区低电阻点明显增多而集中，并高于胸区低电阻增多，明显高于腹区，两者差异具有统计学意义。

翁太来观察 19 例月经周期正常的妇女，其子宫穴、卵巢穴、内分泌穴在非排卵期的平均电阻为 673~780k，而排卵期的平均电阻为 291~460k，证明低电阻点的成因与生理变化有关。朱之根在家兔的胃迷走神经的一个分支上埋放硅橡胶薄膜包裹的银质电枢 2 ~ 3 天，其耳郭胃区反应点呈弥散分布，而 4 天后低电阻点相对集中在腹区。这个实验表明刺激清醒家兔的心脏造成实验性疾病后，耳郭胸区的低电阻点增加。

北京医学院基础部针麻原理研究组关于切除神经对家兔实验性胃溃疡耳部皮肤电阻的影响，及体表内脏联系途径与交感神经的肾区压痛点产生的实验；刘卓佑对肾炎患者耳郭肾区电反应和经络关系的初步观察；北京医学院基础部针麻原理研究组（形态组）的肾上腺素能影响神经纤维组织、家兔实验性胃溃疡与耳郭皮肤电阻的重要因素等都从不同的角度对耳穴与脏腑疾病的相关性作了科学验证。

中国科学院动物研究所针麻组对人耳的物理特性进行了探讨，人耳郭实验性反应点的耳郭皮肤电阻具有相对稳定的特点，可以作为检验耳郭反映疾病的客观指标之一。他们对 20 名 15~17 岁的健康青年（男、女各 10 名）进行了 122 次在人工致痛条件下，耳郭反应点皮肤电阻的测定。结果表明正常人生理反应的平均皮肤电阻值，男性为 315K、女性为 250K，其周围非反应点为 6000K。在人工致痛后反应点的平均电阻男性为 300K、女性为 30K，其周围非反应点平均电阻为 7000K。

笔者父亲曾用上海产便携式试验器，配以 300 克恒定压力探头，对 58 例脑血流图振幅双侧不对称患者，进行了 5510 穴次的耳穴电阻测定，结果发现与疾病无关的耳穴的平均电阻为 7404K，而与疾病相关的 514 穴次的平均电阻为 229K，同时还发现了耳郭前、背面低电阻点的分布，具有互相对应一致性的规律。

中国科学院动物研究所还对耳穴各点的皮肤温度进行测定，发现女性温度比同龄男性高，一般在 21 ~ 32℃，靠近耳甲根部最高温度一般在 25 ~ 26℃，但没有发现这些温度差异的穴位与疾病之间的相关性。

2. 对耳郭与经络和经络感传的研究

经络学说是我国传统医学的理论基础,是构成中国针灸学的重要组成部分,耳穴作为针灸学的一部分,当然也毫无例外。因此,耳穴与经络关系的研究,成为医疗科研和临床的共同使命。

安徽中医学院针灸经络研究所孟昭威在这方面做了特别有益的工作。在他的倡议下,组织安徽、福建、辽宁、陕西 4 个省协作,完成了对 100 例经络感传敏感者的十四经感传线路的测定,证明了阴经全部入头部,这是我国经络学说形成两千多年来的第一次突破。他还通过对 18 例耳郭经络感传显著者 20 人次观测,从 969 点次中,诱发出 905 条感传,其阳性率为 93.4%。结果证明,耳经感传可通过全部 14 条经,并且提出了耳郭具有整体区域全息的论点,这就为耳郭为什么能够诊断治疗全身疾病,从经络学说中找到理论基础。

广西陈乃明等的研究表明,耳穴的经络感传具有与体穴同样的特征,循经特性、传导速度慢(10cm/s 以内),可阻滞特性、感传达脏腑或五官的相应部位,能引起该脏器功能的显著变化。例如,刺激耳郭内脏耳穴后,其感传由于刺激点相关的经脉向心端的经耳开始传导,传导先由耳郭出现感传循行,然后感传线与十四经连接。同时刺激耳穴和体穴还能观察到经络碰撞现象。研究还证明,刺激一侧耳穴,可在对侧肢体相应部位出现经络感传现象。

北京李定忠的观察结果大体与孟昭威近似,耳穴经络感传的循经性具有多点一经、一点多经并发等感传特点,并进一步证明耳郭具有整体区域全息的功能,十四经是耳郭与整体的全息通路。

3. 百花齐放,取得丰硕成果

近年来,大量的耳穴研究不再局限于疾病的疗效观察,在揭示耳穴治病原理、耳穴分布规律、耳穴优势病种方面都做了大量的工作,如中国中医科学院荣培晶承担的北京市自然科学基金重点项目,开展了经皮耳迷走神经刺激(transcutaneous auricular VNS,taVNS)治疗轻中度抑郁症的多中心临床研究。荣培晶与方继良的研究团队采用国际通用的汉密尔顿抑郁量表评估患者抑郁症状,并用脑功能磁共振成像评价了 taVNS 治疗调制默认模式网络的效应。项目研究发现,刺激耳甲部及外耳道分布的迷走神经体表分支(耳穴内脏区域)具有 VNS 相似的效应,抑郁症患者默认网络功能连接存在异常改变,此结果进一步证实了 taVNS 治疗抑郁症的临床效应,在临床上具有很好的发展和推广前景。

中国中医研究院、中国科学院生物学部、中国科学院动物研究所、各大重点医学院校和科研单位,通过耳郭痛点的形成和刺激耳郭特定点镇痛机制的研究,都进一步从现代科学的角度探讨了耳与内脏、躯体的相关性,并验证了法国 P. Nogier 的"倒置胎儿"学说,表明耳穴诊治的临床意义和理论价值。

第三节　耳穴治疗概况

　　耳穴治疗是祖国古老的针灸学中的一个重要组成部分，是我国传统医药学的宝贵遗产，是我国劳动人民长期与疾病作斗争中逐步发展起来的智慧结晶。由于耳穴疗法大量应用于临床，不断总结提高，已逐步形成体系，成为别具一格的专门学科。它不仅在我国医疗卫生事业中发挥了很好的治疗保健作用，而且也对世界卫生医疗事业产生影响和作出贡献。

　　运用耳郭治疗疾病在我国已有悠久的历史，在经典著作中，记载了多种耳穴治疗疾病的方法。

　　耳穴的治疗方法分有损伤方法和无损伤方法两大类，在20世纪60年代我国大量使用的都是针刺、埋针、割耳等损伤性治疗方法，特别是埋针疗法，在全国不少医院都出现了耳郭感染的现象，由于当时各地医疗条件的限制，致使许多感染的患者出现耳郭残疾。因此，60年代以后全国的耳针发展处于低潮，除部分医院进行耳针麻醉外已很少有医院用耳针进行治疗。

　　这时笔者父亲发明了耳穴贴压疗法，即选用2.5mm的绿豆用胶布贴压在耳穴上，通过按压耳穴来治疗疾病，达到持续治疗的效果，实现了无痛苦、无刺痛、不会造成耳郭感染，此法一经推出就受到患者的欢迎。1970年，洛阳市科委、洛阳市卫生局先后组织全市各医疗单位推广李家琪的耳穴贴压疗法。

　　《洛阳科技》率先发表了李家琪著的耳穴贴压疗法专辑，多家单位与杂志转载印刷学习；洛阳、周口以及武汉、长沙、青岛、北京、临汾、昆明、深圳、乌鲁木齐等地的医疗单位纷纷邀请李家琪前往办班讲学，很快全国掀起学习耳穴贴压疗法高潮（序图-6）。

　　20世纪80年代开始，中国针灸学会连续在北京中医研究院举办数期耳穴诊治学习班，为全国各大中医院校、

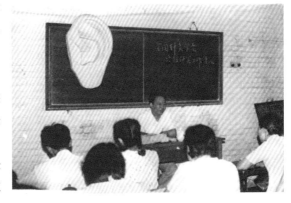

序图-6　李家琪在讲课

医院和科研单位以及部队培养了一批又一批专业师资人才。

　　1982年，中国针灸学会受世界卫生组织委托，承担了中国针灸、耳针和头针穴位国际标准化方案的制定任务。当年全国耳针、头针协作组成立，笔者父亲作为全国耳针组副组长（兼秘书长）与管遵信、许瑞征等同仁，一道承担了"耳穴国际标准化"的制定、修订、审订任务。

　　1983年，在中国针灸学会主持下，中国针灸、耳针、头针等全国30多名专家参加

的镜泊湖"穴位国际标准化"方案修订会上，时任世界针灸学会联合会主席王雪苔提议：全国很少用耳针，基本都是耳穴贴压疗法，因此"全国耳针协助组"正式更名为"全国耳穴协助组"对外开展工作，标志着以耳穴贴压疗法为代表的耳穴无损、无创的治疗方法，出现了蓬勃发展的新气象。由此延伸出了耳穴贴膏法、耳穴激光法、耳穴贴磁法、夹耳法、耳灸法、耳穴温针法、耳梅花针法、放射性同位素疗法、耳穴按摩法、耳穴电疗法等耳穴新法如雨后春笋般崛起，各有所长，但耳穴贴压法因疗效可靠、方法简便、无痛苦，最受群众喜爱，故在全国应用最广泛。

由于耳穴各种刺激方法的研究和发展，对扩大耳穴治疗范围和提高耳穴治疗效果起了重要作用，应用治疗病症已遍及内、妇、儿、五官等各科，据文献统计有200余种病症。它不仅能治疗功能性疾病，也治疗某些器质性疾病，以及病毒、细菌、原虫等所致的疾病，其中疗效显著和治疗率达90%以上病种有40余种，耳穴临床疗效及研究的论文也日益增多。

耳穴治疗的方法多、适应症广、疗效明显，对循环、呼吸、消化、泌尿、神经以及皮肤、五官、传染等系统疾病都有明确的疗效，特别是耳穴麻醉在扁桃体手术、甲状腺手术、胃大部切除手术、开颅手术等均获得明显的效果。

第四节 耳穴的前景及展望

中医药文化是中华传统优秀文化的重要组成部分，耳穴是中国传统科学中沿用至今的富有中国文化特色的医学，它具有系统的理论体系、独特的诊疗方法和显著的临床疗效等特征。当前，耳穴诊疗还存在一些问题，如对耳针史的研究、耳穴的研究，特别是基础理论、机制的探讨，耳郭诊断的研究，还缺乏深入的科学研究。

中国耳针的特点主要是以中医理论作后盾，从中医整体观念出发，以经络藏象学说为指导，如耳穴中有神门穴等；治疗中根据"肝开窍于目"的中医理论在治疗眼疾时多配肝穴、治疗心脏疾患时根据"心与小肠相表里"的理论，选穴多配小肠穴等。

耳穴治疗疾病有200余种，治疗效果较好的疾病与症状共40余种。目前耳穴临床研究工作也取得较大成就，主要表现在治疗方法的逐步改进，从耳穴单纯针刺、埋针到耳穴贴压，临床效果也在改善，运用范围更加广泛。由于研究队伍的扩大，许多医院的专科医生都开展了临床和实验研究，并注意运用现代化的科学方法进行研究，因而许多论文已不是一般临床经验性的综述，对某些疾病治疗的原理开始用现代科学阐明，通过大量的反复验证，耳穴的优越性是公认的。

现代医学治疗中出现了大量使用生物制剂、抗生素、激素等带来某些副作用时，世界许多国家提出要重返自然，减少医源性疾病，因此发展和提高耳穴诊疗具有特别重要的意义。

中医的整体观明确提出，人是一个整体，人与社会是一个整体，人与自然也是一个整体，只有人体自身、人与自然、人与社会相协调，才能达到平衡状态。耳穴贴压疗法，是传承和发展中医药文化，弘扬中医在健康事业发展中的应用。耳穴贴压无痛、无创、简单、方便、疗效显著，对人类的健康事业有着重要的意义。

第一章
李家琪耳穴贴压法

1956年，法国医学博士P.Nogier经过研究向外公布了类似于子宫腔内倒置胎儿的耳穴的全息图，头朝下、脚朝上、下肢倦屈、内脏居中，共42个穴。

1958年，叶肖麟翻译了此篇论文，全国掀起一股耳针热。笔者父亲也是在这个时候接触到了耳穴，他发现耳暴露在外，有着比传统针灸穴位更方便的优势；为了更好地服务患者，从此开始了钻研耳穴之路，有幸成为全国第一批从事耳穴的探路者。

第一节 耳穴贴压疗法概述

耳针治病简单方便，但当时的针灸使用的不是一次性针具，还有些业余人员也从事耳针治疗，所以出现了不少问题，如造成患者耳郭感染，甚至导致耳部残疾。因此，各地耳针一下由热变凉，耳针治疗陷入了发展的低谷。

1970年，笔者父亲在周口邓城医院，恰逢该地区流行痢疾，有个5岁女孩患痢疾，让父亲用耳针治疗。自诉昨天一晚上腹泻七八次，患儿哭喊、不愿意扎针，由于平时发现用探棒按压耳穴也有一定的效果，此时父亲看桌子上有一碗绿豆，于是就用胶布将绿豆贴压在她的耳穴上，并嘱她一天按几次。第三天患儿家长反映："从你贴上到现在一次都未再拉肚子。"这一病例提醒了父亲，从此，对恐惧耳针的儿童或者老年人，父亲都采用耳穴贴豆治疗，反响很好，口碑相传。

在周口地委的要求下，周口地区卫生局举办了全国第一期耳穴压豆学习班，为当地培养了60多名专职耳穴医师。

接着洛阳市科委召集了所辖的80多家医疗单位，在洛阳又举办一期耳穴压豆疗法学习班；为了向全国推广，由《洛阳科技》出版了《耳穴诊疗法》专册，首发3万册向全国科技单位交流，这就是耳穴贴压疗法之发轫。

《耳穴诊疗法》出版后又被黑龙江医药、辽宁医药、旅大医药卫生、内蒙古卫生科研资料汇编、海军 219 医院、大庆科学院、湖北省政府（卫生资料汇编）、湖南平江医药、山东菏泽卫生局、河北清河卫生局、辽宁军医学校《医教资料》等十余省市卫生部门翻印，总发行量超过 30 万册，在大江南北掀起了一场学习"耳穴压豆"风，国内过去搞耳针的都改为压豆治疗。

1980 年，笔者父亲应"中国中医学会""中国针灸学会"邀请，在北京举办"全国耳穴推广学习班"，连续三年为全国大专院校培养师资，还为解放军总医院、中日友好医院、北京中医学院等区级以上医院都培养了大批的耳穴人才。

1982 年，世界卫生组织（马尼拉会议）委托中国针灸学会，制订一套中国针灸和耳针、头针的穴位国际标准，以便世界推广。当年 12 月在哈尔滨友谊宫选举确定了针灸、耳针、头针国际方案领导小组及主要参加人员，针灸 16 人，耳针 4 人，头针 4 人。耳针领导小组组长是管遵信，副组长是许瑞征、李家琪。

1983 年，在黑龙江镜泊湖召开了国际标准穴位审定会。会上，时任世界针灸学会联合会主席王雪苔来到耳针组座谈说："从推广李家琪耳穴贴压疗法后，现在你们都不扎耳针了，全国也都不扎耳针了，所以耳针组已名不副实，你们耳针组改成耳穴领导小组更妥一些。"王雪苔的提议获得大家一致同意，这就是耳针学会改耳穴诊治委员会的来历。

一、耳穴贴压法的特点

1.克服恐惧感：耳穴贴压法经济低廉、安全无痛，无副作用，更是适于老年及幼儿患者以及惧怕疼痛者。对于路途遥远、工作学习紧张，不能每日到医院就诊者也是适宜的。由于耳穴贴压，可以长时间刺激穴位，对于慢性病，例如慢性支气管炎、高血压、遗尿症、神经性头痛、神经衰弱等更为适用，此方法具有适应症广、疗效长的优点。

2.克服忧虑感：不使用针具，可以有效防范乙肝、艾滋等传染性疾病，尤其在夏季或野外作业，卫生习惯较差者，耳针医生用针刺或埋针均怕万一不慎，而引起耳软骨炎，而耳穴贴压法则可克服耳穴感染的发生，解除医生的忧虑。

3.准确率高：耳穴贴压法对初学者而言，易于掌握，疗效较好，耳穴贴压法接触穴位面积大，易于找准穴位。

4.费用低廉：耳穴贴压法可以就地取材，灵活方便，诊治成本极低，临床治疗效果并不差，通过刺激耳部穴位，有止痛快、止血快、止泻快、止痒快、通便快、催乳快、消炎快的优点，适用范围广，常见疾病多数在几分钟内就能感受到效果。

二、耳穴贴压疗法的材料准备

1.贴压物：贴压物所选用的材料可因地而取，如油菜子、小米、绿豆，也可用药物种子如急性子、莱菔子、王不留行子，也可用药丸，如仁丹、六神丸、喉症丸、牛黄消炎丸等，凡是表面光滑、质硬、适合贴压穴位面积大小、无副作用的物质均可选用。

目前多采用聚苯珠、磁珠、王不留行子等。

2. 胶布：可剪成 0.6×0.6cm 大小。

三、耳穴贴压疗法的治疗方法

1. 探查：探查耳穴，明确治疗用穴。

2. 消毒：用 75% 酒精消毒干棉球或棉签，擦洗耳郭，使胶布及贴压物易在耳穴贴牢。

3. 操作：将贴压物如王不留行子等物贴在胶布上，左手固定耳郭，右手持已粘好王不留行子的胶布对准穴位贴压好，如果选取其他植物的种子如绿豆做贴压物，可先将绿豆切成两瓣，选择适合穴位大小的绿豆，以其粗糙面贴压在胶布上，以绿豆的光滑面对准穴位贴压，对耳轮、对耳轮上脚可用绿豆瓣，耳甲腔、耳甲窝、耳垂三角窝处可用半个绿豆贴压。

四、贴压时的注意事项

耳穴贴压时要稍施压力，注意刺激强度，刺激强度根据患者具体情况而定。

贴压后，无特殊情况，一般无需患者按压，如遇特殊情况，需患者自行按摩时，应以按压为主，切勿揉搓，以免搓破皮肤。

（1）儿童、孕妇、年老体弱、神经衰弱等患者，用轻刺激手法为好。

（2）急性病症、实证、热证、体质强壮者、室外作业耳郭略增厚、皮肤粗糙、电阻增高者，宜用强刺激手法。

（3）一般用中等刺激强度按压。

（4）贴压物要准确地贴压耳穴上，要获得针感，即耳穴贴压后耳郭发热、发胀、放散感。

（5）急性病症患者，予以施展手法在贴压处按摩数秒钟，直至痛轻为止，取得即时疗效。

（6）贴压时注意穴位方向性——耳穴的向轮性、耳穴的低凹性。

（7）耳郭贴压在穴位不宜过多，耳郭前后面均可选用穴位贴压，尤其肩背部、腰腿部病变有时选用耳背穴位效果更佳。

五、耳穴贴压疗法疗程

每贴压 1 次，可在耳穴上放置 5～7 天，5 次为一疗程，疗程间休息 1～2 天。

耳穴贴压过程中的禁忌

1. 防潮湿和污染：防止胶布潮湿和污染，避免贴压物贴敷张力降低和皮肤感染，个别患者对氧化锌胶布过敏，局部出现米粒样丘疹伴有痒感。可先贴压肾上腺、过敏区。

2. 时间：夏季因多汗，贴敷时间不宜过长。

3. 禁贴：耳郭有冻疮、炎症时不宜贴敷。

4. 侧卧时：贴压处疼痛甚时，一般仅需局部稍放松胶布或移动位置即可。

5.女性或体质较差的患者：做耳穴贴压时，宜用轻刺激手法，对有习惯性流产史的孕妇则应慎用。

六、耳穴贴压中的常用手法

1.直压法：用右手示指或拇指垂直按压耳穴，手法可轻可重。

2.对压法：用示指和拇指，将贴压胶布贴压在耳穴穴位上，手法可轻可重。

3.双压法：在同一耳穴的耳郭正背面都贴压上，此法刺激较强，属强刺激手法，适合镇痛、实证或对刺激不敏感的患者。

4.点压法：以较快的频率，连续按压耳穴，使之产生轻度的反应，手法以轻刺激为主，是我们耳穴贴压技术最常用的方法，也适合体虚的患者。

七、耳穴贴压技术的延伸——耳穴贴膏法

耳穴贴膏法是用有刺激性的药膏贴在耳穴上的治疗方法，是李家琪所创立的耳穴贴压疗法技术的发展。

1.适应症：鼻炎、咽喉炎、气管炎、胃疼、头痛、哮喘、冠心病、腰腿痛及关节疼痛、高血压病、夜尿症等。

2.常用橡皮膏种类及适用范围

（1）消炎解毒膏：来源多，疗效好，对儿童较为适用。

（2）香桂活血膏：芳香味强，利于疏通经络，适用于关节痛。

（3）活血镇痛膏：含刺激活血类药，渗透力强，脑血管病宜用。

（4）伤湿止痛膏：含有刺激性芳香类药物，粘性大易贴耳郭，适用于关节疼痛。

（5）降压膏：高血压降压膏，用于治疗高血压。

3.方法

（1）清洁耳郭：贴膏药前，用酒精棉球将耳郭擦干净，使药性能够更好地渗透到皮下去，达到刺激耳穴疏通经络、调和气血的目的。

（2）治疗：将药用橡皮膏剪成0.6cm×0.6cm小块，贴敷在选用耳穴上，双耳贴敷或单耳贴敷均可。

八、耳穴贴压疗法中的针感与疗效

耳穴贴压法中的针感就是指贴压物压在耳穴上的部位所产生的类似针灸感觉，通常称为"得气"。得气的患者可感到沉胀、烧灼、发麻、发凉、跳动、刺痛等感觉。在临床中可以观察到耳穴贴压的刺激量的大小是通过寻找耳穴阳性反应点来实现的，耳穴阳性反应点是否准确、是否能产生针感与疗效有着密切的关系。

耳穴贴压疗法在临床中对一些常见病的治疗是确有成效的。同一组穴，也可能产生不同的效果，这是值得重视的问题。不要把穴位理解成一个点，应理解为一个区域、一片范围，在治疗时在该区域中找阳性反应点，针感强的疗效好，而针感弱或无针感，

疗效就差。正如祖国医学《金针赋》说："气速效速，气迟效迟。"《灵枢·九针十二原》也说："为刺之要，气至而有效，效之信，若风之吹云，明乎若见苍天。"这些都说明了古代医学家是特别重视针感的，贴压时不一定每个穴位都要有针感，最少应该保证一组耳穴中主要耳穴（患病相应部位）有针感才能取得不错的疗效。

耳穴贴压疗法一般情况下是不需要患者自行按压，让患者自行按压有很多弊病，最常见的是患者容易揉破皮肤，另外患者也不懂按压方向，无的放矢，并不能提高疗效，所以在无特殊适应症的情况下不要让患者自行按压，通过手法照样可以取得良好的治疗效果。

在临床上观察到，治疗同一病症用同样的穴位，不同的大夫操作，患者却感到针感不同，其疗效也不同。所以，笔者父亲认为耳穴贴压中的阳性反应点的针感，是关系到疗效的重要因素之一，也不要把针感孤立理解为压力大或者针感强的比弱的好，还应根据患者体质、病情和耐受情况而定。正如《素问·刺要论》中所说："病有浮沉，刺有深浅，各至其理，无过其道。"

正确的耳穴贴压操作是这样的：先把耳豆轻轻地贴压在穴位上，观察穴位是否贴压准确，然后轻轻地按压，使胶布粘贴在耳郭穴位的皮肤上；然后再观察耳豆是否在胶布中间、胶布内是否有空气，再次调整后，用示指、拇指逐渐加力，点按耳豆，力量由小渐大，频率每秒2~3次，使耳豆慢慢地压进耳郭真皮层，直至患者出现针感为止。

儿童则不需要这样，轻刺激即可；婴儿耳皮肤更为娇嫩，容易胶布过敏，轻症用棉签头按压即可，或者贴压后无需按压，婴儿头部耳接触枕头的压力即可取得效果。

第二节 参与耳穴国标的制定

耳穴国际标准是耳针工作者对耳穴认识、教学、科研、临床治疗以及学术交流必不可少的工具。

笔者父亲全程参与了耳穴国际标准的制定、审定与修订，所以在耳穴每个穴位的由来上，父亲是有发言权的，下面具体介绍耳穴国标的由来。

一、耳穴国标提出的背景

据1972年对40多份资料的统计，耳穴名称已达284个（图1-1），耳穴数量不断增加，若以同名而部位不同的耳穴均为不同的耳穴计，小小的耳郭上有上千穴位，但其中进行过科学实验和临床分析过的穴位，资料却不多，大多属于纯经验性耳穴，甚至有的穴位只是推论出来的。同一部位，有几个不同的名称，同一名称的穴位也有分布在多处，给耳穴应用造成极大的混乱。

当时，不仅国内如此，国际上对于耳穴的认识也存在此类情况，严重影响了耳穴的推广、研究和交流，也增加了人们对耳穴科学性的质疑，国际耳穴的同行都期盼耳穴命名和定位有个统一的标准。

二、耳穴国标的制定

1982年，中国针灸学会受世界卫生组织西太区办事处的委托，在哈尔滨召开的全国针法、灸法学术会议上，宣布成立了"中国针灸学会全国耳针协作组"（图1-2），接受了拟定耳穴国际标准化方案的任务。

1. 第一稿

1983年4月在上海召开了全国第一次耳针学术会议（图1-3），这次的会议主题是拟定耳穴国际标准方案草案。

会议讨论拟定出了8条标准，其中符合4条就可以列入耳穴方案：

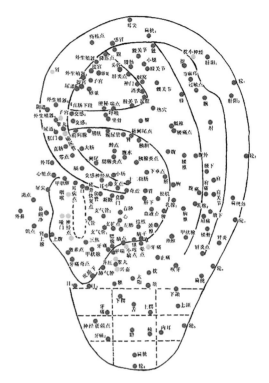

图1-1 耳穴图

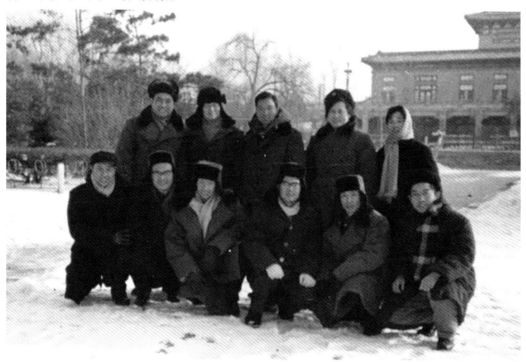

图1-2 1982年"中国针灸学会全国耳针协作组"成立合影
前排左一为李家琪先生

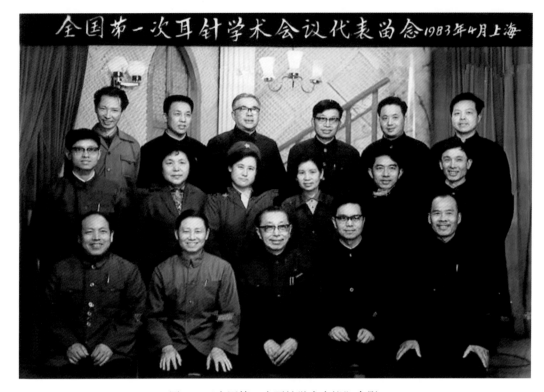

图 1-3 "全国第一次耳针学术会议"合影
第三排左起第二位为李家琪先生

第一，中国的古籍文献中已经有记载的；

第二，国内外耳穴的历史沿革中沿用至今、被大众公认和接受的；

第三，在耳穴的治疗过程中疗效比较好、广泛应用的；

第四，在耳穴诊断研究中符合率比较高的。

凡存在下列情况的，暂不列入耳穴方案：

第一，和公认的穴位在同一部位或和认可的穴位比较近的；

第二，耳穴治疗中极少应用的；

第三，穴位的定位国内外有争议的；

第四，穴位的命名和定位没有充分依据的。

按照上述标准，代表们对现有的数百个耳穴进行了筛选，经过认真地审议，在耳正面定出 72 个耳穴，背面定出 9 个耳穴，共 81 个耳穴。

在此次会议上，笔者父亲提出颈椎、胸椎、腰骶椎应该定位在对耳轮的上缘，原先脊柱的定位是不准确的，这一建议经过验证得到认同，并在之后的镜泊湖会议上被确定下来，现在我国的耳穴挂图都是沿用了父亲的定位。

2. 第二稿

1983 年 8 月，在黑龙江镜泊湖召开了全国针灸学会耳穴穴位研究扩大会议（图 1-4）。与会代表分析认为，当前耳穴定位和名称混乱的主要原因是用穴位的功能和主治

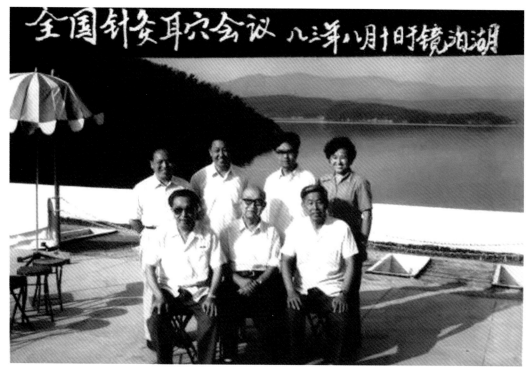

图1-4 "全国针灸学会耳穴穴位研究扩大会议"合影
后排左起第二位为李家琪先生

命名耳穴。例如,对耳屏上的"平喘穴",后来又有人发现这个穴位可以治疗腮腺炎,故把它命名为"腮腺穴";继而有人发现此处还有升压的作用,又将其命名为"升压穴"。于是,在一个与耳屏尖相近的部位,甚至同一部位,出现了多个穴名。由于耳穴有多种功能,可以治疗多种疾病,用这种命名方法,势必造成耳穴数目剧增,导致耳穴的混乱。

还有一种情况是用臆想或推理的办法,主观地将人体各部分器官、骨骼投影到耳上,并给予相应的命名。

与会代表一方面考虑耳穴的历史沿革,又按照有利于今后的发展的原则,对部分耳穴名称进行了修改、合并或删除。

与会代表在这次会议上通过认真分析,一致认为耳穴本来就属于针灸的范畴,通过这次修改应把耳穴纳入针灸学的体系。因此,这稿的耳穴名称有下列三种名称组成:

第一,脏腑、肢体名称;

第二,解剖名称;

第三,个别中医术语。

通过这次修订的耳穴名称,基本形成了我们国家耳穴的体系,具有耳穴的特色,又符合针灸学的理论,这次修订的方案共确定89个耳穴。

3. 第三稿

1985 年 4 月在北京召开了"耳穴名称国际标准化草案工作会议"（图 1-5）。

与会代表总结了前两次方案的可取之处和不足之处，吸收了全国代表们带来的意见和建议，参考了各国的有关文献资料，进行整理、分析、归纳，再次讨论了耳穴修订原则。

第一，只要用病名、主治功能、药物命名的耳穴必须修改；

第二，穴位主治不同但部位相同或者穴名容易造成临床应用误解者必须修改。

因此，本次会议修订耳穴命名的标准为：

第一，目前国际上广泛应用的名称；

第二，鉴于传统医学文献的穴名；

第三，脏腑、肢体命名的穴名；

第四，耳郭解剖名称命名的穴名。

通过讨论，此次修订的方案共确定 92 个穴位。

4. 第四稿

1987 年 5 月在北京召开了"中国针灸学会穴名标准化工作会议"，讨论了向世界卫生组织汇报耳穴穴名标准化的议案问题。

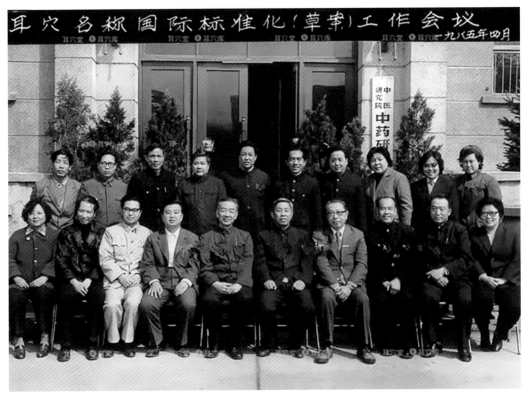

图 1-5 "耳穴国际标准化方案草案"修订会议
后排左起第五位为李家琪先生

这次会议对于第三稿的方案逐穴再次进行推敲，把耳穴的功能主治都进行了认真的修订，最后绘制了耳穴示意图，共制订耳穴 90 个。

5. 第五稿

1987 年 6 月，在安徽省巢湖市召开了"耳穴国际标准化方案论证会暨全国耳穴研究组成立大会"（图 1-6）。

这次会议是我国代表在即将参加 1987 年 6 月底于韩国汉城举行的针灸国际标准化会议之前召开的。参加这次大会的有来自全国 29 个省市自治区、解放军代表共 57 人。大会本着充分协商、求同存异的原则，对方案进行了适当的调整和修正，并充实了方案的理论依据和有关资料，这次会议确定的耳穴没有增加，仍为 90 个。

耳穴方案经过 5 年修订了 5 稿，由中国针灸学会提交给世界卫生组织。耳穴国际标准化方案终于诞生了。

但是好事多磨，1987 年 6 月 25 日至 30 日，在韩国汉城召开的世界卫生组织西太区第三次针灸穴名标准化会议上，列出的选定耳穴的标准的条件是：穴名是国际上通用的、被证明是有实用价值的、在耳上的部位明确的、易于选用的。

依据以上条件，中国版的耳穴国际标准化草案中的 90 个穴，符合以上三个条件的穴位只有 43 个，具备前两个条件的只有 36 个。不符合条件的穴位有 11 个，所以通过

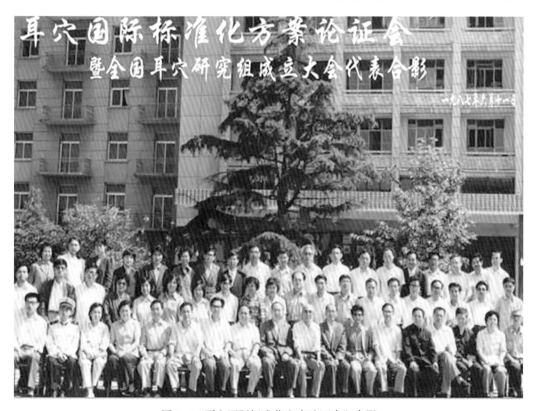

图 1-6 "耳穴国际标准化方案论证会"合影

了 79 个穴，未通过的有 11 个。

1989 年和 1990 年，世界卫生组织又分别召开了两次会议，但由于东西方耳穴命名的差异，耳穴国际名称标准仍未确定。

比如说耳轮上的轮 5、轮 6，为什么没有了？因为轮 5、轮 6 两穴，穴位在耳垂上，所以不能叫轮 5、轮 6，但国内已经习惯这个称呼了，所以至今还有一部分人将它称为轮 5、轮 6。

又比如说肝阳穴，外国人很难理解，为了更好地描述这个穴，按照解剖部位命名为结节。

另外还有目 1、目 2 穴，根据世界卫生组织的要求，一个器官只能有一个穴位，我们已经有了眼穴，所以修改为屏间前（目 1）、屏间后（目 2）。

1992 年国家标准把耳垂的 7、8、9，三个区合并为一个区，定为扁桃体穴。

1992 年，我国在国际耳穴标准化方案的基础上进行了适当修改，通过了中国耳穴标准，成为世界上第一个有耳穴标准的国家，并在 2008 年进行了再次修订。

第三节 耳穴诊治机理探讨

耳穴诊疗法是祖国的医学遗产，早在两千多年前，《黄帝内经》就有视耳好恶以诊肾脏的记载。东汉时期的张仲景，曾用捣蒜汁灌耳法，救卒死目闭者；元代《卫生宝鉴》中，有灸耳后青丝脉治小儿惊痫的记载；明代《针灸大成》灸耳尖治眼生翳膜的经验，至今仍有使用价值。

在许多祖国医学著作中，都谈到耳与全身脏器的密切关系。例如，《素问·金匮真言论》"心开窍于耳……"；《素问·藏气法时论》"肝……虚则耳无所闻……肝气逆则头疼耳聋不聪"；《素问·玉机真藏论》说"脾不及令人九窍不通"（九窍就包括耳）；《难经》也谈到"肺主声……令人耳闻声……""肺主气……一身之气贯于耳"；《素问·金匮真言论》还谈到"肾气通于耳"等，这说明心、肝、脾、肺、肾五脏和耳均有着密切的关系。

一、耳郭与人体经络的关系

耳穴为什么能诊断疾病，要从祖国医学中的经络学说说起。经络学说是中医基础理论的核心，也是耳穴基础理论的核心。经络是运行全身气血，联络脏腑肢节，沟通上下内外的通路。

人体的正经有十二条，分六条阳经，六条阴经，《灵枢·海论》记载："夫十二经脉者。内属于脏腑，外络于肢节。"十二正经的阴阳表里相接，有一定的衔接和流注次序，从而使人体的各个脏腑组织器官有机地联系起来。中医诊治通过十二经络的辨证，常用作诊治疾病的手段。通过调整经络，使经络恢复正常的运行气血和调和阴阳的功能，使人体机体活动保持相对的平衡，从而达到"泻其有余，补其不足，阴阳平复"的目的（《灵枢·刺节真邪》）。

根据《灵枢》的记载：手三阳经、足三阳经全部在耳上有分布，关系也最为密切，六条阴经虽然不直接入耳，但却通过经别与阳经相交会后间接通于耳，所以才有了《灵枢·口问》中的："耳者，宗脉之所聚也"（图1-7）。

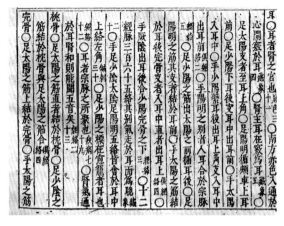

图1-7 "耳者，宗脉之所聚也"书影

经络研究证实，刺激耳穴均可引起全身十二经变化，通过十二经的内连脏腑和外络肢节，达到调整人体五脏六腑、四肢百骸、五官七窍、皮毛肌肉等的失调功能，起到治疗疾病的目的。反过来，人体机能失控、受损，也可在相应的耳穴部位出现变色、脱屑、皮肤弹性减退、电阻变低、电位升高等一系列阳性表现。

二、耳穴与十二经脉的关系

经络的实质目前尚未弄清楚，中医认为经络有"经路"的含义，是内联脏腑、外络肢节、沟通人体表里、运行气血的独特系统。从生理、病理分析，经系经络系统的干脉，络有网络的含义，即无处不到、无处不通、网络全身，是体内细小的脉络。

中医学中的整体观和辨证施治方法，就是以十二经脉（足阳明胃经、手少阴心经、足太阳膀胱经、足少阴肾经、足太阴脾经、足厥阴肝经、手阳明大肠经、手少阳三焦经、手太阳小肠经、足少阳胆经、手太阴肺经、手厥阴心包经）为主体的经络学说和藏象学说。这十二经脉中的六条阳经（手三阳、足三阳），都和耳发生着直接关系。

手太阳小肠经：此经脉一分支是从缺盆穴处分出，沿颈侧向上达面颊，行至外眼角（目锐眦），折返进入耳中。

手少阳三焦经：其支者，从膻中，上出缺盆，上项，系耳后，直上出耳上角，以屈下颊至䪼。其支者，从耳后入耳中，出走耳前。

手阳明大肠经：手阳明之脉（分支）入耳，合于宗脉。

足阳明胃经：大迎穴处，沿下颌角上行过耳前，经过上关穴，沿发际，到额前。

足少阳胆经：从耳后（完骨穴）分出，经手少阳的翳风穴进入耳中，过手太阳经的听宫穴，出走耳前，至眼外角的后方（图1-8）。

足太阳膀胱经：本经脉分支从头顶部分出，到耳上角部（图1-9）。

六条阴经虽不直接和耳相连，但在头部都和六条阳经直接联接。孟昭威、陈乃明研究员等研究证实了耳与十四经的密切关系，针刺耳可以引出十四经的感传变化。这样十二条经脉都直接和间接地与耳发生联系。同时十二条经脉的内属脏腑，密切了耳

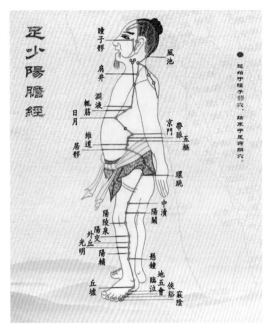

图1-8 胆经绕耳

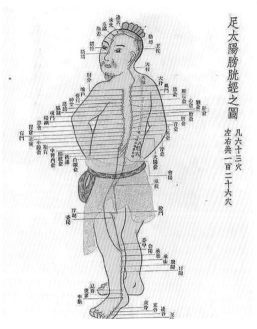

图1-9 膀胱经巡行路线

与脏腑的联系，而它的外络肢节，则构成了耳与四肢百骸的统一关系。

它们的循行路线是：十二经脉中一部分由脏出筋骨—肌肉连四肢；另一部分则由四肢经皮肤—肌肉—筋骨连内脏，也就是手三阴从内脏上颈和三阳相连至手；手三阳从手走头通与耳；足三阴从足走腹上颈与足三阳相接；足三阳从头经耳向下至足。

这样就形成了由内向外、由表及里、自上而下、自下而上、表里相通、上下联贯的整体循环。祖国医学讲"五脏六腑十二经脉会络于耳"，这就给耳用来诊断和治疗全身疾病提供了一定的理论依据。

第四节 耳穴广谱穴

广谱穴是李氏耳穴在临床上运用耳穴的特色之一。笔者父亲将贲门穴、十二指肠穴、神门穴、腰穴、枕穴五个穴位，定为治疗多种慢性疾病的基础穴，称为"广谱穴"（图1-10）。

"广谱"的概念原指药物对多种微生物、致病因子或疾病有效，如广谱抗生素的概念，在耳穴治疗中，我们把对多种病症具有普遍的疗效和临床应用价值较大的穴位，称为"广谱穴"。

耳穴治疗的"广谱穴"含5个基础穴和6个特效穴，共11个穴位。熟练掌握这11个穴位的使用，可以对多种慢性疾病和疑难杂症起到神奇的治疗效果。

临床中观察到许多慢性疾病，随着病情的发展，终将产生两个方向的变化，一是食欲减退，致使体质损耗；二是精神、神经变化或机能下降，经络受阻，表现为植物神经紊乱、失眠多梦、七情异常、身体出现疼痛、困麻等正气亏虚的症候。简而言之，无论哪一个脏器有病，首先会受到影响的就是饮食和睡眠。

中医将脾胃列为后天之本，脾胃

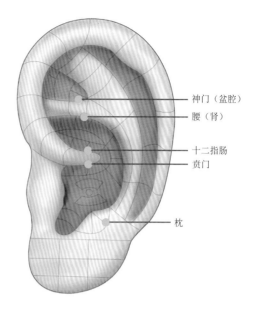

图 1-10 耳穴广谱穴

是供给人体活动物质来源的场所，如果胃口变差，饮食减少，人体就失去了维持生命活动的物质来源。因此，笔者父亲将贲门和十二指肠定为广谱穴，是有普遍意义的。

贲门穴有增加食欲的作用，饭前按压此穴，可产生胃内空虚、饥饿感；饭后按压可帮助消化；耳穴有双向调节作用，临床实践中发现能改善糖尿病患者多食的症状，使饥饿感减轻，肥胖者可减肥。究其原因是由于贲门穴和心脏都同属迷走神经支配，不但对饥饿引起的心动过速有效，而且可以缓解各种心脏疾患带来的心慌、气短、胸闷等症状。从经络方向讲，由于足阳明胃经的循行路线是入齿，循发际至额，所以对牙痛、头痛、癫痫、精神分裂也有一定的作用，这就是贲门穴的一穴多功能作用。

耳穴十二指肠穴，不仅可以治疗慢性胃炎、十二指肠溃疡、幽门螺旋杆菌感染、幽门痉挛，因胆管开口在十二指肠，所以胆囊上的疾病有时会反应延伸至此区域内，所以此穴也可以治疗胆囊疾病，如胆囊炎、胆石症等，所以该穴也是排胆结石的重要用穴。

广谱穴中的贲门穴与十二指肠穴的联合应用，正如金代医学家李东垣的《脾胃论》所述："胃者，水谷气血之海也。"脾胃是水谷气血之海，后天之本，虚则百病丛生，主张疾病由补脾胃，从脾胃着手论治。其以为饮食不节、劳役所伤及情绪失常，易致脾胃受伤、正气衰弱，从而引发多种病变。治法上，重视调理脾胃和培补元气，扶正以驱邪。

《脾胃论》的核心论点是"内伤脾胃，百病由生"，这与《黄帝内经》"有胃气则生，无胃气则死"的论点是一致的。脾胃属土居中，不论哪个脏器受邪或劳损内伤，都会伤及脾胃。同时，各脏器的疾病也都可以通过脾胃来调和濡养、协调解决。明代名医周之干的《慎斋遗书》云："脾胃一伤，四脏皆无生气。"那么，反过来，脾胃好了，其他脏器没有不受益的，这叫"居中央而统治四方"。

脾胃乃后天之本，我们所有的生命活动都有赖于后天脾胃摄入的营养物质。先天不足的，可以通过后天调养补足；先天非常好，如不重视后天脾胃的调养，也易生病。现代人经常暴饮暴食、三高（高热量、高脂肪、高蛋白）饮食，极易导致脂质和糖代谢异常，使胃气受伤、抵抗力下降。广谱穴中的贲门、十二指肠穴，调理脾胃，恰到好处。

广谱穴中的枕穴，有镇静、利眠的作用。现代医学很重视神经系统的调节，高质量的睡眠是治疗许多"现代病"的有效方法。因为大脑皮层的兴奋和抑制是一个自觉的过程，只有在工作时，使大脑皮层充分兴奋，休息时，大脑皮层才会自觉转入抑制。如果白天兴奋不足，夜晚睡眠就困难。

耳穴枕穴能提高睡眠质量，对神经系统能起到调节作用。这不仅有利于增强人体的适应和免疫能力，同时也有利于消除疲劳、放松肢体，使肌肉有效放松，使神经系统的紧张状态得以消除，缓解紧张情绪，使心情轻松愉快。

枕穴位于颈部与颅脑连接的区域，是重要的神经中枢传入、传出的通道，刺激该穴，有调节中枢兴奋，以及解痉、利眠、醒脑、平衡血压、防晕针的多种功能，因此笔者父亲选用枕穴有着特殊意义。

广谱穴中的神门和腰穴同样具有一穴多功能的作用。神门和腰穴本身就是一对姊妹穴，神门除具有镇静安神的作用外，还有止痛、壮肾、活血、通络的作用，是肾虚体弱的补穴。两穴合用，具有互为因果的作用。

耳穴贴压神门、腰穴，能提升先天的正气，正气不足是人体虚弱和致病的原因之一。肾气决定了人的生老病死，一个人要想健康、长寿，必须懂得补肾气。补肾气要讲方法，强腰才能壮肾，壮肾必须壮腰脊，所以耳穴要贴压腰穴。

笔者父亲认为耳穴神门穴，就是人体的肚脐和神阙穴，所以神门穴能补肾中元气，又称元精，是生命的原动力、身体的抵抗力。肾乃先天之本，肾虚则生命力减弱，成为疾病易感人群。长期从事脑力劳动的人、好静不好动的人，身体容易阴气过盛，阳气相对不足，出现亚健康状态。耳穴贴压神门穴，能鼓动肾气，短时间内使人体阳气生发起来，从而改变亚健康状态。

所以选用这五个穴作为治疗多种慢性疾病的基本穴，具有补虚泄实、扶正驱邪的广泛作用。在治疗的过程中以五个广谱穴为基本穴，加上相应部位穴或阳性反应点也就是阿是穴，就可以变换出多组治疗方案，治疗全身疾病。

疾病的预防，运用中医理论主要是基于"正气存内，邪不可干"。

《黄帝内经》中"正气存内，邪不可干"的论述，意思是在人体正气强盛的情况下，邪气不易侵入机体，也就不会发生疾病；而邪气之所以能够侵犯人体，一定是因为正气已经虚弱了，"邪之所凑，其气必虚"。历代医家都极为重视该理论，并通过医学实践加以运用和发挥，使其成为别具特色的预防医学理论。

怎么用耳穴补养正气呢？《黄帝内经》有云："食饮有节、起居有常，不妄作劳，故能形与神俱，而尽终其天年"，就是要求我们对于外界不正常的气候和有害的致病因素，要及时避开，顺从四时寒暑的变化，保持与外界环境的协调统一，要求人有节制、有规律地安排饮食和起居。饮食有节制，生活起居有规律，身体虽劳动但不使其过分疲倦，否则，就会导致疾病。

在治疗过程中，以病症部位阳性反应点（阿是穴）或相应部位加上广谱穴的五个基础穴为核心，就可以轻松地完成治疗用穴组方，并且可以根据病情的变化和身体症状的表现，变换出多种治疗全身疾病的组穴方案来。

根据人体的患病部位，在耳郭的相应部位（耳穴）取穴。当机体某个器官、脏器、或某个部位患病时，在耳郭的相应部位，一定有特定的敏感点，如低电阻、疼痛、变色、变形等。这个特定的反应点，即临床上所说明的阳性反应点。因此能准确地选择这个相应部位上的阳性反应点，是耳穴治疗中获得满意疗效的关键。

这里讲的相应部位取穴，是耳穴治疗取穴原则的重要部分，也是我们应用耳穴广谱穴治疗实践的最有效方法之一，笔者父亲称之为取穴法宝，至今仍然采用这种取穴方法，而且很多时候会产生立竿见影的疗效。急性病如扭伤、挫伤、脱臼、产后宫缩痛、输尿管结石、麦粒肿、疖肿、扁桃体炎、急性结膜炎、肠炎、休克、中暑等；慢性病如鼻出血、肥大性鼻炎、腰腿痛、肩周炎等。胃溃疡的耳穴探测病变多在十二指肠，在治疗中把贴压物贴在十二指肠处，比贴在胃穴效果好；又如牙痛首先用探捧找准阳性反应点再贴上穴位，立即就可止痛。

所有的生物包括人，在自然的进化过程中都获得了自愈能力，也就是生物依靠自身遗传所获得维持生命健康、修复缺损和摆脱疾病的内在生命力。广谱穴就是依托于提升人体的自我平衡免疫系统的修复能力，达到治疗疾病的目的。所以治疗疾病也可以从此入手，通过改善睡眠、调理脾胃功能和增强体质，逐步提高机体免疫修复能力，让机体逐步恢复到正常、健康的状态。

广谱穴组方"简单、实用、有效"，学会耳穴治疗中的广谱穴应用，就会在临床治疗中发挥出较好的治疗效果，并且能对很多的疑难杂症起到缓解疼痛、改善症状的效果。

第五节 耳背穴特性研究

耳背穴起源很早，清代的《厘正按摩要术》中就介绍了心、肝、脾、肺、肾等脏器在耳背的分区（图1-11）：耳背肝、耳背肺、耳背脾穴与现在的耳穴正面的肝、肺、胃的位置基本对应，耳背心穴与现代正面的神门穴前后对应，用心主神明就能解释。古代的耳背肾穴与现在的头的分布区一致，也符合中医肾主骨生髓、脑为髓海的理论。

20世纪60年代，随着耳针事业的飞速发展，新的耳背穴也应运而生，这对促进耳穴事业的发展起了一定的作用，但是由于缺乏统一的定穴标准和严格的科学验证，也出现了一些臆想和推导出来的穴位。

最多时耳背穴也达到80多个，异穴同名、同名异穴的现象日趋严重，耳穴定位的混乱直接妨碍耳穴事业的普及、交流和推广。

为了研究耳背穴的特性，笔者父亲付出了近5年的时光，做了各种实验方案，比如耳穴正背物理特性的实验，观察了脏腑、肢体、器官20个有代表性的穴位，进行了2000余次的观察，证明了耳郭良导点具有前后一致性。1985年4月12日首次发表了论文《耳背穴研究探讨》，否定了耳背穴（图1-12）。

笔者父亲观察了124例通过刺激耳穴正、背对脑血流的影响，发现无论是脑血流波幅、还是血流上升时间、脑血流容积速度比较，均表现出同一穴位，正、背一致性的规律和特点。

笔者父亲还从临床疗效方面对比，就是一部分患者用正面的耳部穴位治疗，另一部分患者用与正面相对的耳背穴位治疗，通过对高血压、失眠、精神分裂症、心律失常、阑尾炎、腰疼、口腔溃疡、近视、麦粒肿、扁桃体炎等近四十余种病症进行临床观察，发现耳上同一穴位的正面和背面的功能是一致的，也就是无论耳部穴位从耳前刺激或耳背刺激，均可获得基本相同的治疗效果。再次验证了耳穴的正背一致性。

首先，从耳针的角度，来探讨、分析一下耳穴是否正背是一致的。

从耳的厚度来看，耳各部分的厚度如下：耳垂最厚，厚度依次为耳垂、对耳轮、耳甲、耳轮。耳的平均厚度在2～5毫米。

如果给耳穴上扎一根针，以不穿透耳郭对应面的表皮为限，直刺进针的深度一般为2～3毫米，这样才能挂得住针。这样，无论从耳的正面进针或者是从耳背进针，其针尖所在的部位，都属于同一区域。因此，从这个意义上讲，无论从耳郭正面或者耳郭背面针刺，其所获得的针刺效应，应该是一致的。

因此，无论正面、背面，只需要有一个穴位就可以了，如果耳的正面已经有穴位，则没必要对应的耳背新增加穴位。

第二，还可以从耳神经分布的角度，谈谈耳背穴（图1-13）。

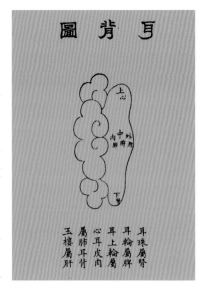

图1-11 《厘正按摩要术》耳背穴

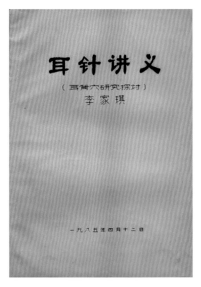

图1-12 《耳背穴研究探讨》书影

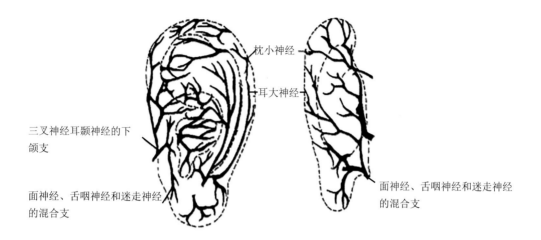

枕小神经

耳大神经

三叉神经耳颞神经的下颌支

面神经、舌咽神经和迷走神经的混合支

面神经、舌咽神经和迷走神经的混合支

图 1-13 耳郭上的神经分支，正背均属于同一神经分支

现代解剖证实，人耳上的神经分布遵循着一定的规律。耳的上部，耳轮结节的周围，包括耳舟、对耳轮上脚、三角窝的一部分，其正面和背面均受枕小神经支配。

耳轮的其余部分，耳垂、耳舟、对耳轮、三角窝等处，耳郭的正面和背面，均属于耳大神经的分布区。

耳甲腔、耳甲艇及耳轮脚根部及三角窝的一部分，均由迷走神经、面神经、舌咽神经的混合支分布；外耳道的前壁、耳屏、耳轮脚上部、三角窝近耳轮处的内面和外面，均属于三叉神经中的耳颞支的分布区。

耳郭同一穴位或者同一区域的正面和背面，既然都是受到同一支神经的支配，无论从正面或背面贴压，只会刺激到一个神经分支上，不会出现两种功能。因此，其穴位的正面和背面的功能和效应应该是一致的，这就是我们的第二个论据。

第三，由国内外已经发表或出版的文献资料，选取了一部分有代表性的耳穴正面穴位和背面原有的穴位对照，以此探讨耳郭的正、背两面，同一穴区功能的差异。

通过观察耳背穴（图 1-14）发现，无论从名称和功能方面，正、背大体是一致和相近的。主要有以下几种情况：

一是耳穴正、背面名称相同的。如耳背心，对应这个耳穴正面也是心；耳背的肝，对应正面的也是肝；耳背的脾，对应正面的是胃，本身脾胃不分家，功能差不多；耳背的肺对应正面的也是肺，类似于这样的穴位。

二是穴位所代表的肢体器官分布规律是否正背一致。如耳背手、腕、肘，对应正面的是指、肘、肩；耳背的股关节对应正面的是髋关节；耳背的脊柱对应正面的是腰椎；耳背的背脊穴对应正面的是胸椎。

三是同穴异名。如耳背穴的百灵，对应正面的是皮质下，因为皮质下是大脑的代表区，所以治什么都灵，因为人体离不开脑神经的调节，所以用百灵来命名也没有错。

耳背的视窗，对应正面的目 1 穴，视窗下部对应目 2 穴；耳背的延髓桥部对应正面的颈椎穴。

还有些情况属于是名称不同，但是功能和主治相同。如耳背穴中的中枢、天顶治疗神经衰弱、荨麻疹，对应正面的结节内也可以治疗荨麻疹、神经衰弱；耳背的医仓和正面的轮 6 都能治疗扁桃体炎。

因此，基于耳穴的正背一致性，正面明显的穴位，比如枕穴、扁桃体穴，为了美观，就可以贴到背面了，对于某些特殊人群，都可以贴压在耳的背面，这也是我们李氏耳穴的特色之一。

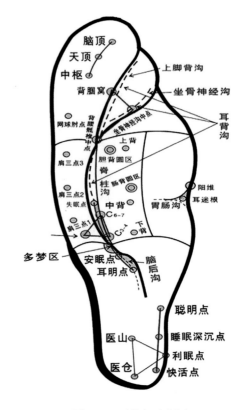

图 1-14 耳背穴示意图

第六节 关于对耳轮脊柱定位的研究

由于国内外耳穴工作者对于脊椎在耳郭上的定位不一致，有的专著、挂图、模型，将脊柱标在对耳轮的内缘（图 1-15），也有的则标注在对耳轮的上缘，也有人把内缘、外缘都标上，笔者父亲为此做了关于腰椎定位与腰痛临床疗效的对比实验观察。

为了科学的定位测定与研究，试验对象选择经 X 线片确诊的腰椎骨质增生的患者 60 例，其中男性 37 例，女性 23 例，年龄在 37 ~ 68 岁，平均年龄 51 岁。

测定方法主要是用耳穴探穴仪，在耳穴腰椎的位置，就是对耳轮内侧缘和上缘都进行了逐点检测，观察这些腰椎骨质增生的患者的阳性点，究竟在对耳轮的上面还是侧面。

结果发现在对耳轮上缘 2/5 段，也就是现在腰椎的位置，出现阳性反应者 56 例，占 93.3%，耳背相同部位出现阳性反应者占 100%。因此证明在对耳轮上缘的 2/5 段可以作为腰椎的投射区。

接着又进行了关于耳正面和背面治疗腰痛的对比实验，这次试验选择了85例，只要有腰疼症状的，就列为实验观察对象。

分组办法就是单日治疗的患者，选用耳穴正面的腰椎穴位进行贴压，双日治疗的患者则列为耳背组，只贴腰椎这个穴位相应部位的背面进行治疗观察。

经过实验观察，用耳郭正面的穴位或者用对应点后面的耳背穴进行贴压治疗，两者疗效没有显著性差异，说明脊柱在耳前、耳背后的反应点的功能是一致的。

这个实验也证实了腰椎在耳郭的定位投射点，既投射在对耳轮上缘2/5的正面，也投射在对耳轮上缘2/5的背面，而不是早年的国内一些专著、挂图和模型所标的在对耳轮内侧的位置。

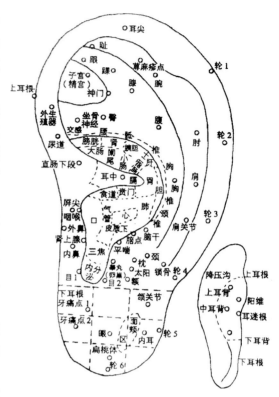

图1-15 脊柱在对耳轮内侧的耳穴图

通过这个实验也可以证明，有爱美需求的患者，可以用耳穴背面进行贴压，效果是一样的。

按照以上的实验方法，笔者父亲接着又对颈穴、颈椎穴、胸穴、胸椎穴、腰穴、腰椎穴、腰骶椎穴以及跟穴、膝穴、髋穴等穴位的定位，进行了反复实验验证。发现国内外当时已出版的书籍、插图、模型在颈椎、胸椎、腰骶椎的定位上均存在错误，联系作者问其原因，均一致称是沿用法国Nogier耳穴的定位（图1-16），没有验证过相关定位。

1983年4月，在上海召开的"全国第一次耳针学术会议"上，笔者父亲提出了对耳轮上颈椎穴、胸椎穴、腰骶椎穴定位的不同意见。

会上采用双盲法验证，结果用笔者父亲的定位方法诊断患有颈椎病、胸椎病变、腰椎病、膝关节炎等病变的患者，总符合率达到96.4%，而对照组采用Nogier的定位法，检测结果总符合率为42%。

为了慎重起见，大会又委托了上海耳针组、哈尔滨医科大学、中国中医研究院针灸研究所等单位，按照笔者父亲提出的定位意见，分别进行了重复性验证，经一致确认后，在国际耳穴标准化会议上正式定为标准。

经实验发现，腰椎的定位在对耳轮上缘2/5处；胸椎的定位在对耳轮中段2/5处，颈椎定位在对耳轮下1/5处。而颈、胸、腰则定位在上缘的侧面（图1-17）。

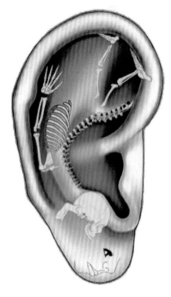

图 1-16 法国 Nogier 脊柱定位在对耳轮内侧示意图

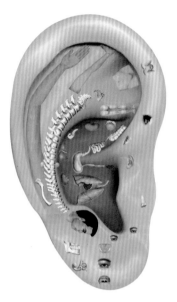

图 1-17 青山耳穴挂图脊柱定位示意图

第七节 关于耳尖放血

耳尖在耳郭对折最高点。耳尖，既是一个解剖名词，又是一个经外奇穴名。耳尖穴（图1-18）是李氏耳穴防病、治病一大要穴，此穴涉及病种十分广泛，耳尖穴具有抗过敏、抗炎症、抗风湿、提升机体免疫功能等作用，分布有颞浅动、静脉的耳前支，耳后动、静脉的耳后支，耳颞神经耳前支、枕小神经耳后支和面神经耳支等。

耳尖穴有清热解毒、熄风解痉、清肝明目等作用，是刺络放血的常用耳穴。主治急性炎症、高热、高血压、惊悸、过敏性皮肤病、神经衰弱、头痛、头晕、眼病等病症。

本穴具有强大的镇静、止痛、消炎、退热、降压作用。点刺放血治疗后，多数患者反映头脑清醒、眼发亮、精神爽。

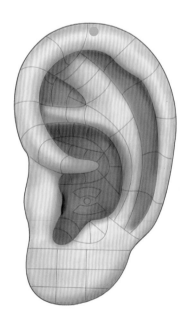

图 1-18 耳尖穴位置示意图

《针灸大成》和《银海精微》等书均介绍古人用耳尖穴治疗眼疾、偏头痛。

耳穴刺血疗法符合我国古代"刺络放血"的基本理论，主要是通过泄热祛邪、化瘀通络、开窍启闭、解毒、镇痛等途径，祛除邪气，恢复正气，从而获得良效。

张景岳明确指出："三棱针出血，以泻诸阳热气。"刺络放血具有良好的疏通经络、调和气血、活血祛瘀等作用，能够促进气血正常运行，达到"通"的目的。

耳尖在耳郭微经络中为肝经所主，故能起"经脉所过，主治所及"的作用。且"凡治病，必先去其血"，故耳尖穴点刺放血使邪有出路，邪热外泻，达到清热解毒、平肝熄风、调和气血、调整阴阳的目的，具有消肿止痛、祛风止痒、开窍泄热、镇吐止泻、通经活络之功效。

实验研究和临床验证表明，运用耳穴刺血可以促进血液循环、改善组织供血供氧、提高机体免疫功能。

现代研究表明耳尖放血疗法主要有：退烧、消炎、镇静、止痛、降压、抗过敏、清脑明目等作用。属于实热之证、血瘀、邪实、热盛等所致的许多疾病均可采用耳尖刺血疗法进行治疗和辅助治疗。

现代医学认为，耳尖所在位置，相当于自主神经的高级中枢，对调节人体内脏功能和情绪有重要作用。按照生物全息律的原理，人体在耳部的缩影不仅是一个倒置的胎儿，同时也是一个正置的胎儿。耳尖穴恰是头部巅顶与会阴的位置，是人体上下多条经脉的结合点，所以针刺耳尖穴有一穴多用之效。

针刺耳尖成为了中医实用技术中最普遍的方法，这个由来还是笔者父亲一个偶然的发现。在1973年至1975年，父亲和洛阳第二人民医院为了完成洛阳市心血管发病率普查课题，下乡普查了12个大队37000余人。在农村工作时，他看到农民饲养的猪发烧了，在那个年代是不会喂猪吃药的，只见农民用剪刀在猪的耳上剪了一下，血当时就流出来了，饲养员告诉父亲说，很快猪就会退烧的。受此启发，父亲有意识地在高热患者身上试验，发现疗效显著，慢慢地拓展应用范围，治疗高血压、过敏、头脑模糊、神经衰弱等病症，都取得了非常显著的疗效。之后在他的学习班中传授这个中医实用技术，学员们反馈这个方法很灵，逐渐推广开来，后来就作为李氏耳穴独特的技术流传下来。

附：耳尖放血疗法的操作流程

1. 按摩耳郭：先用手指按摩耳郭使其充血（图1-19）。

2. 消毒：双手消毒后戴上无菌指套或手套后（指套一般只戴接触穴位的指头即可）。先用棉球蘸取碘酊仔细擦拭穴位及其四周，再用酒精棉球擦拭以严格消毒。

3. 针刺手法：左手固定耳郭，右手持一次性采血针对准穴位迅速刺入1~2mm深，随即出针。只要捏紧耳尖，就能减轻疼痛感（图1-20）。

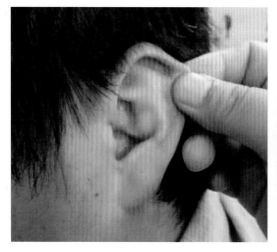

图 1-19 按摩耳郭

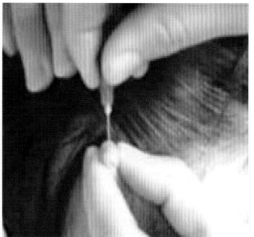

图 1-20 针刺放血

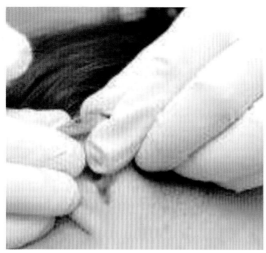

图 1-21 耳尖放血

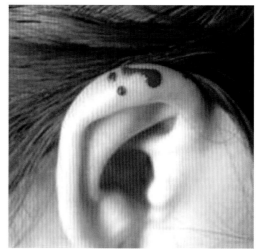

图 1-22 耳尖出血

4. 放血：先轻轻挤压针孔周围的耳郭，使其自然出血，然后用酒精棉球吸取血滴。出血量一般根据患者病情、体质而定。每次放血 5 ~ 10 滴，每滴如黄豆大小，约 5mm 直径大小。如果血不易流出，可用湿棉球擦拭，以利于血液流出（图 1-21）。

5. 止血：用干棉签快速按压止血，切忌粗暴用力，也不可边按压边揉，这样容易使已经凝血的血管重新出血。如遇到不易止血的情况，可以用一手顶起患者耳穴上的脾穴，保持几秒钟后，慢慢放下即可快速止血（图 1-22）。

6. 治疗时间及疗程：一周 2 次，每次 1 耳，根据患者情况制定疗程。

第八节 李家琪耳穴诊断方法

耳穴诊断是中、西医相结合，辨证和辨病相结合，视诊和触诊相结合，阳性探查和综合分析相结合的一种综合诊断方法。做好耳穴诊断不仅可以协助临床，进一步明晰病变部位、病变性质、病变程度和病变原因，而且也是提高治疗效果的重要一环。

正常人的耳像一个倒置于母体子宫内的胎儿，头朝下脚朝上，下肢倦曲，内脏集中，因此每个人的五脏、六腑、四肢百骸、五官七窍，均可在耳郭的相应部位找到阳性反应点。总之，每一个正常人的耳，都具有反映其全身疾病的能力。因此，我们利用耳上的阳性反应点，通过综合分析和辨证，就可以作为诊断疾病的方法。

做好耳穴诊断，也是提高耳穴治疗效果的重要一环。通过探查，才能找出病源和病因，分清主次矛盾，制定出一组比较合理的穴位对症治疗。

例如，在一次诊疗中，发现一个女性急腹症患者，右下腹疼痛，反跳痛很强烈，门诊医生的初步诊断是阑尾炎造成的阑尾穿孔，但经耳穴探测发现阑尾穴并无阳性反应，而内生殖器穴则有明显反应，后检查确诊为宫外孕，右侧输卵管破裂。

笔者父亲独创发明的一套中西医结合的诊断方法，他采用一视诊，二触诊，三结合患者临床症状的方法，将中医的望、闻、问、切和西医的视、触、叩、听融合起来，结合多年的临床研究和经验积累，制定了一整套耳穴诊断的方式和标准，提高了耳穴诊断准确率。一视诊、二触诊、三结合，明确了相互之间的关联，三者有机结合得越好，诊断符合率就越高，造成漏诊或误诊的机会就越少。

一、耳穴视诊

耳穴视诊就相当于中医的望诊，观察耳郭，通过观察耳的外观、形态、颜色、血管和皮肤表面的各种变化，根据异常反应出现的部位及反应程度来诊断疾病的一种方法。

在光线良好的情况下，直接观察耳郭，也可以用放大镜仔细观察。

总体原则，先整体，后局部。有的比较好观察，比如耳垂是否充血、发红；有的部位需要用拇指和示指牵拉耳郭，或用示指、中指将耳上的凹陷顶起，如观察耳甲腔、耳甲艇、三角窝等不能充分暴露的地方。

在观察中要注意鉴别是否由于太阳晒伤或者寒冷引起的耳冻伤、外伤等引起的颜色变化，注意鉴别生理形态和病理形态。

耳穴视诊是耳穴诊断的一种特色技术，具有准确、简便、易于掌握的特点，是快速发现人体疾病的有效手段。

首先，要看外形，正常人的耳外形像一个半圆形的喇叭。

如果耳比较小，就要考虑是不是有遗传缺陷，如果耳结构异常，则可能是先天发育不良。

耳的耳尖到耳垂的下缘，长度大于76毫米，就是长寿的特征之一。笔者父亲曾经下乡普查12个乡，三万七千余人，发现85岁以上的老人，他们的耳竖长最小是74毫米，最大的是88毫米，明显比中国人的平均值67毫米长。

如果耳轮非常贴近于耳背的乳突，则这个人的性格有顺从的倾向；反过来，耳轮与乳突越远，就是招风耳，往往表明此人有独立的个性。

如果耳弯曲的很厉害，则在很大程度上表明易患心脏疾病。

从耳的厚薄来看，耳偏小、偏硬、肉少、骨多、耳垂薄，说明这个人的体质是先天不足；中国古代历来有"耳厚有福、耳大有福"之说。《望诊遵经·诊耳望法提纲》中也有"耳形之诊，当以厚而大者为形盛，薄而小者为形亏"之记载。

劳动人民在解放前多处于食不果腹的困境，所以，耳郭也和身体一样，骨瘦如柴，缺乏脂肪。近年来，由于人们的饮食结构改变，高糖、高脂肪、高胆固醇食品增加，从儿童开始肥胖者增多，从健康的角度上说这已经不是福了。

据笔者父亲的临床观察，耳轮增厚是血脂、胆固醇、血黏稠度增高的一个标志。无论其体质如何，只要耳的对耳轮厚度大于6毫米，宽度超过8毫米就是高血脂的特征，对耳轮的硬度大于鼻尖的则是胆固醇增高的特征。

耳郭分布有颞浅动、静脉和耳后动、静脉。动脉全部来自颈外动脉的分支，血管越往表皮分支越细，最后游离成毛细血管。耳郭皮肤薄、皮下组织少，血管丰富，所以对耳轮较常人硬度增加，能反映出人体血管弹性差的问题。

笔者父亲曾观察50例患者，其中男性23人，女性27人，年龄在32～60岁，平均年龄51岁。根据对耳轮的硬度，检出阳性患者25例。抽血化验结果：总胆固醇水平高于5.2mmol/L者23例，其阳性符合率占92%。

根据对耳轮软骨硬度的表现，耳诊定为阴性者25例作为对照组，其抽血化验结果：在25例阴性中，无一例胆固醇高，本组平均胆固醇水平为2.5mmol/L，其阴性符合率100%。

对耳轮较常人粗、厚和血脂有着什么样的关系呢？

笔者父亲发现正常人对耳轮由颈至骶尾椎，其宽不大于8毫米，厚不大于6毫米。下3/5为颈、胸椎部分，正常人其宽不大于8毫米，厚不大于10毫米。凡超出上述范围者，则视为宽、厚。用拇、中、示指触摸患者耳壳，凡对耳轮有宽、厚同时存在，则为阳性，其血脂多数高于正常（图1-23）。

从耳的颜色来看，当以润泽、颜色正常者为佳；苍白、潮红、焦枯、暗灰、粗糙者为差。耳的颜色非常的苍白，很有可能贫血、体质差、缺乏维生素和钙。在自然状态下，耳泛着不自然的红色，则表

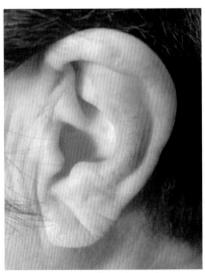

图1-23 对耳轮粗、厚提示血脂增高的耳像

明内热体质；如果耳发黑、发灰、无光泽，则表明易患肾脏疾病；耳垂潮红，则是代表体内糖代谢过剩，属于血脂稠体质者；耳垂肉薄呈咖啡色，常见于肾病和糖尿病。

耳局部有结节或条索状隆起、没有光泽，多提示有慢性器质性疾病，如胃炎、肝硬化、胆囊炎、神经衰弱等。

二、耳穴触诊

耳穴的触诊，相当于中医的切诊，可以用手来摸，还可以用探测笔来探，因此，耳穴触诊法分成了指腹触诊法和探棒触诊法。

指腹触诊法就是以用拇指、示指的触觉来观察耳郭的厚薄、软硬和局部的硬结、隆起变形来诊断疾病。

探棒触诊法，就是用一种耳穴专用的探测工具，通过均匀压力，按压耳穴，以穴位弹性的好坏，观察阳性反应，来诊断疾病的方法。

可以先用手触摸耳郭有无隆起、增厚、变硬、结节等，再用探棒均匀地按压耳穴。正常的耳穴皮肤很有弹性，而病变的耳穴弹性差，会有凹陷，皮肤很长时间无法恢复，如果是电测笔，则表现为低电阻的特性。

那么为什么用探棒按压耳穴就可以诊断人体的疾病呢？这是因为人体耳的皮肤是由真皮和表皮组成，在正常的生理状态下，机体细胞内、组织间隙以及微循环中的液体，保持着动态平衡，使皮肤呈现一定的皱纹和弹性。当人体某部分患病后，由于病理性兴奋，从而使该穴处的新陈代谢物增多，造成真皮和表皮间的组织间隙、细胞内、血液中的各种分泌物、代谢物质积聚过多。因此，病态下的耳穴，弹性变差，皮肤水肿明显，用探棒均匀按压耳穴后，凡是有水肿、凹陷的穴位都是人体病变的体现。

探查穴位的顺序是先内脏后肢体，再查头面部和其他穴位，一个穴位、一个穴位的探测，不需要反复用力按压，也不要违背生理器官的循环规律乱按。如探查消化系统，就应该按照口、食管、贲门、十二指肠、小肠、大肠的顺序，而不要反着顺序按，用3～5分钟即探测完毕。

三、结合

耳穴上并不是哪个脏器穴位有阳性反应，就代表哪里有病。相同的病，可能有不同的反应，不同的病也可能有相同的反应。就耳穴肾穴举例来说，"肾开窍于耳"，所以有耳鸣、耳聋的，肾穴会有反应；我们发现骨质增生的患者，肾穴也会有阳性反应，因为"肾主骨"，还有可能是患者的牙齿不好，因为"齿为骨之余"。

因此，在诊断的过程中，从来不是一个穴位就诊断一种病的，疾病需要靠一组穴位来辨证，再结合患者的症状，最后完成诊断。例如，肝炎的反应点是肝穴，但是患者的口穴、肝阳穴也经常表现出来阳性特征，这是因为肝火上炎的表现；又如，艇中穴阳性提示有腹胀，膝穴提示下肢无力，所以还要结合临床症状、经验，综合辨证才能诊断出肝炎这种疾病。任何一种方法都需要经验的积累，还要多实践。

许多患者对自己的病情了如指掌，有着丰富的第一手感性材料，所以，将检查结果和患者的主诉结合起来，对做出正确的结论是非常有意义的。

四、诊断举例

冠心病是冠状动脉粥样硬化性心脏病的简称。冠状动脉粥样硬化，使血管狭窄或闭塞，导致心肌缺血、缺氧或者坏死而引起的心脏病，是中老年的常见病、多发病，部分患者可无临床症状，有症状者主要表现为胸闷、胸痛、心悸，近年来发病有呈年轻化趋势。

冠心病典型的症状是前胸压榨性疼痛或憋闷的感觉。主要位于胸骨后部，常在劳累、情绪激动、饱餐后或劳力负荷增加时发生，个别患者是隐匿型冠心病，没有心绞痛的临床症状。

西医认为，高胆固醇、高脂血症、高血压、糖尿病、吸烟以及肥胖是冠心病的诱因。

中医认为，冠心病属胸痹、心痛、真心痛的范围，冠心病主要是气血不和、气滞血瘀所致。

下面按一视诊、二触诊、三结合来讲解这个病。

首先，我们先进行耳穴视诊。如果在耳穴的心区，可看到椭圆形光亮圆环，耳穴心区出现大圆环，则主要提示患者心脏有代偿性增大，常见于有高血压史的患者，或者在耳垂上可以看到一条折痕，我们称为冠心折。

两者有一条符合，即是视诊阳性。

第二步，是耳穴触诊。触诊摸患者的对耳轮，通过触感感受患者对耳轮的硬度、厚度来检查患者是否有高血脂、高胆固醇的表现。

第三步结合耳穴诊断。

按照中医理论，心主血，肺主气。冠心病既然是气滞血瘀或缺血缺氧，从耳穴上看，主要阳性反应在心穴和肺穴，因此只要心穴、肺穴出现阳性反应，都能反映心脏有缺血缺氧的表现。另外，根据心与小肠相表里的关系，心脏一旦出现器质性疾病，小肠穴就会表现为阳性反应。

冠心病患者常有胸闷气短、心绞痛的症状，所以耳穴的胸穴也会呈阳性反应。

最后还有一个穴位也很重要，就是屏间前（目1）穴。因为冠心病患者是冠状动脉硬化所造成的，此类患者眼底动脉也会硬化，表现在穴位上就是屏间前（目1）穴阳性。

所以诊断冠心病，会有5个耳穴出现阳性反应，分别是心穴、肺穴、小肠穴、胸穴、屏间前（目1）穴，结合以上这些穴位的阳性反应，诊断冠心病的符合率能在85%以上。结合视诊，如果患者有高血压史或心脏扩大，冠心病的符合率就能提高到90%。再结合耳穴触诊，如果患者的对耳轮粗、厚、硬，又能提示患者的血脂、胆固醇增高，诊断冠心病的符合率就能提高到95%。如患者耳垂有冠心折，符合率能达到98%以上。

第九节 李家琪耳穴歌诀

一、视、触诊歌诀（总歌）

疾病光泽色发红，慢病无光色白隆；

糠皮脱屑见炎症，润泽脱屑代谢病；

亦鳞状多见皮肤病，缺血疾病紫或青；

对耳轮突骨增生，动脉硬化耳厚硬；

暗灰结节见癌肿，术疤白色月牙型；

耳穴诊断能定位，若要定性需辨证。

总歌是教我们整体该怎么观察耳。当一些急性病症，如儿童的扁桃体炎、嗓子发炎或者是其他的急性病症，在耳的相应部位上，就会出现颜色发红的变化。如果病程转为慢性了，穴位这个区域就会没有光泽，颜色渐渐变白或者有隆起的变化。腰椎病属于慢性病，就会在对耳轮看到边缘不光滑或者串珠样改变；神经衰弱也是这样，能在枕区看到一个白色的隆起，这都是慢性病在耳上的表现。

"糠皮脱屑见炎症"主要是说，耳穴对应的脏器有炎症，就会看到这个穴位新陈代谢水平增高、加快，穴位起皮、脱屑。

当出现润泽脱屑的时候，往往提示是代谢方面出了问题，如慢性肠炎就会在大肠区出现油脂分泌旺盛；如发现耳像鱼鳞一样的，这是一种皮肤病，不是耳郭病变反应；如果心脏不好或肾虚，耳就会变紫或者是发青；血脂高、动脉硬化，耳就会变得又厚又硬；暗灰色结节是肿瘤的表现，常见于内生殖器区域及肺穴、胃穴、肝穴、食道穴等区域；暗灰色结节边缘清楚的属于良性，边缘不清楚的属于恶性。耳穴诊断能定位，但是要明确诊断时还需要进行辨证分析。

二、常见病在耳穴上的反映歌诀

枕额增厚睡眠差，心区圆环常做梦；

对耳轮粗厚血脂高，腰椎不平骨增生；

口穴起皮见咽炎，代谢障碍见脱屑；

扁桃体炎耳垂红，区分年龄在定病；

结节内反应脾气躁，皮质下敏感为头疼；

肛门穴暗红有痔疮，十二指肠灰暗溃疡病；

左肝结节血小板少，右肝结节肝损证；

内生殖湿润白带多，腹穴诊断腰腹痛；

肺区点凹钙化点，外耳反映头晕症；

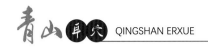

耳穴定位价值大，如需定性需辨证。

常见病在耳穴上的反映歌诀，讲了十几种疾病的耳穴常见表现。如慢性疾病穴位区域会隆起，腰椎病和颈椎病会引起的耳郭相应区域软骨的病理改变；穴位有白色脱落的表皮角质层碎屑，是穴位的新陈代谢水平增高的结果，主要见于消化不良和炎症。如果口穴起皮，则反映慢性咽炎。

红色反应一般是由于耳穴的血管过于充盈或者扩张引起来的，主要是见于急性的炎症和疼痛，如急性胃炎，就会在胃区看到红色反应，急性扁桃体炎、牙周炎、牙髓炎会观察到耳垂发红，一般儿童耳垂发红多是扁桃体炎的表现，成人则代表牙周疾病或慢性咽炎。

疾病的愈合期或陈旧性，就会看到暗灰色或暗红色表现。如果胃区或者十二指肠暗灰色，就应该考虑胃溃疡或十二指肠溃疡；内生殖器穴起皮则反映白带增多、妇科炎症；急性腰扭伤，在腰穴上会出现鲜红色的条状表现；腹穴主要诊断有下腹部疼痛，如果配合神门穴，诊断符合率就更高了；肺门淋巴结核在耳郭表现出起皮和黑污垢，而且不容易擦掉，如果出现凹点，则是钙化点的表现。耳穴定位价值大，如需定性需要结合临床辨证。

三、耳甲腔穴位在耳穴视诊的表现

心穴圆环多做梦，心肺失弹缺血供；
心穴多点常胸闷，心穴四陷心常惊。
肺穴红润有炎症，肺穴白疹气管病；
肺穴四陷有结核，已经钙化后遗症。
口穴起皮为咽炎，胃炎贲门充血红；
暗灰凹陷胃溃疡，三焦反映有牙痛。
十二指肠多溃疡，颜色发白陈旧性；
阑尾诊断阑尾炎，小肠诊断心脏病。
艇角膀胱要慎重，生殖泌尿经常用；
肾穴结合对耳轮，还可诊断骨质病。
胰、胆穴常见隆，左胰右胆必肋疼；
慢性结石症状轻，急性发作腹背痛。
肝脏常见结节硬，存在统血藏血病；
左耳结节免疫差，右耳结节肝代症。
艇中不仅诊耳聋，也诊低烧风湿病；
配合两条风湿线，上肢下肢要记清。

四、耳郭单穴治疗经验歌诀

耳尖放血能镇静，退热降压也很灵，

耳甲艇中降低烧，能调体温治耳聋；
直肠下段治腹泻，皮质下穴解头痛；
耳穴缘中治咳嗽，目穴善治麦粒肿，
胸穴可治乳腺病，腹外耳穴解肚痛；
先用枕穴防晕针，重按三焦止牙痛。
牙周消炎用耳垂，扁桃体穴双重用，
结节内能治脾气躁，外耳善治头晕症。
内生殖治白带多，艇角能治附件痛。
急症首取阿是穴，消炎止痛立见影。

附：耳穴补泻治则口诀

（一）总纲

治病求本：找出疾病的虚、实本质。
穴位找准：寻找出疾病的阳性反应点。

（二）扶正祛邪

扶正即为虚则补，养气养血下功夫，
滋阴助阳为手段，正气旺盛邪自除。
祛邪常用实则泻，发汗攻下散淤结，
清热解毒降实火，消导催吐逐病邪。

（三）标与本

症状为标，病因为本，
邪气为标，正气为本，
后病为标，先病为本，
体表为标，内脏为本。

（四）急与缓

急病治表缓治本，耳针补泻要辨真，
表本俱急同时治，促进转化抓矛盾。

（五）正治与反治

寒者温之热者宣，耳穴正治最当先，
热因热用寒因寒，耳穴反治需当辨。

（六）中西医结合组穴

西医神经中医气，两种理论两体系，

取长补短择其优，耳针补泻兼考虑。

在笔者幼时，父亲就编了这样的耳穴视、触诊歌诀，通过背诵，可以更好地传承、掌握耳穴诊法。耳穴视、触诊歌诀，刚开始的时候，不能完全了解每一句的真正含义，但随着临床经验的积累，慢慢地就会理解其中的含义。中国文化的传承，大致如此，比如说小孩子背诵，像《三字经》《千字文》，虽然有时未必能完全理解每句话的意义，但是中国文化就是在这样的背诵中，生生不息，传承下去了。

第十节 耳穴具有双向调节作用

祖国医学认为："阴平阳秘，精神乃治"，故当机体气血不和、阴阳失调、升降失司、邪正交争时，人体生理功能就失去平衡。在使用耳穴调理身体的时候，不是很在意耳穴是补还是泻、是散还是收、是升还是降、是兴奋还是镇静、是扶正还是祛邪，这就是耳穴具有调节机体两种截然相反状态的作用，称为耳穴的双向调节作用。

在耳针治疗 250 例高血压的基础上，又通过耳针对 100 例脑血流图、心电图影响的观察，发现部分耳穴调整血压的作用非常显著。为了进一步证明其作用，笔者父亲拟定了三组耳穴，分别是降压穴组、升压穴组、任意穴组，分别对高血压、低血压、正常血压三组不同人群，进行了耳针对血压影响的双盲法交叉实验，证明了耳穴降压的安全性和穴位的双向调节作用。

一、实验对象和穴位分组

（一）实验对象分组

按照我国 1979 年修订的血压测量方法，按高血压、低血压、正常血压诊断标准进行血压测量和诊断分组，除部分高血压属普查防治对象外，其余均随机取样并分组。

1.高血压组（成人）：收缩压在 140mmHg 或以上和（或）舒张压在 90mmHg 或以上者。

2.低血压组（成人）：收缩压小于 90mmHg，舒张压小于 60mmHg 者。

3. 正常血压组（成人）：收缩压在 120±20mmHg，舒张压在 90mmHg 或以下，但高于低血压标准者。

二、耳针穴位分组

根据祖国医学和现代医学对耳穴功能的不同认识和临床情况，选 3 组穴位：

1. 降压穴组：额穴、肝穴、心穴、耳尖穴、角窝上穴。

2. 升压穴组：额穴、肝穴、心穴、肾上腺穴、牙（升压点）穴。

3. （有益无害）任意穴组：贲门穴、十二指肠穴、小肠穴、神门穴、结节穴。

操作方法是将三棱针点刺耳尖放血 10 滴，降压沟上 1/3 处耳穴贴压，其余穴位均以耳穴埋针观察。

三、实验结果

1. 降压穴对血压的影响：施耳针前，先测量静止时坐位右臂肱动脉血压稳定值，并记录，然后以同样手法，分别对高血压组 250 例、低血压组 12 例、正常血压组 45 例，取降压穴进行耳穴埋针，并于针后 30 分钟以同一汞式血压计测量其血压并记录，以作对照。

结果：高血压组收缩压平均下降 22.56mmHg，舒张压平均下降 14.11mmHg，降压效果极其显著（$P < 0.001$）。低血压组不仅无下降反而有升高，收缩压平均上升 7.7mmHg，舒张压平均上升 6.3mmHg，有显著升压倾向（$P < 0.01$）。对正常血压组则影响很小，收缩压平均下降 1.78mmHg，舒张压平均下降 0.51mmHg，降压效果无统计学意义（$P > 0.05$）（表 1-1，表 1-2）。

表 1-1　降压穴对收缩压的影响

组别	例	收缩型 (mmHg)			显著性检测			
		针前$\overline{X}1$	针后$\overline{X}2$	$\overline{X}1-\overline{X}2$	$S^{\overline{x}}$	S	T	P
高血压组	250	175.9	153.74	22.16	12.6	0.79	21.7	< 0.001
低血压组	12	79.3	87	7.7	4.12	1.68	4.57	< 0.01
正常血压组	45	119.71	117.93	1.78	12.71	2.68	0.66	> 0.05

表 1-2　降压穴对舒张压的影响

组别	例	舒张型 (mmHg)			显著性检测			
		针前$\overline{X}1$	针后$\overline{X}2$	$\overline{X}1-\overline{X}2$	$S^{\overline{x}}$	S	T	P
高血压组	250	110.65	96.54	14.11	9.25	0.59	24.11	< 0.001
低血压组	12	48.8	55.16	6.36 ↑	3.12	1.27	4.98	< 0.01
正常血压组	45	76.64	76.13	0.51	7.32	1.54	0.33	> 0.05

2. 升压穴对血压的影响：应用升压穴耳穴埋针 1～4 小时，并于起针后立即测量受试者血压值与针前所测血压值作对比。

结果：12 例低血压患者血压均有不同程度升高，收缩压平均上升 25.4mmHg，舒张压平均上升 18.6mmHg，升降极其显著（$P < 0.001$），而对 250 例高血压和 45 例正常人血压的影响，则无统计学意义（$P > 0.05$），后者血压还略有下降（表 1–3, 表 1–4）。

表 1-3 升压穴对收缩压的影响

组别	例	收缩型 (mmHg)			显著性检测			
		针前$\overline{X}1$	针后$\overline{X}2$	$\overline{X}1-\overline{X}2$	$S^{\overline{x}}$	S	T	P
高血压组	250	79.2	104.1	25.4 ↑	7389	3.53	7.19	< 0.001
低血压组	12	172.88	171.36	1.52	22.23	9.88	0.15	> 0.05
正常血压组	45	109.4	110	0.6 ↑	11.7	5.23	0.11	> 0.05

表 1-4 升压穴对舒张压的影响

组别	例	舒张型 (mmHg)			显著性检测			
		针前$\overline{X}1$	针后$\overline{X}2$	$\overline{X}1-\overline{X}2$	$S^{\overline{x}}$	S	T	P
高血压组	250	48.8	67.4	18.6 ↑	6.75	1.35	13.78	< 0.001
低血压组	12	104.96	103.84	1.12	10.9	3.08	0.36	> 0.05
正常血压组	45	71.4	70	1.4	8.33	13.89	0.1	> 0.05

3.（有益无害）任意穴对血压的影响：本组取贲门穴、十二指肠穴、小肠穴等，可开胃健脾、增进食欲、促进消化和吸收。取神门穴、结节两穴能镇静、解毒、除烦、除燥、安神、抗过敏，故本组穴对所有受试者无副作用。

用前述同样手法分别对 30 例高血压患者（其中 Ⅰ、Ⅱ、Ⅲ 期各 10 例）、10 例低血压患者和正常血压者 10 例，进行耳针前后对照观察，其结果对血压升、降影响均无统计学意义（$P > 0.05$）（表 1–5, 表 1–6）。

表 1-5 任意穴对收缩压的影响

组别	例	收缩型 (mmHg)			显著性检测			
		针前$\overline{X}1$	针后$\overline{X}2$	$\overline{X}1-\overline{X}2$	$S^{\overline{x}}$	S	T	P
高血压组	30	172.88	172.32	0.56	4.88	0.976	0.57	> 0.05
低血压组	10	87.6	90.6	3 ↑	5.44	2.43	1.23	> 0.05
正常血压组	10	109.2	109.4	0.2	12.63	5.65	0.035	> 0.05

表 1-6 任意穴对舒张压的影响

组别	例	舒张型 (mmHg)			显著性检测			
		针前$\overline{X}1$	针后$\overline{X}2$	$\overline{X}1-\overline{X}2$	$S^{\overline{x}}$	S	T	P
高血压组	30	104.83	103.58	1.24	12.6	6.36	0.18	> 0.05
低血压组	10	57.2	59.6	2.4 ↑	6.63	2.84	0.84	> 0.05
正常血压组	10	71.4	71.6	0.2 ↑	10.49	4.7	0.04	> 0.05

4.药物对血压的影响：服药前先测试并记录血压稳定值，然后舌下含化硝酸甘油0.25mg（低血压组减半药量），服药5分钟、15分钟各测量血压1次，取其最低值记录，作对照。

结果：40例高血压组、10例低血压组、30例正常血压组，各组平均血压值均呈现不同程度降低，最少降低3.13mmHg，最多降低25mmHg，而耳针三组穴位对低血压组的影响均表现为不同程度升高，分别上升2.4～25mmHg。其中有三例低血压服药5分钟后收缩压降至30mmHg以下，出现晕厥，均经耳针升压后10分钟内恢复到服药前水平以上。可见药物对血压的影响呈单向无选择性。

耳针与药物对不同人群血压的影响的平均差、标准差见表1-7、表1-8。

表1-7 耳针与药物对各组收缩压的影响

组别 \ 对象		高血压组	低血压组	正常血压组
耳针组	降压穴组	－ 22.16±0.799	7.7 ± 16.8	－ 1.78 ± 2.68
	升压穴组	－ 1.5±9.88	25.4 ± 3.53	－ 0.6 ± 5.23
	任意穴组	－ 0.56±0.976	3.0 ± 2.43	－ 0.2 ± 5.65
药物对照组		－ 19.34±1.546	－ 25 ± 14.9	5.73 ± 3.206

表1-8 耳针与药物对各组舒张压的影响

组别 \ 对象		高血压组	低血压组	正常血压组
耳针组	降压穴组	－ 14.11 ± 0.058	6.76 ± 1.27	－ 0.51 ± 1.54
	升压穴组	－ 10.12 ± 3.08	18.6 ± 1.35	－ 1.4 ± 3.89
	任意穴组	－ 0.56 ± 1.78	2.4 ± 2.84	－ 0.2 ± 4.7
药物对照组		－ 10.6 ± 2.84	－ 13.8 ± 9.23	－ 3.13 ± 3.43

研究发现，耳穴额穴、肝穴、心穴对降压或升压具有双向性或多向性或具有调整血压平衡的作用。现代医学认为，皮质下穴为大脑皮质的代表区，由额穴向皮质下穴行透针，意在刺激血压调节中枢，使血压得以平衡；取肝穴系根据祖国医学关于肝主筋脉、肝藏血、肝可调整血量的有关理论，通过舒筋活血通络，调整血压的平衡；取心穴则是通过改善心肌功能和排血量，来影响血压的平衡。由额穴、肝穴、心穴和迷走神经的支配区——耳尖穴、降压沟穴共同组成降压穴组，可能是通过耳尖放血或降压沟穴埋针刺激，兴奋迷走神经，进而抑制了交感神经的兴奋阈值，使周围小动脉血管的痉挛得以解除，起到降压作用。

额穴、肝穴、心穴与牙穴（升压点）、下屏尖穴（肾上腺穴）共同组成的升压穴组，则是由于促使肾素分泌增加，经过转化酶的作用，而激活了血管紧张素Ⅱ，进而使血管收缩，起到升高血压的作用。

关于针灸对机体的影响的研究比较多，发现了一部分穴位的双向调节作用。但是同一组耳穴对同一器官或者同一疾病，在不同的病理状态下是否存在双向调节作用，或者激发机体自身的调节系统，起到防治疾病的作用，对于这一问题，笔者父亲从最常见的高血压病切入，最终证明了不同组耳穴对同一疾病（高血压）的"双向调节机制"和同一组耳穴对同一体征（血压）的"双向调节机制"。

在观察高血压的基础上，笔者父亲又观察了艇中穴，发现艇中穴既能退烧（泻火），又能调升体温（补虚）。内生殖器穴既能治月经量多（妄行），又可治月经量少（血枯）；既能调经期前错，又可调经期后乱。贲门穴：饭前刺激增进食欲，饭后刺激能帮助消化和吸收；而对糖尿病患者刺激此穴，反使饥饿感减轻，食量减少。

因此，刺激耳穴，可以收到虚者补、实者泻、热者凉、寒者温、燥者安、郁者奋、高者低、低者升、寒者通、滑者涩、痛者解、淤者散等调节作用，使人体的阴阳、气血、虚、实、寒、热等正邪的盛衰得以平衡。耳穴多有一穴多能、双向调节之用。

第二章
青山耳穴

　　耳分为外耳、中耳、内耳三部分。当声音从外耳传来时，会沿着耳道引起鼓膜震动。中耳鼓膜的震动引起听小骨链（锤骨、砧骨和镫骨）相继运动，将声波传入内耳，人就会听见声音。我们通常讲的"耳朵"，就是暴露在外的耳郭部分，它像一个问号，解释着身体的健康密码。

第一节　耳的解剖及神经

一、耳的组成

耳由外耳、中耳、内耳组成（图 2-1）：外耳包括耳郭、外耳道；中耳包括鼓室、

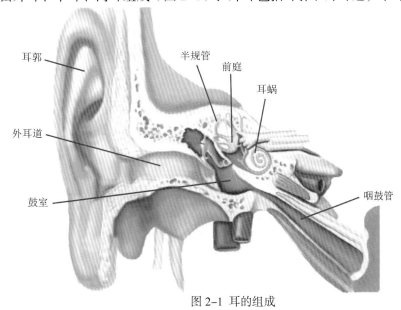

耳郭

半规管

前庭

耳蜗

外耳道

鼓室

咽鼓管

图 2-1 耳的组成

咽鼓管、鼓窦及乳突；内耳包括骨迷路及膜迷路，骨迷路内有膜迷路。骨迷路包括耳蜗、前庭及骨半规管。中耳和内耳皆位于颞骨内。

颞骨位于头颅两侧，为颅骨底部和侧壁的一部分。颞骨为一复合骨，由鳞部、鼓部、乳突部、岩部和茎突组成。其上方与顶骨相连接，前方与蝶骨和颧骨相连接，后方与枕骨相连接（图2-2）。

因为耳穴应用主要在外耳，中耳、内耳不属于耳穴应用的主要范围，不再赘述。

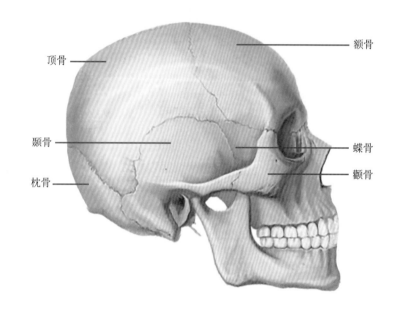

图 2-2 颞骨

二、外耳的解剖

外耳包括耳郭和外耳道。

（一）耳郭的解剖命名（图2-3）

耳郭借韧带、肌肉、软骨和皮肤附于头颅侧面。与头颅约成30°角，分前（外）面和后（内）面，前（外）面凹凸不平，有一突出翻卷的边缘名耳轮，耳轮后上部有小结节名耳郭结节。

耳轮前方有一与其约相平行的弧形隆起称对耳轮，其上端分叉成为上、下两个嵴状突起，名对耳轮脚，二脚间的凹陷部分名三角窝。

耳轮和对耳轮之间有一窄而弯曲的凹沟名舟状窝，或称耳舟。

对耳轮的前方有一深凹名耳甲，它被耳轮脚分为耳甲艇和耳甲腔两部分。

耳甲的前面有一突起，遮盖外耳道口名耳屏，耳屏的对侧有一突起名对耳屏，耳屏和对耳屏之间有屏间切迹。

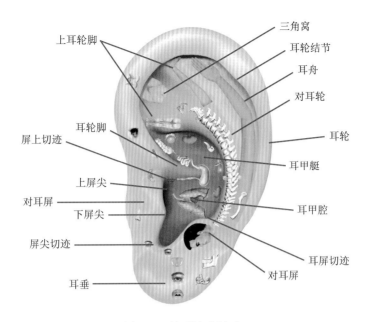

上耳轮脚

三角窝
耳轮结节
耳舟
对耳轮

耳轮脚
屏上切迹

耳轮
耳甲艇

上屏尖
对耳屏
下屏尖

耳甲腔

屏尖切迹

耳屏切迹
对耳屏

耳垂

图 2-3 耳郭的解剖命名

对耳屏的下部有耳垂，内无软骨。

耳郭后（内）面稍膨隆，与颅骨侧面形成耳后沟。

（二）外耳道

外耳道起自耳甲底，内止于鼓膜，成人外 1 / 3 为软骨部，内 2/3 为骨部，两部交界处最狭窄称为外耳道峡部，外耳道软骨与耳郭软骨相连续，外耳道顶部则无软骨，形成一个缺口，称耳界切迹。外耳道皮肤较薄，与软骨膜和骨膜附着紧密，故外耳道皮肤有炎症时疼痛剧烈。软骨部的皮下组织含有皮脂腺和耵聍腺，易形成耵聍栓塞。

（三）外耳的血管

外耳的动脉由颈外动脉的颞浅动脉、耳后动脉和上颌动脉所供给（图 2-4）。外耳中与动脉同名的静脉回流入颈外静脉，部分血液可回流至颈内静脉。

（四）外耳的神经

外耳分布着耳大神经、枕小神经、耳颞神经、迷走神经、舌咽神经和面神经混合支等（图 2-5）。

1. 脊神经（耳大神经和枕小神经）

（1）耳大神经：耳大神经起于第 2、3 颈神经，为颈丛皮支中最大的分支。它绕过胸锁乳突肌后缘，向上前方斜跨胸锁乳突肌表面，向下颌角方向走行，然后穿过颈深筋膜，沿颈外静脉后侧并与其平行上升，分成前、中、后三个终支，分布于腮腺、咀嚼肌下部、耳垂、耳郭后和乳突部的皮肤。耳大神经被损伤后，这些部位的皮肤即有麻木感。

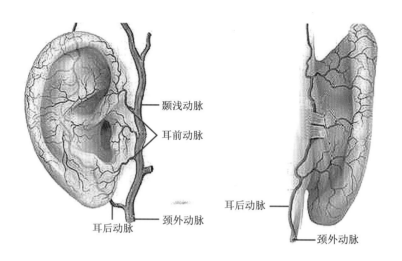

图 2-4 耳上的动脉

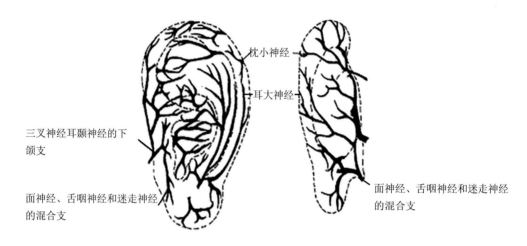

图 2-5 外耳神经分布示意图

耳大神经主要分出耳前支和耳后支。

耳前支在耳垂根部分三支，耳垂支、耳中支、耳上支。耳垂支：呈伞状分布于皮下，偶有小支至耳垂外侧与耳颞神经的耳屏支吻合；耳中支：分 2 支到耳垂外侧面，小支从屏间切迹后窝穿出至耳垂前面，大支从对耳屏外上方（枕区）穿出至耳郭外侧面；耳上支：至耳郭内侧面的耳缘分为 2 支，一支到耳垂外侧面分布于耳舟区，一支沿耳轮缘上升。

耳后支斜出耳后肌，分布于耳郭内侧面，常有小支与枕小神经相交通，穿软骨至耳郭外侧面。

（2）枕小神经：枕小神经来自第 2、3 颈神经，是颈丛最上方的分支，沿胸锁乳突肌后缘上升，至头的侧面，分布于耳郭后面，支配耳郭后上部、乳突部和枕部外侧区域的皮肤。

同时，与耳大神经、枕大神经和面神经的耳后支相连结。在耳轮内侧面后上部分为3支，分布于耳背上1/3、耳轮后上缘，三角窝、对耳轮上下角，以及耳舟上部，主感觉。

2．脑神经（耳颞神经、迷走神经、舌咽神经、面神经混合支）

（1）耳颞神经：三叉神经的下颌神经分支，循耳轮前缘上行，发出分支到外耳轮前壁、耳屏、耳轮脚、三角窝，部分延伸至耳垂及耳甲艇，与耳大神经、枕小神经、迷走神经交织成网。

（2）迷走神经、舌咽神经、面神经混合支：分布于耳后肌和耳郭内侧面中上部，分支穿耳背至耳郭外侧面，分布于外耳门、耳轮脚起始部、耳甲艇、耳甲腔。

耳垂、耳轮、对耳轮、耳舟主要是耳大神经和枕小神经分布，耳甲区主要是迷走、舌咽、迷走神经混合支分布，三角窝可见所有耳郭神经分布。

第二节 耳穴分布与人体对应规律

耳穴分布与人体的对应规律：大致相当于一个倒置的胎儿（图2-6）。

耳垂相当于头、面部；

对耳屏相当于头和脑部；

轮屏切迹相当于脑干；

耳屏相当于鼻、咽喉部；

屏上切迹相当于外耳；

对耳轮体相当于脊柱；

对耳轮下脚相当于臀部；

对耳轮上脚相当于下肢；

耳舟相当于上肢；

三角窝相当于下腹部；

耳轮脚相当于膈肌；

耳轮脚周围相当于消化道；

耳甲艇相当于腹腔；

耳甲腔相当于胸腔；

屏间切迹相当于内分泌系统。

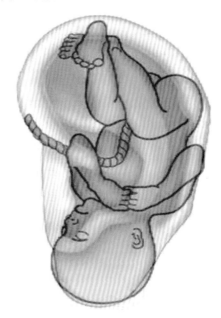

图2-6 耳穴倒置胎儿示意图

按照我国国家标准《耳穴名称与部位》，耳郭可分为76个区，共91个穴位。李家琪教授经多年临床经验及验证，并参与耳穴国际标准化方案的制定、审定与修订，总结出了临床实用的79个穴位，构成了现青山耳穴所传授的穴位的核心。

一、耳甲腔穴

耳甲腔穴（共9穴）对应分布胸腔脏器及部分消化道器官。穴位有胃穴、心穴、肺穴、气管穴、口穴、食道穴、贲门穴、脾穴、内分泌（三焦）穴（图2-7）。

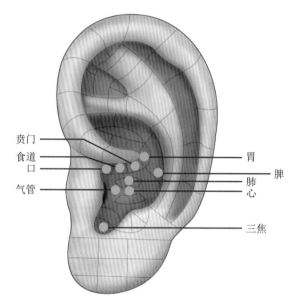

图 2-7 耳甲腔穴位

1. 心 Xin（Heart）
定位：在耳甲腔正中凹陷处。

2. 肺 Fei（Lung）
定位：在心、气管区周围处。

3. 气管 Qiguan（Trachea）
定位：在心区与外耳门之间。

4. 口 Kou（Mouth）
定位：在耳轮脚下方前 1/3 处。

5. 食道 Shidao（Esophagus）
定位：在耳轮脚下方中 1/3 处。

6. 贲门 Benmen（Cardia）
定位：在耳轮脚下方后 1/3 处。

7. 胃 Wei（Stomach）
定位：在耳轮脚消失处。

8. 脾 Pi（Spleen）
定位：耳甲腔的后上部，肝穴的下方。

9. 三焦（内分泌）Sanjiao（Sanjiao）
定位：在外耳门后下，屏间切迹内，耳甲腔的前下部。

二、耳甲艇穴

耳甲艇穴（共10穴）对应分布有腹腔器官（如泌尿、消化系统）。穴位有十二指肠穴、小肠穴、阑尾穴、大肠穴、艇角穴、膀胱穴、肾穴、胰胆穴、肝穴、艇中穴（图2-8）。

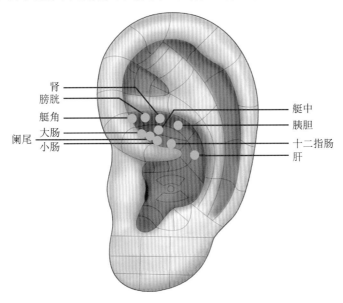

肾
膀胱
艇角
阑尾 — 大肠
小肠

艇中
胰胆
十二指肠
肝

图 2-8 耳甲艇穴位

10．十二指肠 Shierzhichang（Duodenum）

定位：在耳轮脚上部后 1/3 处。

11．小肠 Xiaochang（Small Intestine）

定位：在耳轮脚上部中 1/3 处。

12．大肠 Dachang（Big Intestine）

定位：在耳轮脚上部前 1/3 处。

13．阑尾 Lanwei（Appendix）

定位：在小肠区与大肠区之间。

14．艇角 Tingjiao（Angle of Superior Concha）

定位：在对耳轮下脚下方前部。

15．膀胱 Pangguang（Bladder）

定位：在对耳轮下脚下方中部。

16．肾 Shen（Kidney）

定位：在对耳轮下脚下方后部。

17．胰胆 Yidan（Pancreas and Gall Bladder）

定位：在耳甲艇的后上部。

18．肝 Gan（Liver）

定位：在耳甲艇的后下部。

19．艇中 Tingzhong（Center of Superior Concha）

定位：在小肠区与肾区之间。

三、对耳屏穴

对耳屏穴（共6穴）相当于人体的头和脑部。穴位有屏间后穴（目2）、额穴、颞穴、枕穴、皮质下穴、缘中（脑干）（图2-9）。

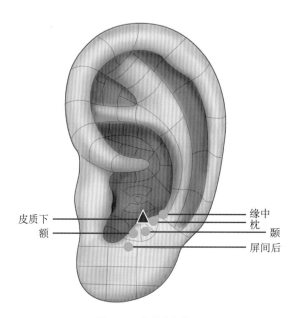

图 2-9 对耳屏穴位

20．屏间后穴（目2）Pingjianhou（Posterior Interagal Notch）

定位：屏间切迹后方。

21．额 e（Forehead）

定位：在对耳屏外侧面的前部。

22．颞 Nie（Tenple）

定位：在对耳屏外侧面的中部。

23．枕 Zhen（Occiput）

定位：在对耳屏外侧面的后部。

24．缘中（脑干）Yuanzhong（Central Rim）

定位：在对耳屏游离缘上，对屏尖与轮屏切迹之中点处。

25．皮质下 Pizhixia（Subcortical）

定位：在对耳屏内侧面。

四、三角窝穴位

三角窝（共 4 穴）分别为角窝上、内生殖器、角窝中、神门（盆腔）（图 2-10）。

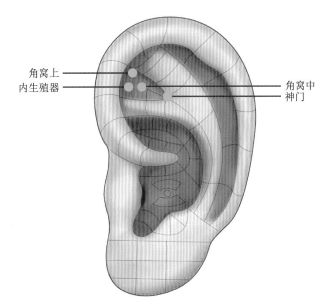

图 2-10 三角窝穴位

26．角窝上 Jiaowoshang（Superior Triangular Fossa）

定位：在三角窝前 1 ／ 3 的上部。

27．内生殖器 Neishengzhiqi（Internal Genitals）

定位：在三角窝前 1 ／ 3 的下部。

28．角窝中 Jiaowozhong（Middle Triangular Fossa）

定位：在三角窝中 1 ／ 3 处。

29．神门（盆腔）Shenmen（Shenmen）

定位：在三角窝后 1 ／ 3 的上部。

五、对耳轮穴位

对耳轮穴位（共 15 穴）对应躯干部位，主治颈、胸、腰骶椎疾病（图 2-11）。

对耳轮上脚（共 5 穴）：相当于人体下肢。穴位有趾穴、跟穴、踝穴、膝穴、髋穴。

30．趾 Zhi（Toe）

定位：在耳尖下方和耳轮上脚近耳舟部。

31．跟 Gen（Heel）

定位：在耳尖下方和对耳轮上脚近三角窝部。

32．踝 Huai（Ankle）

定位：在趾、跟区下方处。

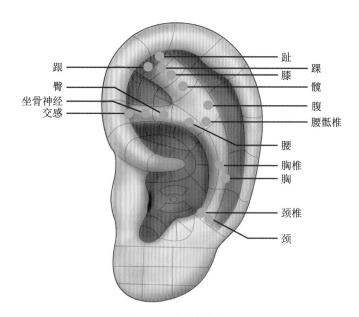

图 2-11 对耳轮穴位

33．膝 Xi（Knee）

定位：在对耳轮上脚的中 1 / 3 处。

34．髋 Kuan（Hip）

定位：在对耳轮上脚的下 1 / 3 处。

对耳轮下脚（共 3 穴）：相当于人体的臀部。穴位有臀穴、坐骨神经穴、交感穴。

35．坐骨神经 Zuogushenjing（Sciatic Nerve）

定位：在对耳轮下脚的前 2 / 3 处．

36．交感 Jiaogan（Sympathesis）

定位：在对耳轮下脚末端与耳轮内缘相交处。

37．臀 Tun（Gluteus）

定位：在对耳轮下脚的后 1 / 3 处。

对耳轮体部（共 7 穴）：对应躯干部位。穴位有颈椎穴、胸椎穴、腰骶椎穴、颈穴、胸穴、腰穴、腹穴。

将对耳轮体从对耳轮上、下肢分叉处至轮屏切迹分为 5 等份，后上为腰骶椎，中为胸椎，下为颈椎。

38．腹 Fu（Abdomen）

定位：在对耳轮体前部上 2 / 5 处。

39．腰 Yao（Waist）

定位：在尾椎的内下方。

40．腰骶椎 Yaodizhui（Lumbosacral Vertebrae）

定位：耳轮体从对耳轮上、下肢分叉处至轮屏切迹分为 5 等份，后上为腰骶椎。

41．胸 Xiong（Chest）

定位：在对耳轮体前部中 2 / 5 处。

42．胸椎 Xiongzhui（Thoracic Vertcbrae）

定位：耳轮体从对耳轮上、下肢分叉处至轮屏切迹分为 5 等份，中为胸椎。

43．颈 Jing（Neck）

定位：在对耳轮体前部下 1 / 5 处。

44．颈椎 Jingzhui（Cervical Vertebrae）

定位：耳轮体从对耳轮上、下肢分叉处至轮屏切迹分为 5 等份，下 1 为颈椎。

六、耳舟上的穴位

耳舟上的穴位（共 6 穴）相当于人体的上肢。穴位有指穴、结节内穴、腕穴、肘穴、肩穴、锁骨穴（图 2-12）。

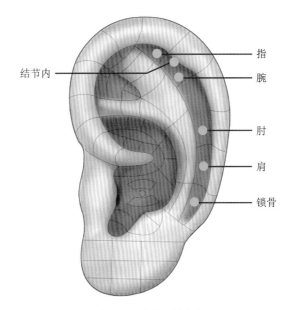

结节内　　　　　　　　　指
　　　　　　　　　　　　腕
　　　　　　　　　　　　肘
　　　　　　　　　　　　肩
　　　　　　　　　　　　锁骨

图 2-12 耳舟上的穴位

耳舟分为 6 等分，自上而下依次为耳舟 1 区、2 区、3 区、4 区、5 区、6 区。

45．指 Zhi（Finger）

定位：在耳舟上方处，即耳舟 1 区。

46．腕 Wan（Wrist）

定位：在指区的下方处，即耳舟 2 区。

47．结节内 Jiejienei（Interior of Node）

定位：在耳轮结节的内侧。

48．肘 Zhou（Elbow）

定位：在腕区的下方处，即耳舟 3 区。

49．肩 Jian（Shoulder）

定位：在肘区的下方处，即耳舟4、5区。

50．锁骨 Suogu（Clavicle）

定位：在肩区的下方处，即耳舟6区。

七、耳轮上的穴位

耳轮上的穴位（共10穴）有耳中穴、直肠穴、外生殖器穴、肛门穴、耳尖穴、结节穴、轮1穴、轮2穴、轮3穴、轮4穴（耳轮尾）（图2-13）。

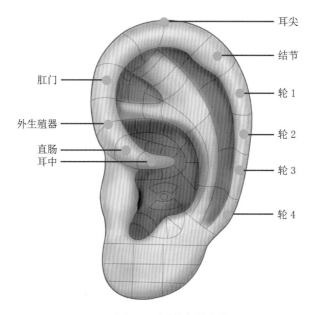

图 2-13 耳轮上的穴位

耳轮脚为耳轮1区；耳轮脚切迹到对耳轮下脚上缘之间的耳轮分为三等分，自下而上依次为耳轮2区、耳轮3区、耳轮6区；耳尖到耳轮结节上缘为耳轮7区；耳轮结节上缘到耳轮结节下缘为耳轮8区；耳轮结节下缘至轮垂切迹之间的耳轮分为4等分，自上而下依次为耳轮9区、耳轮10区、耳轮11区、耳轮12区。

51．耳中 Erzhong（Ear Center）

定位：在耳轮脚处，耳轮1区。

52．直肠 Zhichang（Rectum）

定位：在耳轮脚棘前上方的耳轮处，即耳轮2区。

53．外生殖器 Waishengzhiqi（External Genitals）

定位：在对耳轮下脚前方的耳轮处，即耳轮3、4区。

54．肛门 Gangmen（Anus）

定位：在三角窝前方和耳轮处，即耳轮5区。

55．耳尖 Erjian（Ear Apex）

定位：在耳郭向前对折的上部尖端处，即耳轮6、7区交界处。

56．结节 Jiejie（Node）

定位：在耳轮结节处，即耳轮8区。

57．轮1 Lunyi（Helix 1）

定位：在耳轮结节下方的耳轮处，即耳轮9区。

58．轮2 Lun'er（Helix 2）

定位：在轮1下方的耳轮处，即耳轮10区。

59．轮3 Lunsan（Helix 3）

定位：在轮2下方的耳轮处，即耳轮11区。

60．轮4 Lunsi（Helix 4）

定位：在轮3下方的耳轮处，即耳轮12区。

八、耳垂上的穴位

耳垂上的穴位(共8穴)相当于人体的五官头面部。穴位有牙穴、舌穴、颌穴、垂前穴、眼穴、内耳穴、面颊穴、扁桃体穴（图2-14）。

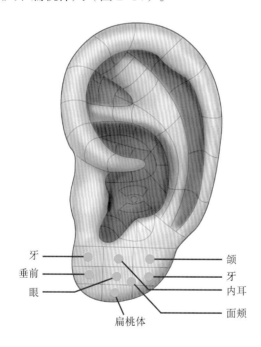

图 2-14 耳垂上的穴位

在耳垂上线至耳垂下缘最低点之间划两条等距离平行线，于上平行线上引两条垂直等分线，将耳垂分为9个区，上部由前到后依次为耳垂1区、2区、3区；中部由前到后依次为耳垂4区、5区、6区；下部由前到后依次为耳垂7区、8区、9区。

61．牙 Ya（Tooth）

定位：在耳垂正面前上部，即耳垂1区。

62．舌 She（Tongue）

定位：在耳垂正面中上部，即耳垂2区。

63．颌 He（Jaw）

定位：在耳垂正面后上部，即耳垂3区。

64．垂前 Chuiqian（Anterior Ear Lobe）

定位：在耳垂正面前中部，即耳垂4区。

65．眼 Yan（Eye）

定位：在耳垂正面前中央部，即耳垂5区。

66．内耳 Neier（Internal Ear）

定位：在耳垂正面后中部，即耳垂6区。

67．面颊 Mianjia（Cheek）

定位：在耳垂正面眼区与内耳区之间，即耳垂5、6区交界处。

68．扁桃体 Biantaoti（Tonsil）

定位：在耳垂正下部，即耳垂7、8、9区。

九、耳屏上的穴位

耳屏上的穴位（共9穴）有咽喉穴、内鼻穴、屏尖穴（上屏尖）、下屏尖穴（肾上腺）、上屏穴（饥点）、下屏穴（渴点）、外鼻穴、外耳穴、屏间前（目1）（图2-15）。

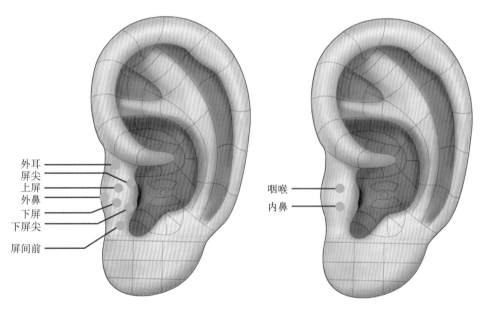

外耳
屏尖
上屏
外鼻
下屏
下屏尖
屏间前

咽喉
内鼻

图 2-15 耳屏上的穴位

耳屏外侧面分为上、下两等分，上部为耳屏1区，下部为耳屏2区。将耳屏内侧面分为上、下两等分，上部为耳屏 3 区，下部为耳屏 4 区。

69．外耳 Waier（External Ear）

定位：在屏上切迹前方近耳轮部。

70．上屏 Shangping（Upper Tragus）

定位：在耳屏外侧面上 1 ／ 2 处，即耳屏 1 区。

71．下屏 Xiaping（Lower Tragus）

定位：在耳屏外侧面下 1 ／ 2 处，即耳屏 2 区。

72．屏尖 Pingjian（Apex of Tragus）

定位：在耳屏游离缘上部尖端，即耳屏 1 区后缘处。

73．下屏尖（肾上腺）Shenshangxian（Adrenal Gland）

定位：在耳屏游离缘下部尖端，即耳屏 2 区后缘处。

74．外鼻 Waibi（External Nose）

定位：在耳屏外侧面中部。

75．屏间前（目 1）Pingjianqian（Anterior Intertragal Notch）

定位：在屏间切迹前方下部。

76．咽喉 Yanhou（Pharynx and Larynx）

定位：在耳屏内侧面上 1 ／ 2 处，即耳屏 3 区。

77．内鼻 Neibi（Internal Nose）

定位：在耳屏内侧面下 1 ／ 2 处，即耳屏 4 区。

十、耳背上的穴位

耳背上的穴位（共 2 穴）主要有耳背沟穴（图 2-16）。

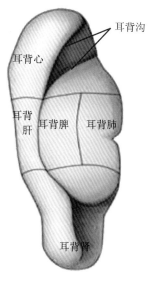

图 2-16 耳背的穴位

78.耳背心、耳背肺、耳背脾、耳背肝、耳背肾

清代《厘正按摩要术》中有耳背心、肝、脾、肺、肾五穴，其中耳背心对应耳前神门，取心主神之意；耳背肝、肺对应耳前肝、肺；耳背脾对应耳前胃，取脾胃互为表里之意；耳背肾对应耳前脑，取"肾主骨生髓，脑为髓海"之意。为证明耳穴起源于我国，所以要保留这些穴位，告诉学员这一段历史，临床治疗上并无太多实际意义。

79．耳背沟 Erbeigou（Groove of Posterior Surface）

定位：降压沟又叫耳背沟，位于耳郭背面，由耳郭的内上方斜向外下方行走，耳背沟在对耳轮沟和对耳轮上、下脚沟处。

第三节 精讲青山耳穴的功能与主治

我曾经多次找到一些耳穴书的作者、研究者面谈，请教其耳穴的来历，他们很多的意见是搜集别人的、转抄的，我们缺乏的是对单个穴的深入研究、临床观察、临床对比。

我们一直习惯用一组穴位治一种病的总体疗效观察，因此，在对穴位功能的介绍中，有部分穴位在很大程度上是臆想的功能，这就是误人子弟的地方，所以不要把一些权威书籍当圣经，大家在看我的书时也不用迷信，而要靠实践中去不断探索（图2-17）。

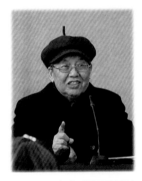

图2-17 李家琪授课照片

——李家琪

一、耳穴的定义与命名

耳穴是耳郭皮肤表面与人体脏腑、经络、组织器官、四肢百骸相互沟通的部位，能在耳郭上反映机体生理功能和病理变化的部位统称为耳穴。一言概之，耳穴就是耳部诊断疾病和治疗疾病的特殊功能点或部位。

耳穴的命名可归纳为以下几类：

（1）以解剖学名称命名：人体解剖部位在耳穴上的投影，如肩穴、肘穴、指穴等。

（2）以脏腑命名：如心穴、肝穴、脾穴、肺穴、肾穴等。

（3）以经络学说命名：如神门穴、三焦穴等。

（4）以耳穴所在解剖部位命名：如耳尖穴、艇角穴、艇中穴、垂前穴等。

（5）以耳穴功能命名：以功能命名的耳穴已被取消。

（6）以现代医学术语命名：如内分泌穴、肾上腺穴等。

（7）以耳穴排列的顺序命名：如轮1、轮2、轮3、轮4等。

以前耳穴命名十分混乱，很多穴位随意命名，严重影响了交流。耳穴国家标准方案中，取消了以耳穴功能命名的穴位名称。目前国际上的耳穴定位很不一致，国内情况也一样，但各家的穴位命名都蕴藏着一定的实践经验。

例如，以前有三角窝穴位神门、耳舟穴位风溪、耳甲穴位三焦等，中医理论的命名不利于耳穴的对外推广，不仅国外同行对于这三个穴位不好理解，国内没有中医基础的耳穴学习、爱好者，对这三个穴位的认识也存在困难。

建议重新定位的穴位，如耳舟上的穴位，为了迁就耳上不留有空白，把上肢的区域分布地不尽合理。建议取消的穴位，如尿道穴，在解剖学上，尿道分布于内、外生殖器，经临床治疗观察，选取尿道穴与外生殖器穴的治疗效果无明显差别，因为外生殖系统本身就由尿道、生殖腺等组成，而在耳穴都是由一个区组成，所以尿道穴应该包含在外生殖器穴中。

二、耳穴功能与主治

在本文论述中，作者将传承的李氏耳穴对耳穴单穴的研究做详细的介绍，将李氏耳穴总结的经验和观点表述出来。

青山耳穴的穴位较少，一共79个，主要是根据李家琪的单穴实验研究成果，认为穴位都是一个区域，绝不是挂图中的一个小圆点，这就是耳穴的模糊性。另一个研究成果就是，相邻的穴位都具有类似的功能，例如，坐骨神经痛的痛点主要反映在膀胱穴上，贴压膀胱穴也能起到治疗坐骨神经痛的作用。

为了便于学习和记忆，穴位将按照耳的结构，由里向外讲解。每个穴位将以耳穴的定位、功能、主治、参考、典型病例以及研究、耳穴视诊等一一叙述。

（一）耳甲穴位

1．心穴

【定位】耳甲腔中心低凹处（图2-18）。

【功能】有宁心安神、活血止痛、清心降火、补肾益精等作用。

【主治】心律不齐、心绞痛、无脉症、神经衰弱、精神分裂症、口舌生疮等。

【参考】该穴区为"一穴多治"的耳穴，具有多种功能。

"心主血脉""气行则血行""气为血之帅，血为气之母"，故心穴具有疏通经络、活血止痛之功，多用于治疗冠心病、心律失常、高血压、脑动脉供血不足、脉管炎、雷诺病。

"心藏神"，故心穴具有宁心安神作用，治疗神经衰弱、多梦、神经官能症、抑郁症、植物神经功能紊乱等。

"心主汗液""心开窍于舌，舌为心之苗""其华在面""其经络循行于咽，其支者，

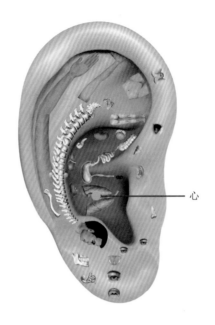

心

图 2-18 心穴定位图

从心系，上挟咽，系目系"，故清心泄火、行经开窍、化瘀行滞是心穴的又一功能，能治多汗症、口舌生疮、偏瘫失语、咽炎、声音嘶哑等症。

【典型病例】

曹某，干部，时有胸闷、气短，多次做心电图检查显示正常。检查耳穴发现心区有点状针尖样小凸起伴油性分泌物，诊断为心束支传导阻滞。后经心电向量图确诊后壁完全性心束支传导阻滞。

苗某，女，42 岁，两月前突发失语，经多方求医治疗效果不佳，通过耳穴治疗取心穴，重手法刺激立即有效，失语症状消失。

【研究】此穴首次贴压慎重，因为心穴主要分布在耳甲迷走神经分布区，部分患者贴压后会出现心慌、心悸、面红、大汗淋漓的情况。因此，首次使用要慎重，如首次使用没有问题，则一般不会再出现上述症状。首次使用时，可偏向上或向下贴至肺区或心、肺的交界处；特殊情况还可以用小肠替代。未见其他耳穴从业者报道此现象。

本穴性平，有偏阴之性，故能养血生脉、益气安神、通络止痛。

【耳穴视诊】

（1）心区水纹状圆环（图 2-19）：主要诊断心悸、多梦；心区如果是大于 1 厘米圆环，主要诊断为心脏代偿性扩大，主要是由长期高血压病史或者其他心脏疾病引起。

（2）心区针尖样点状分泌物（图 2-20），主要诊断为心束支传导阻滞。

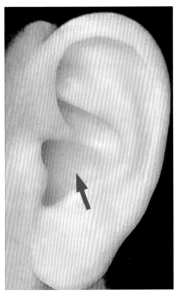 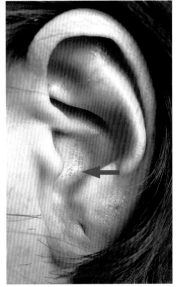

图 2-19 心区水纹状圆环　　　　图 2-20 心区点状分泌物

2. 肺穴

【定位】心穴的上下区域，均可以认为是肺（图 2-21）。

【功能】有宣肺利水、平喘止咳、清热补虚、运气行血等作用。

【主治】喘咳、胸闷、上呼吸道感染、声音嘶哑、鼻炎、痤疮、皮肤瘙痒、荨麻疹、扁平疣、便秘、戒断综合症等。

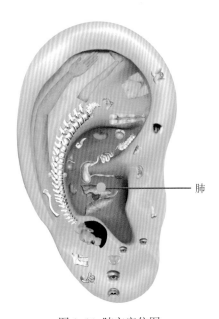

肺

图 2-21 肺穴定位图

【参考】肺穴这个穴区，曾经包括支气管、结核点两个穴。

肺穴一般认为应分为上、下肺两部分。划分方法是以心区为水平分界线划为两部分。在诊断和治疗时，以上肺为对侧肺，下肺为同侧肺，即右耳的下肺区为右侧肺区，左耳的上肺区为左侧肺区。

该穴有"肺主气、司呼吸、主宣发肃降""肺朝百脉"之说，故具补肺气、通血脉、宣肺平喘、祛痰止咳的功效，可治疗气管炎、支气管哮喘、肺炎、肺结核等病。

肺主宣发可通调水道，治疗浮肿、水肿等症；肺主皮毛，故可治感冒、自汗、各类皮肤病。

肺脉"从肺系横出腋下"，且"肺与大肠相表里"，故肺穴可以行气通便，治疗便秘、泄泻等。

肺"开窍于鼻"故可治疗鼻炎、副鼻窦炎、咽炎、声音嘶哑、嗅觉失灵等。

【研究】临床大多数情况下，在贴压过程中没有必要区分上、下肺，因为中医理论上的肺，是一个整体的系统，主要是用穴意图。在诊治呼吸系统疾病时，应该考虑肺穴双耳贴压的位置，不要与气管、口等呼吸系统穴位重叠贴压，以免减轻疗效。

【耳穴视诊】

肺区油润充血（图2-22），常见于肺炎、气管炎、哮喘等急性呼吸道疾病。

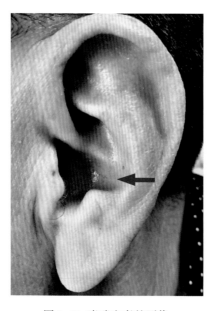

图2-22 哮喘患者的耳像

3. 气管穴

【定位】外耳道口正中与心穴之间（图2-23）。

【功能】有清肺平喘、止咳化痰、清肺利咽喉等作用，该区为诊断气管炎的参考穴。

【主治】支气管炎、哮喘、急慢性咽炎等病症。

【典型病例】

韩某，女，32岁，妊娠3月余，有多次流产史，上呼吸道感染、咳嗽、发热，因考虑其妊娠情况，建议耳穴治疗。取耳穴肺、气管、口、艇中、皮质下等穴贴压，当日咳嗽、发热症状消失。

【研究】临床治疗时发现，双耳在贴压气管穴时，其中一耳气管穴的贴压位置向上或者下偏移2毫米能提高治疗气管疾患的疗效。

【耳穴视诊】

气管区白色丘疹（图2-24），主要诊断气管炎。

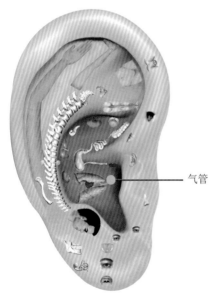

气管

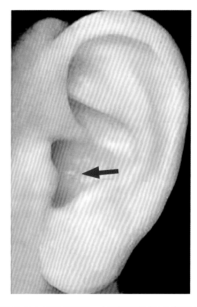

图2-23 气管穴定位图　　　　　图2-24 耳穴肺区、气管区白色丘疹照片

4. 口穴

【定位】耳孔的上方，也就是耳轮脚下前方（图2-25）。

【功能】有清热解毒、祛风活络、镇静止痛等作用。

【主治】面神经炎、口腔炎、面瘫、胆囊炎、胆石症、戒断综合征等。

【典型病例】李某，男，患急性咽喉炎，咽喉肿痛，发热至38.5℃，吞咽困难，不能进食。贴压口穴、咽喉穴、三焦穴，患者立即感到疼痛减轻，继续按压穴位后体温逐渐下降，两小时后咽喉炎症状缓解，精神状态好转。

【研究】口穴与咽喉穴、牙穴、颌穴功效不同，专于清缓舒通，故能清热止痛、疏风通络、止咳、辅助清心火、除风邪。

这个穴位提高疗效的关键是方向，要向着耳轮的方向按压，才能提高疗效。

该穴有一定的镇静作用，可以用于催眠。还有调和口味作用，治疗各种疾病引起的口味异常。

这个穴位很少单独使用。比如口穴和咽喉穴联合使用，治疗咽喉炎；口穴与扁桃体穴联合使用治疗扁桃体炎；口穴与内鼻穴联合使用，治疗打鼾与腺样体肥大；肺穴、气管穴、口穴联合使用，治疗呼吸道感染、感冒；口穴还有改变口味的作用，配合相应脏腑，比如酸入肝、苦入心、甘入脾、辛入肺、咸入肾，对于口苦、口甜、口咸有很好的治疗作用，也可应用于戒烟、戒酒。

【耳穴视诊】

口穴针尖样凹陷，可诊断缺齿。图 2-26 是耳穴上比较容易看的口穴起皮、脱屑，主要诊断咽喉炎、梅核气，如果是儿童则常见扁桃体肿大。

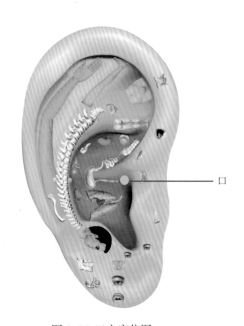

图 2-25 口穴定位图

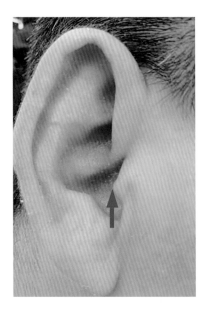

图 2-26 慢性咽炎表现为口穴起皮脱屑

5. 食道穴

【定位】口穴与贲门穴之间（图 2-27）。

【功能】有镇痉解郁、宽胸利膈、通利食道、增进食欲等作用。

【主治】食管炎、食管痉挛、癔症、呼吸不畅等病症。

【典型病例】张某，女，28 岁，妊娠 2 月余，顽固性妊娠呕吐，呕吐剧烈，要求耳穴治疗。贴压其口穴、食道穴、贲门穴、三焦穴、皮质下穴后，症状很快缓解，可以正常进食了。

【研究】该穴是诊治食管疾患的参考穴。口穴和食道穴都有降逆行气和治疗呕吐的功用，但本穴偏于畅膈利气，以调理气机为主，还可治疗食管痉挛、食管狭窄、梅核气，重在食管疾患；而口穴偏于下气消食，以通腑利气为主。

【耳穴视诊】食管区充血发红（图2-28），主要诊断食管炎。

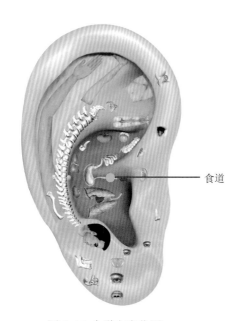

食道

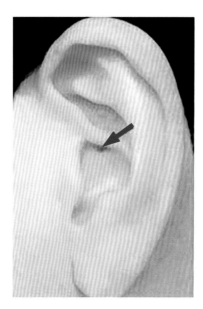

图2-27 食道穴定位图　　　　　图2-28 反流性食管炎患者，食道穴充血发红

6. 贲门穴

【定位】耳轮脚的消失处为胃穴，在胃穴的耳轮脚下方定义为贲门穴（图2-29）。

【功能】有解痉和胃、降逆除烦、增进食欲等作用。

【主治】贲门痉挛、神经性呕吐、前头痛、牙痛、精神分裂症、癫狂、冠心病，以及胸闷气短、胸腹胀满、胸部不适等。

【典型病例】

（1）张某，女，19岁，劳累后出现视物畸形，物体都是细高，眼科检查均正常，要求耳穴治疗。取耳穴心穴、贲门穴、枕穴、屏间前穴、屏间后穴按压，当即视物恢复正常。

（2）张某，男，主诉头痛数年，近期频繁加重，呈搏动性跳痛，多方治疗效果不佳，血压正常，脑血流图左右波幅大于40%，CT检查脑部无异常。取枕穴、贲门穴、皮质下穴、外耳穴、耳尖穴等治疗后头痛症状缓解。

【研究】贲门有病变时，该穴常出现强阳性反应，该穴治疗纳呆，效果颇佳，常与胃穴、肝穴、交感穴、三焦穴配合使用，多在饭前半小时按压之，增进食欲；若饭后按压，能助消化。

此穴与十二指肠穴联合使用，能提高治疗胃部疾病的疗效；笔者父亲发现此穴新的功能，是治疗牙痛的主要穴位，并对前头痛、精神分裂症有明显的疗效。

【耳穴视诊】贲门穴充血发红（图2-30），可以诊断胃炎。

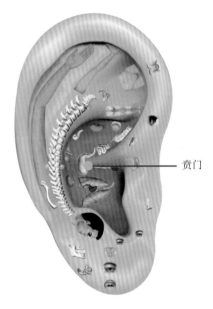

贲门

图2-29 贲门穴定位图

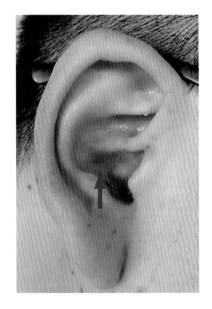

图2-30 胃炎患者贲门充血发红

7．胃穴

【定位】位于耳轮脚消失处（图2-31）。

【功能】有健脾和胃、补中益气、和胃降逆、镇痉安神等作用。

【主治】胃肠痉挛、胃炎、胃溃疡、消化不良、恶呕呃逆等。

【研究】该穴区曾经包括幽门、胃下垂点两穴。胃穴主要有增强胃蠕动，促进胃消化腺分泌，调节胃泌素酸碱平衡的作用。

8．脾穴

【定位】在肝穴的下方（图2-32）。

【功能】有健脾和胃、补中益气、化生营血、调经润肌等作用。

【主治】腹胀、腹泻、纳呆、便秘、功能性子宫出血、白带过多、内耳性眩晕症、口腔炎等症。

【参考】要多从中医藏象学说和经络学说方面加以理解，"脾主运化""脾为后天之本"，故脾与消化功能关系密切，用于治疗腹胀、腹泻、五更泻、消化不良等病症。

"脾喜燥恶湿""诸湿肿满，皆属于脾"，故有消肿利湿之功，用于治疗腹水、浮肿、皮肤病及眩晕等。

"脾统血"，有健脾益血之功，可治疗各种出血性疾病，如月经不调、功能性子宫出血、便血、吐血等。

"脾气宜升"，有提补中气之功，故可治久泻、脱肛、子宫下垂等。

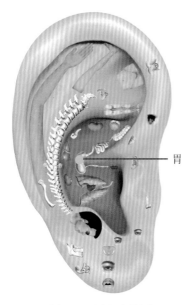

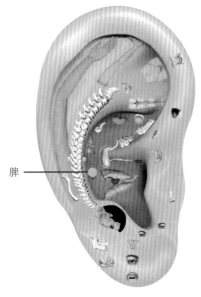

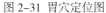

图 2-31 胃穴定位图　　　　　　　　　图 2-32 脾穴定位图

"脾主四肢、肌肉"，有健脾生肌之功，可治肌痹、腰背痛、肌肉萎缩、四肢无力等。

"脾开窍于口，其华在唇"，故有清热利湿之功，主治口疮、唇烂、顽固性口腔溃疡及面部疔肿等疾病。

【典型病例】

乔某，女，50 岁，肝脓疡，术后引起肝下垂，治疗四个月效果不佳，不能坐立。耳穴治疗，取穴脾穴、肝穴、神门等穴，加压刺激后，患者自我感觉肝部有上升感；3 日后耳穴压豆脱落，感觉肝又下垂，继续耳穴贴压治疗 6 次，患者恢复正常。

9. 三焦穴（内分泌穴）

【定位】耳孔的下方（图 2-33）。

【功能】有理气止痛、补心养肺、健脾益胃、补肾利水、化气输精、通利水道、生津止渴、疏通关节，这是三焦的作用。

还有调理冲任、补肾健脾、疏肝理气、滋阴壮阳、通经活血、祛风解毒，这是内分泌的作用。

【主治】便秘、腹胀、糖尿病、浮肿、耳聋耳鸣、胁痛及上肢外侧疼痛等，痛经、月经不调、更年期综合症、糖尿病、疟疾、纳差、不育症、阳痿、过敏性疾病、风湿病和各种炎症等。

【典型病例】

侯某某，女，山西运城人，剖腹产术后 20 小时未排气、排便，腹胀难忍，情绪急躁。耳穴取穴三焦穴，以探穴棒逐步加压约 10 秒，再按压肾穴、膀胱穴、外生殖器穴、贲门穴、十二指肠穴、小肠穴，每穴 1～2 秒，再重复按三焦穴。患者遂排气、排便，腹痛、腹胀症状立即缓解，后续耳穴贴压巩固疗效。

【研究】笔者父亲通过实验发现，三焦穴与内分泌穴是一个穴。人耳三焦穴与内分泌穴区域电镜下神经相连（图2-34），既然受同一神经支配，怎么可能出现两个穴位。

三焦是以中医理论命名的穴名，没有学过中医很难理解三焦的功能，对三焦解剖形态的认识，历史上有"有名无形"和"有名有形"之争。即使是有形论者，对三焦实质的争论，至今尚无统一看法。所以命名上可以根据个人习惯，叫三焦穴或者内分泌穴都行，手法方向是尽可能向里贴压，向着牙的方向按，能取得最大疗效。

从功能上理解这个穴位，此穴位既有三焦的功能，又有内分泌的功能，命名上青山耳穴倾向于叫内分泌穴，叫三焦穴也无可厚非。根据笔者父亲临床经验，该穴区相当于三焦的功能，脏腑以通为顺，顺则气血通畅，排毒泻污，尤其对手术后通气、通便有立竿见影的功效，同时对各种上火、发炎导致的牙痛也有独特疗效。

三焦（内分泌）具有调节五脏六腑和输布精气的作用，治疗内脏病常作为配穴用。此穴处有舌咽神经、面神经、迷走神经混合支通过，可治疗面瘫、面肌痉挛及口腔疾患。

该穴区还是免疫系统的代表区，具有调节内分泌的作用。此穴一般人做电测都易出现阳性反应，特别是年轻女性和在生长发育期的人，多为阳性反应。

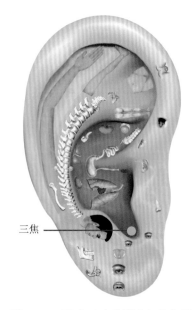

图 2-33 三焦穴（内分泌穴）定位图

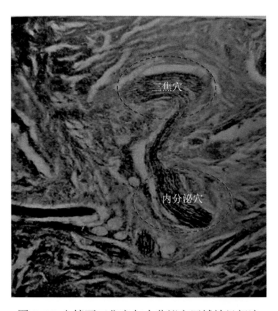

图 2-34 电镜下三焦穴与内分泌穴区域神经相连

10．十二指肠穴

【定位】位于耳轮脚消失处上方（图2-35）。

【功能】有健脾和胃、解痉止痛、清热解毒等作用。

【主治】十二指肠溃疡、幽门痉挛、胆囊炎、胆石症、消化不良等病症。

【典型病例】

刘某，诊治其他疾病时发现耳穴十二指肠穴呈深褐色，初步诊断为十二指肠球部溃疡，后经胃镜确诊。

李某，大学教授，患十二指肠溃疡十余年，季节性加重，形体消瘦，外院治疗不佳前来就诊。取耳穴枕穴、神门穴调节神经；取贲门穴、胃穴、十二指肠穴，增加胃肠蠕动，促进胃消化腺分泌，调节胃泌素酸碱平衡；取小肠穴，增加肠道吸收营，养改善体质，三焦穴配合清理肠道，以通为顺，加交感穴治疗胃酸过多。耳穴治疗3次后，患者明显感觉好转。

【研究】该穴为诊断十二指肠疾病的参考穴。该穴与幽门连接，幽门是分泌胃泌素、调节酸碱平衡的主要区域，有促使胃排空的作用，所以刺激该穴，能促使产生饥饿感，增加食欲；同时由于胆管、胰腺都开口在十二指肠，所以对胆部疾病，如胆囊炎、胆结石、胆绞痛等有明显疗效。该区的阳性反应表现同贲门、胃区。

【耳穴视诊】十二指肠暗灰色且凹陷（图2-36），主要诊断为十二指肠溃疡。

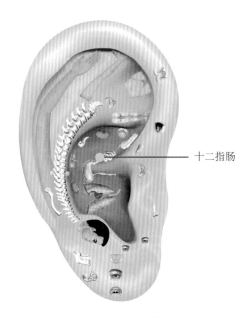

十二指肠

图 2-35 十二指肠穴定位图

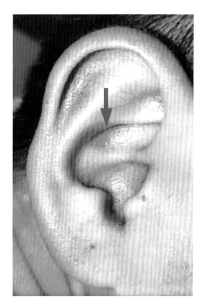

图 2-36 十二指肠溃疡患者耳部表现

11. 小肠穴

【定位】在耳轮脚上方中部（图2-37），垂直于耳尖、肾穴。

【功能】有补脾健胃、清热利湿、通便止泻、养血宁心等作用。

【主治】消化不良、腹胀、腹泻、腹痛、心律不齐、早搏、缺乳等病症。

【典型病例】

赵某，频发性早搏，要求耳穴治疗。取枕穴、神门穴、结节内穴以平调气息，调节精神紧张状态；取肺穴、贲门穴、三焦穴以通利脏腑、养气安神；取小肠穴（此病例特别用小肠穴代替心穴）、缘中穴消除心律异常。经耳穴贴压6次后，患者早搏症

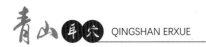

状缓解。

【研究】该穴区是诊断小肠与器质性心脏疾患的参考穴。为配合洛阳耳穴协作组课题项目，在对 200 余名老干部的体检中，凡心穴、肺穴、小肠穴的耳穴阳性者重点做心电图监测，21 例阳性者中 20 例出现不同程度的心电图 S–T 段低平或 T 波倒置，提示心肌缺血；1 例心肌炎。

对心穴贴压心慌的患者可以用小肠穴代替。单穴研究发现，这个穴位可改善心律失常，如心动过速、过缓。

小肠穴与胃穴都有理气清热之功，可以治疗胃肠失调、腹痛、泄泻等症，而胃穴以消食、增加胃动力为主。

12. 阑尾穴

【定位】大肠穴、小肠穴之间（图 2–38）。

【功能】有清热利湿、活血止痛等作用。

【主治】急、慢性阑尾炎，腹泻等病症。

【典型病例】

刘某，女，36 岁，洛阳菜农，因急性右下腹疼痛就医，医院诊断为急性阑尾炎并发阑尾穿孔引起急性腹膜炎，准备手术治疗。耳穴检测阑尾穴无阳性反应，内生殖器穴、艇角穴阳性反应明显，诊断疑似宫外孕，手术改为剖腹探查术，结果确诊为宫外孕输卵管破裂。

【研究】李氏耳穴将阑尾认为是肠道的一部分来理解这个穴位，本来耳轮尾上沿内侧的肠道穴位就不易贴准，阑尾本身就是大肠的一部分，治疗肠道疾病时，按照耳轮脚长短贴压效果更好。

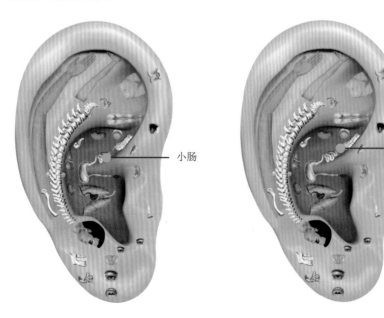

图 2–37 小肠穴定位图　　　　图 2–38 阑尾穴定位图

13. 大肠穴

【定位】艇角的下方或耳轮脚上方前部（图 2-39）。

【功能】有清热洁腑、通便止泻、止咳平喘等作用。

【主治】腹泻、便秘、肠炎、痢疾等病，并对咳嗽、哮喘、痔疮、皮肤瘙痒症、痤疮等病症有一定效果。

【研究】该穴区曾包括结肠穴，治疗结肠炎。大肠穴和阑尾穴都有通腑下气，可治胃肠功能紊乱、呕吐、腹泻等症；阑尾穴可以理解为大肠穴的一部分。

本穴是诊断大肠疾病和肺部疾患的参考穴。若大肠穴阳性，且结节内穴同时出现阳性，应考虑过敏性结肠炎。

【耳穴视诊】大肠区起皮或油润光泽（图 2-40），均可反映肠功能紊乱，诊断为便秘或便溏。

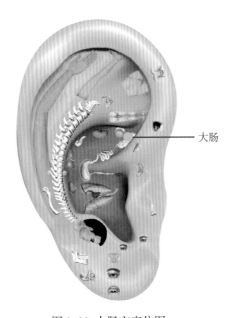

图 2-39 大肠穴定位图

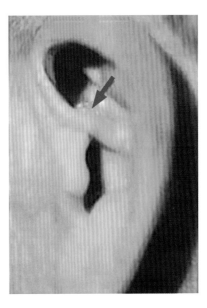

图 2-40 慢性肠炎患者耳穴大肠区可见起皮、脱屑

14. 艇角穴

【定位】耳甲艇前上角（图 2-41）。

【功能】有补肾填精、清热利湿、消炎止痛等作用。

【主治】前列腺炎、前列腺肥大、尿道炎、性功能障碍、女性附件炎等疾病。

【研究】本穴是按照解剖穴部位命名的穴位，曾用名前列腺，该穴为诊治男性前列腺疾患和女性附件炎的主要参考穴。这个穴位主要诊断、治疗生殖泌尿系统疾病，很少单独使用，如诊治前列腺炎或妇科疾病时可与内生殖器穴、耳轮尾穴联合使用。

15．膀胱穴

【定位】肾穴、艇角穴连线的中间（图2-42）。

【功能】有清利下焦、补益下元、舒筋活络等作用。

【主治】膀胱炎、遗尿症、尿潴留、尿路结石、腰腿痛、坐骨神经痛、后头痛等病症。

【典型病例】杜某，男，35岁。主诉右侧腰腿疼痛1周余，不能下床。1周前搬东西时不甚将腰部扭伤，当天下午腰部疼痛，3天后右腿后至小腿外侧放射性疼痛，卧床休息时疼痛加重。CT检查后诊断为腰椎骨质增生压迫神经根导致下肢坐骨神经痛、麻。耳穴贴压相应部位腰椎穴、腰穴、坐骨神经穴、臀穴；取皮质下穴、神门穴、艇中穴止痛；特效穴为膀胱穴；2天一换豆，3次后症状消失。

【研究】艇角穴与膀胱穴都有清热利水、行气束尿之功，能治疗前列腺炎、遗尿症等。

艇角穴是诊断生殖系统和前列腺疾病的主要参考穴。膀胱穴以疏通经脉、储尿为主，虽然也是诊治泌尿系统疾病的参考穴，但是以膀胱炎、遗尿症、尿潴留、尿频、尿急、尿痛等为主，另外贴压膀胱穴能明显改善后背疼痛、坐骨神经疼痛、后头痛。

青山耳穴没有输尿管穴，个别特殊情况需要治疗尿路结石时，只需要在膀胱穴区，找到疼痛反射点贴压即可，不影响疗效。

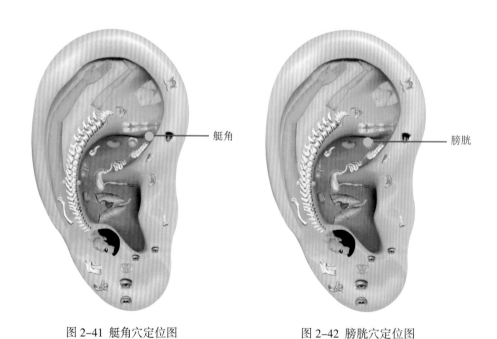

艇角

膀胱

图2-41 艇角穴定位图　　　　　　　图2-42 膀胱穴定位图

16．肾穴

【定位】在对耳轮上、下脚分叉处下方耳甲艇处（图2-43）。

【功能】有补肾固精、强筋填髓、益肺平喘、养肝宁心、开窍聪耳等作用。

【主治】腰痛、耳鸣、神经衰弱、肾盂肾炎、哮喘、遗尿、月经不调、遗精早泄、斑秃、五更泻等病症。

【参考】肾为强体保健要穴。中医认为"肾为先天之本""肾藏精，主命门相火"，为生命之根本，故有补肾固精、滋阴壮阳之功。治疗阳痿、遗精、不育症，肾阳不足所致不寐、青盲、头晕、目眩。

肾"主骨，生髓通于脑""肾主水液"，故有补肾健脑、益髓增骨的作用，可治疗健忘、不寐、脱骨疽、牙齿松动、尿少、浮肿等症。

"肺主呼吸，肾主纳气"，故有补肾益肺、补气平喘之功效，主治肾虚哮喘。

"肾开窍于耳及二阴，肾司二便""肾其华在发""肾与膀胱相表里"，故有补肾聪耳、滋水生发、通利水道之功，可治疗遗尿、癃闭、五更泻、耳聋、耳鸣等病症。

从中医的藏象、经络学说去思考，就不难理解上述功能。

【研究】肾穴是诊断是否是骨质病的主要穴位。本穴有补肾、渗湿、育精、强体之功，能补肾聪耳、强骨填髓，有强壮作用，可用于治疗各种慢性虚弱性疾病。

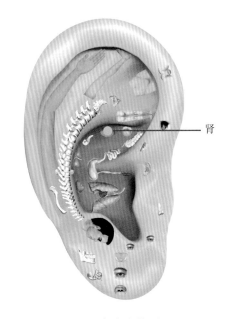

图 2-43 肾穴定位图

17．胰胆穴

【定位】在耳甲艇、肝和肾之间，其管线延伸至胰胆区和十二指肠之间（图 2-44）。

【功能】有舒肝利胆、清热解毒、健脾和胃、宁心安神、解痉止痛等作用。

【主治】胆囊炎、胆结石、胆道蛔虫症、糖尿病、偏头痛、神经官能症、带状疱疹、中耳炎、耳鸣、耳聋、听力减退、急性胰腺炎、消化不良等病症。

【典型病例】

（1）笔者在国家科协接待英国皇家医学代表团参观考察中，为其团长约翰·查尔逊进行耳穴检测，发现左耳胰胆穴呈阳性反应，初步诊断为胆囊炎，约翰·查尔逊没有症状，否认胆囊有问题。后经B超检测确诊胆壁增厚，胆管狭窄，胆囊蠕动差。

（2）符某，女，学生，突发上腹疼痛，送医院急诊后疼痛消失，观察无异常，回家路上又出现上腹部疼痛，返回复诊，诊断为胆道蛔虫。耳穴检测发现，胰胆穴至十二指肠穴之间有一条粉条状隆起线，用探棒沿隆起线按压，反复三遍，隆起线消失，患者上腹疼痛症状消失。

【研究】该穴区曾经包括胆管穴、胰腺点两穴，其位置在胰胆区与十二指肠之间。耳穴国标认为此穴区在右耳为胆囊、左耳为胰穴。我们单穴实验结果正好相反，但因为例数有限，不能作为凭据，在此仅提出疑问。目前治疗胰胆相关疾病时，双耳贴压即可，无需考虑是胰腺还是胆囊。

该区有明显地促进消化液分泌的功能，临床上常用来促消化、增食欲。可根据患病部位的不同，选择耳穴治疗部位或用探棒按压寻找压痛点，如按压胰胆区的压痛点，治疗急性胆道蛔虫，可获得非常满意的效果。

我们还观察到这个穴位可使胃酸分泌增加，胃酸分泌多者禁用；还可治疗偏头痛等人体侧面疾病。

临床观察发现胰胆穴对带状疱疹的疼痛有非常好的缓解作用。

【耳穴视诊】胰胆区条索状隆起（图2-45），主要诊断为胆囊炎或胆结石。

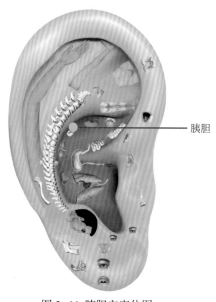

图2-44 胰胆穴定位图

胰胆

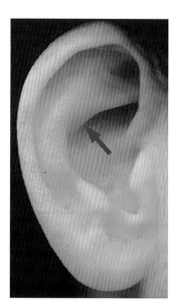

图2-45 慢性胆囊炎患者耳穴
胰胆区隆起

18. 肝穴

【定位】耳轮脚消失处，胃的后上方（图2-46）。

【功能】有疏肝利胆、镇痉安神、除烦解郁、祛风除痰、养肝益血和清肝明目等作用。

【主治】胁痛、眩晕、中风偏瘫、手头麻木、抽搐、经前期紧张综合征、月经不调、痛经、神经衰弱、高血压、慢性肝炎、肝硬化、胆囊炎、胆石症、假性近视、单纯性青光眼、视神经萎缩等。

【典型病例】

石某，干部，体检中发现胃部有病变，接受耳穴治疗。治疗期间发现，口穴、肝穴、艇中穴、三焦穴、结节穴，刺痛呈阳性反应。初步诊断为肝硬化、肝脏占位性病变，后经 B 超证实，耳穴诊断无误。

【研究】该穴区内曾经包括有肝肿大区。本穴是诊断肝肿大的特定区，是诊断肝炎、肝肿大的参考穴。

笔者父亲曾对河南省干部疗养院的患者进行耳穴体检，结节样反应物形态有的大如瓜籽仁，触之表面光滑，手指从耳背后顶起呈白色有致密感者为阳性，如呈松软状膨大则无意义。重点对 60 名慢性肝炎患者进行检查，发现其耳穴肝区均存在不同程度瓜籽仁样有致密感的结节，而对照组 42 例中无一例出现阳性反应物。

耳穴中的肝穴实际上是分左右的。中医经典云"肝生于右，行于左"，右侧是主穴，左侧肝穴是解决肝气引起的问题，这就解释了为什么左耳肝区结节能诊断肝藏血的功能（血小板减少），右耳诊断肝细胞损伤。

【耳穴视诊】左耳肝区有瓜籽仁大的耳轮结节，主要诊断为血小板减少；右耳肝区有瓜籽仁大的耳轮结节（图 2-47），主要诊断为各种原因引起的肝细胞损伤。

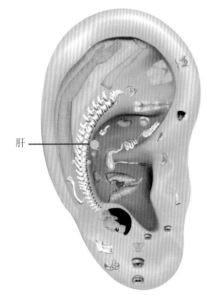

图 2-46 肝穴定位图

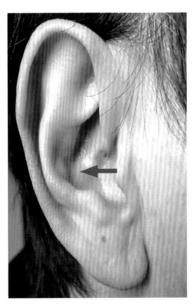

图 2-47 脂肪肝患者肝区瓜籽仁大小
结节

19. 艇中穴

【定位】耳甲艇的正中心（图 2-48）。

【功能】有清热止痛、理中健脾、运气消胀等作用。

【主治】腹痛、腹胀、胆道蛔虫症、痛经、前列腺炎等。

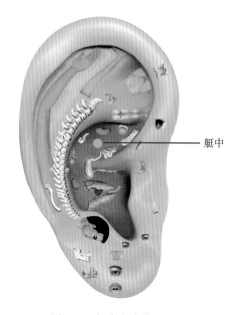

图 2-48 艇中穴定位图

【典型病例】张某，男，有吸烟、饮酒史，低热半年余，浑身乏力，胸部 X 线片示肺纹理增粗。要求耳穴治疗，取穴肺穴、艇中穴、神门穴、枕穴、缘中穴等，治疗后体温逐渐恢复正常。

【研究】耳甲艇中心这个区域曾经包括脐中、醉点、前腹膜、后腹膜、腹水点、腹胀区、降糖点、下焦、醒酒点、腮腺炎点、糖尿病点等十几个穴位。

这个穴位是青山耳穴应用的特色穴位，明显有别于其他耳穴，李家琪先生一直认为目前的肾上腺（下屏尖）这个穴位的功能是错误的，主要原因是肾上腺应该在肾的附近，而不应该在咽喉和内鼻的分布区，这一点不符合倒置胎儿的投影关系，也缺乏临床资料辅证。

艇中穴有肾上腺的作用，用肾上腺、组织胺、心电图、脑血流图、惠斯通电桥等，做了大量的综合观察，证明肾上腺穴就是艇中穴。

（1）艇中穴能调节体内水盐代谢，有肾上腺皮质球状带分泌的盐皮质激素的作用。笔者父亲曾经在 20 世纪 70 年代将此穴命名为腹水点、腹胀点。用于治疗腹水、浮肿、神经血管性水肿及内分泌紊乱引起的水肿起到了良好的效果。

（2）艇中穴有调节收缩血管的功能，可以使心跳加快、收缩力增强，起到升高血压的作用。

（3）艇中穴有调节内脏平滑肌的作用，不仅对支气管痉挛、痰稠咳吐不利，还对无名腹痛、胆道蛔虫症，甚至痛经都有较好效果。

（4）艇中穴有类似糖皮质激素的作用，可以使四肢脂肪组织分解增加，减少外周葡萄糖的利用，用于减肥治疗。

（5）艇中穴"三抗一退"的作用明显，即抗过敏、抗风湿、抗感染和退烧作用，尤其是低烧久治不退者，更是显效。

艇中穴是笔者父亲发现的新穴，1983 年 8 月在昆明镜泊湖召开的"耳穴国际标准方案会议"上，被正式采纳定名为"艇中穴"。

（二）对耳屏穴位

20. 屏间后穴（目 2）

【定位】屏间切迹后方，对耳屏前下部（图 2-49）。

【功能】有养血益精、清肝明目等作用。

【主治】屈光不正、假性近视、结膜炎、角膜炎、麦粒肿等外眼病症。

【参考】曾用名有目 2、散光。该穴区为诊断眼病的参考穴之一。

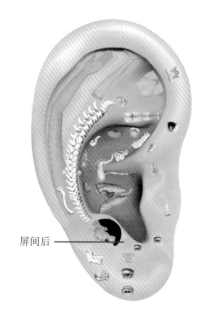

图 2-49 屏间后穴定位图

21. 额穴

【定位】对耳屏外侧前 1/2（图 2-50）。

【功能】有健脑安神、熄风止痛、清肝明目等作用。

【主治】头痛、头晕、失眠、多梦、健忘、嗜睡症等病症。

【研究】该穴区为大脑思维活动中枢所在地，所以额穴为健脑的要穴，有增强记忆力的功效，也是诊断前头痛的参考穴。

【耳穴视诊】额区隆起（图2-51），诊断为鼻炎或慢性头痛。人体的鼻窦左右两侧加起来一共有8个窦，其中左侧4个，右侧4个，分别是额窦、筛窦、上颌窦和蝶窦，其中慢性鼻炎或者前额的慢性头痛均会刺激额窦，引起耳穴上额区的变化。

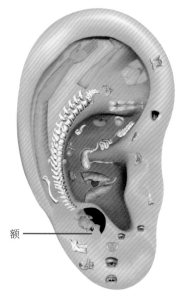

额

图2-50 额穴定位图

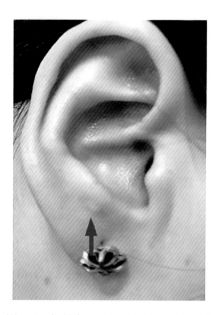

图2-51 慢性鼻炎患者可见耳穴额穴隆起

22. 颞穴

【定位】对耳屏外侧后1/2（图2-52）。

【功能】有镇静止痛、清肝利胆、明目助听等作用。

【主治】偏头痛、耳鸣、听力减退，以及急性角、结膜炎等病症。

【参考】这个穴曾用名太阳穴。该区穴为诊断偏头痛的参考穴之一。

23. 枕穴

【定位】颈椎的背后（图2-53）。

【功能】有镇静安神、清肝利胆、熄风镇痉、明目止晕等作用。

【主治】头痛、头晕、哮喘、癫痫、神经衰弱、屈光不正、胸胁疼痛等病症。

【研究】这个穴曾用名晕区、神经衰弱区、顶、喉牙、缺齿沟。在临床中枕穴常和神门穴配合用于镇静、利眠。目前部分挂图的枕区，距离对耳屏（脑区）过近，贴压穴位不准确时，反而易引起大脑的兴奋，影响睡眠，李氏耳穴讲究穴位的正背一致性，为了美观，我们可以将这个穴位贴到耳的背面，颈椎的背后。经反复单穴实验，这个

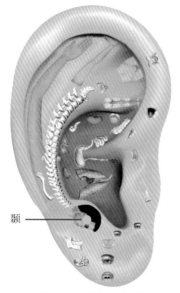

图 2-52 颞穴定位图

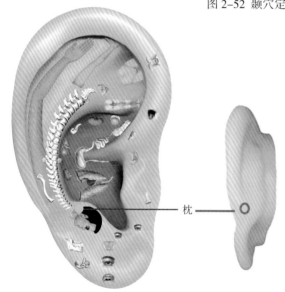

图 2-53 枕穴定位图

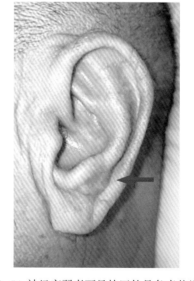

图 2-54 神经衰弱者可见枕区软骨条索状增厚

位置能改善脑供血，又相当于大椎穴，联通大脑与脏腑脊柱，调平神经反射，反倒提高了效果，并在临床应用中，发现枕穴还有防治晕针的作用。枕穴的贴法，是青山耳穴独有的，也是我们的特色。

【耳穴视诊】枕区条索状软骨增厚（图 2-54），诊断为神经衰弱。

24. 缘中穴（脑干穴）

【定位】在轮屏切迹处（图 2-55）。

【功能】有益脑安神、健脾补肾、调理冲任、益脑安神、健脾补肾、镇静熄风、止咳退烧、调理冲任的作用。

【主治】脑膜刺激征、癫痫、精神分裂症、癔症、气管炎、无名低烧，对遗尿、内耳眩晕症、月经不调、健忘症及垂体功能紊乱等疾病也有效。

【研究】曾用名脑点、遗尿点。该区为脑垂体代表区，是诊断内分泌疾病和抗惊厥、止抽搐的要穴。

缘中穴与脑干穴原为一个穴位，1983年脑干穴并入了缘中穴，但之后因为其功能特殊，又单独列出来，由此可以看出这个穴位有着特殊的脑功能。

单穴观察与缘中穴功能并没有特异性，实际在临床应用中，用缘中穴即可，也可按照有偏于兴奋作用的脑区来理解和应用。

青山耳穴一直以缘中、脑干为一个穴来理解和应用。

此穴还是运动的控制中枢。

25. 皮质下穴

【定位】对耳屏内侧（图2-56）。

【功能】有健脑补髓、醒脑开窍、宁心安神、活血止痛、调理冲任的作用。

【主治】各类痛症、神经衰弱、癫痫、疟疾、假性近视、植物神经功能紊乱、昏厥、内脏下垂等病。

【研究】该穴曾用名睾丸、兴奋点、丘脑、癫痫点、卵巢、抑郁区、语言中枢、体温中枢等。

对耳屏内侧穴位非常混乱，同名异穴、同穴异名、似是而非、不能自圆其说的现象非常突出，很多穴名都是以功能命名的。

例如，对耳屏内侧的大脑皮质下区（直径约5毫米），由于大脑神经中枢的功能，故具有兴奋神经的作用。大脑对生殖功能的作用，出现了睾丸穴，卵巢穴；大脑对语言、精神状态的调节作用，故而此区就出现了语言穴、抑郁穴；大脑呼吸中枢的作用，出现了平喘穴、镇咳穴；对大脑其他中枢的调节作用，又出现了视觉中枢、运动中枢、心皮、消皮、神皮等20多个穴名。

几十个穴拥挤在直径5毫米的区域，国内外最多出现有27种以上的名称（图2-57、图2-58），必然造成穴位的重叠和混乱。在实际应用中，往往容易疑惑，所以笔者父亲认为只要将它理解为脑神经中枢即可。在此穴内用探棒寻找阳性反应点作治疗，就会收到较好的效果。在制定国际标准方案时，皮质下穴因考虑到被多国沿用，故保留此名。

脑部还有许多中枢和区域，如血压调节中枢、丘脑下部中枢、体温调节中枢、以及语言区、抑郁区、强迫观念区等，将其细分没有必要，所以，用一个皮质下穴或脑穴代表中枢是合适的。在治疗过程中，笔者父亲专门进行了单穴验证，发现临床上穴位的精确区分，并没有提高疗效，如有必要用探棒探查阳性反应点即可。

因此，青山耳穴应用起来非常简单，对耳屏内侧只有一个穴位就是皮质下穴，外侧只有额穴和颞穴（图2-59），枕穴贴到颈椎背后。

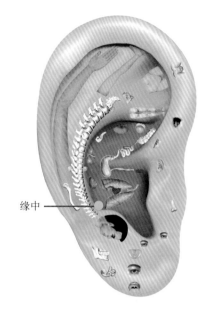

图 2-55　缘中穴定位图

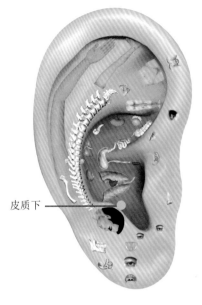

图 2-56　皮质下穴定位图

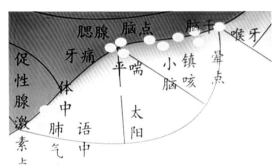

图 2-57　对耳屏外侧穴位

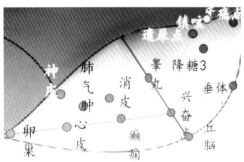

图 2-58　对耳屏内侧穴位

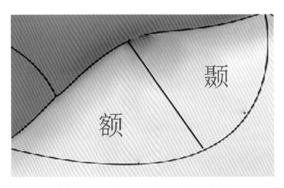

图 2-59　青山耳穴对耳屏上的穴位

【典型病例】黄某，女，大学生，高考前用脑过度，上大学后，只要一学习用脑，就头痛欲裂，CT、MRI 检查一切正常，脑电图也未见异常，多方求医无改善，前来耳穴治疗。取穴皮质下穴、交感穴、神门穴、枕穴、外耳穴等，配合耳尖放血，首次治疗后即感到头脑清爽，经治疗 3 次后，症状改善，顺利回到学校学习。

（三）三角窝上的穴位

26．角窝上穴

【定位】三角窝前 1/3 的上部（2-60）。

【功能】有调肝补肾、养血安神、镇惊止痛等作用。

【主治】高血压、眩晕、头痛、动脉硬化症等病症。

【研究】曾用名降压点。该穴区是诊断高、低血压病的主要参考穴之一。根据李氏耳穴三大特性之一的"耳穴正背一致性"的定理，这个穴位只不过是贴在了耳背降压沟穴的正面而已，验证了耳穴正背一致性的正确性。

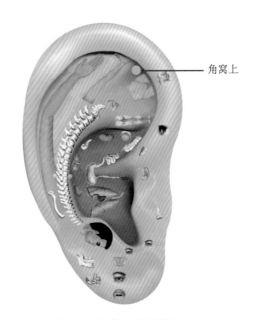

角窝上

图 2-60 角窝上穴定位图

27．内生殖器穴

【定位】三角窝前 1/3 下部（图 2-61）。

【功能】有补肾养肝、扶阳益精、调理冲任、温经止痛、健脾利湿等作用。

【主治】痛经、月经不调、白带过多、功能性子宫出血、遗精、早泄、精液不化、精冷宫寒、不孕、前列腺炎及肠炎、痢疾、便秘等病症。

【研究】该穴曾用名子宫穴、精宫穴、天癸穴，最早在上海发行的《耳针》单行本中出现，该书将其命名为子宫穴，被沿用多年，但是发现男性病（如阳痿、早泻、前列腺炎等）在此穴也有阳性反应，后有将此穴改为子（精）宫穴，但是子宫有实质性器官所指，而精宫是何物，难以言明，所以在制定国际标准方案时，更名为内生殖器穴。

笔者父亲根据多年临床经验发现，除上述男、女生殖有关的疾病外，几乎临床上所有的膀胱疾病及阑尾炎、肠炎、痢疾等下腹部疾病均在该区呈现阳性反应，所以将此区理解为下腹代表区来应用更合理些。

【耳穴视诊】三角窝起皮脱屑（图 2-62），诊断为白带多（女）、尿路感染（男）。

【典型病例】陈某，女，45 岁，某医院护士长，功能性子宫出血，月经周期从十多天，延长至近 20 天，余沥不尽，自诉腿软无力上楼，伴头晕。西医治疗效果不明显，一直接受中药治疗，疗效时好时坏。取穴内生殖器穴、神门穴、缘中穴、皮质下穴、三焦穴、肝穴、脾穴、心穴、耳中穴、下屏尖穴，贴压后下午月经就干净了。患者连续贴压了 3 个月经周期，月经正常。

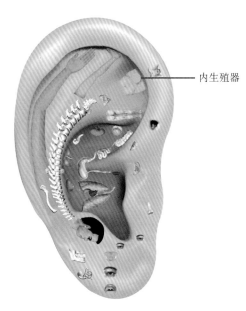

图 2-61 内生殖器穴定位图

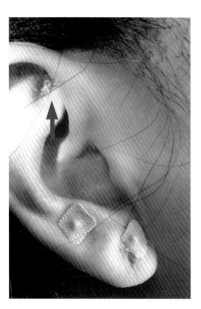

图 2-62 女性三角窝中脱屑照片

28. 角窝中穴

【定位】在三角窝中 1/3 处（图 2-63）。

【功能】有止咳平喘、疏肝利胆、活血祛瘀等作用。

【主治】咳喘、肝胆系疾病、宫颈炎、带症等病症。

【参考】该区曾有 3 个穴位，简述如下。

肝炎点穴：在降压点（即角窝上穴）与三角窝顶端连线前、中三分之一交界处。可作为诊断肝功能有无变化的主要参考穴，也是治疗肝胆疾病的要穴。

喘点穴：在内生殖器区外侧 2 毫米处。该穴主要治疗肾虚哮喘。

宫颈穴：子宫与盆腔穴连线的中、前 1/3 交接处。该穴是诊治宫颈炎、宫颈糜烂的参考穴。

【研究】角窝中穴也是治疗附件炎的主要穴。该区出现条索状者多为慢性炎症；出现结节样隆起多为卵巢肿瘤（图 2-64）。

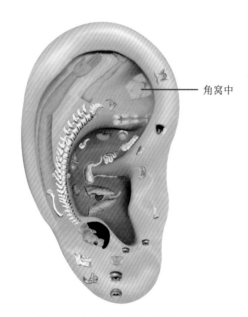

角窝中

图 2-63 角窝中穴定位穴图

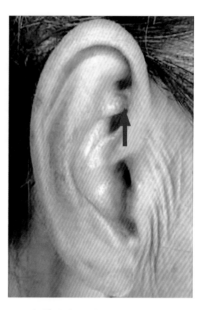

图 2-64 卵巢肿瘤患者在耳穴三角窝区出现暗灰色结节

29．神门穴

【定位】对耳轮上、下脚的交汇处（图 2-65）。

【功能】有宁心安神、解痉止痛、消炎止痒、镇咳平喘、抗过敏、解毒降火等作用。

【主治】心血管、神经、呼吸、消化和运动系统的多种疾病。

【研究】本穴是诊断人体某处有疼痛性疾病和神经衰弱的参考穴，也是针刺麻醉止痛的要穴，在临床上运用较广。主要用于治疗各种炎症、癫痫、精神分裂症、癔症、神经衰弱、心烦、各类疼痛性疾患，对咳嗽、哮喘、高血压及过敏性皮肤病也有效。

笔者父亲认为盆腔穴和神门穴是一个穴，这又是我们青山耳穴的特色穴位。

神门没有明确的脏器投影，却有着非常丰富的功能：能镇静、镇痛、镇惊、消炎、止痒等等。为此，笔者父亲曾经带着疑问进行了多次的观察对比实验。

首先在 30 例正常健康人的脐位置上，用艾柱灸三壮后，探测耳穴三角窝上的低电阻点，发现全部低电阻点均在对耳轮上、下脚的交汇处。

脐区在针灸穴位上叫神阙穴，也是强身保健的重要穴位，有温通元阳、复苏固脱的作用，神门是脐区的投影区，对多种疾病有较好的疗效，这可能是神门穴主治功能繁多的由来。

笔者父亲又对患有盆腔疾病的患者进行低电阻点测试，发现低电阻点分布在对耳轮上、下脚的交汇处和内生殖器穴两个地方，经统计学处理，神门穴和盆腔穴的位置

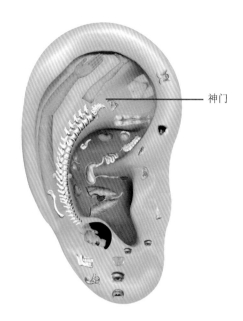

神门

图 2-65　神门穴定位图

差别无意义，由此证明神门与盆腔应为一个穴。

同时也在实验观察的过程中发现，所有下腹部疾患均在内生殖器穴出现阳性反应。由此可以推断出，三角窝是下腹部的代表区，神门穴应叫脐穴更恰当一些。所以无论何种盆腔疾患，还是需要取穴神门穴，我们只需把穴位贴到对耳轮上下脚的分叉处即可。

经李氏耳穴临床单穴观察，此穴有缓解平滑肌的作用，会使痰液不易咳出，因此对痰盛者、咳痰不利者慎用。

【典型病例】夏某，男，15 岁，体育特长生，因中考前运动过量，脐部受到腹压过大膨出，到医院 B 超检查结论"脐尿管囊肿伴感染"，建议手术治疗。因中考在即，家长不愿手术，请假半天带孩子来耳穴治疗，取穴神门穴、皮质下穴、脾穴、三焦穴等，第二天患者肚脐部水肿消失了，一次而愈。

（四）对耳轮穴位

30．趾穴

【定位】将对耳轮上脚分成 3 等分，近耳轮的第 1 等分再一分为二，上 1/2 分成两半，近耳舟部为脚趾（图 2-66）。

【功能】有舒筋活络、消炎止痛等作用。

【主治】甲沟炎、趾部疼痛、麻木、冻伤及脚癣，是诊断趾部疾患的参考穴。

31．跟穴

【定位】将对耳轮上脚分成 3 等分，近耳轮的第 1 等分再一分为二，上 1/2 分成两半，近三角窝上处为脚跟（图 2-67）。

【功能】有补肾强壮、活络止痛等作用。

【主治】足跟骨骨刺、足跟外伤、感染及肾虚足跟痛等病症，是诊治足跟痛的参考穴。跟骨骨刺时，该穴区内会触及到条索状软骨。

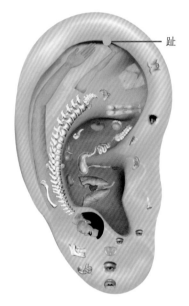 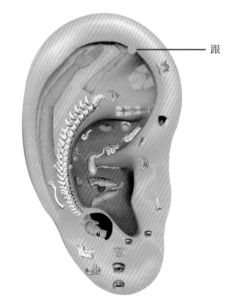

图 2-66 趾穴定位图　　　　　　　图 2-67 跟穴定位图

32．踝穴

【定位】将对耳轮上脚分成 3 等份，近耳轮的第 1 等份再一分为二，第二份就是踝，在趾穴、跟穴区下方处（图 2-68）。

【功能】有舒筋活血、祛瘀止痛等作用。

【主治】踝关节炎、关节扭伤等病症，是诊断踝关节疾病的参考穴。

33．膝穴

【定位】在对耳轮上脚中 1/3 处（图 2-69）。

【功能】有活血镇痛、祛瘀消肿等作用。

【主治】良性关节痛及软组织扭、挫伤引起的疼痛等病症，是诊断膝关节疾病的参考穴。

【典型病例】张某，男，马拉松爱好者，腿疼，去医院检查发现膝关节半月板损伤，近半月疼痛加重，取穴膝穴、神门穴、皮质下穴、交感穴、艇中穴、膀胱穴，首次治疗后疼痛减轻，一个疗程后恢复正常，半年后回访，自诉已经跑了多次马拉松，成绩不错，再没有腿疼过。

【耳穴视诊】耳穴膝穴血管怒张（图 2-70），诊断为腰腿疼。

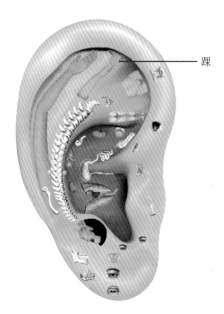

踝

图 2-68 踝穴定位图

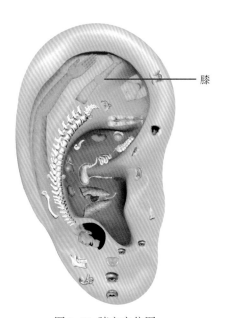

膝

图 2-69 膝穴定位图

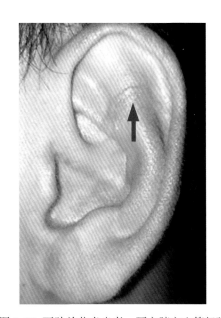

图 2-70 下肢关节炎患者，耳穴膝穴血管怒张

34．髋穴

【定位】在对耳轮上脚的下 1/3 处（图 2-71）。

【功能】有舒筋活络、祛瘀止痛等作用。

【主治】髋关节疼痛、坐骨神经痛等病症。

【研究】有人在治疗脉管炎的医疗实践中摸索出许多新穴，把对耳轮上脚划分地特别详细。

足心：位于趾穴、跟穴连线中点。

足背：位于趾穴、膝穴连线中点。

股四头肌：在膝关节穴与髋关节穴之间。

股外侧：在股四头肌外侧缘。

股内侧：在髋关节与对耳轮上脚起始处内侧缘连线中点。

脉管炎患者大多表现为下肢疼痛，行走加重、疼痛难忍，甚者出现坏疽，止痛是治疗该病的首要目的。耳穴止痛，针刺取穴时耳穴位置准确无误，就能取得疼痛立即缓解的疗效。当然，治疗脉管炎还需要多种方法综合治疗才能取得满意疗效。青山耳穴认为按脏器投影细分穴位没有必要，不如用探棒按压，寻找反应点疗效更佳。

膝、髋连线又为风湿线与上肢肘、肩连线的风湿线，共用诊断风湿病。

35．坐骨神经穴

【定位】在对耳轮下脚上缘前 2/3 处（图 2-72）。

【功能】有舒筋活血、祛瘀止痛等作用。

【主治】坐骨神经痛及下肢瘫痪等病症，是诊治坐骨神经痛的有效穴位。

【参考】本穴区内还包括有便秘点穴。便秘点穴：位于与坐骨神经穴、交感穴呈等边三角形的对耳轮下脚的上缘处。是治便秘的经验有效穴。

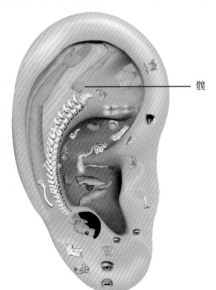

图 2-71 髋穴定位图

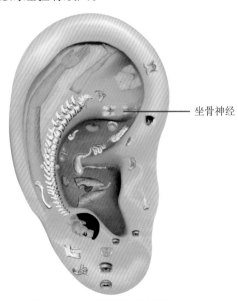

图 2-72 坐骨神经穴定位图

【研究】治疗坐骨神经痛，要求针刺时针感（即酸、胀、冷、热、或麻感）直达病处，疗效较好，有时可立即缓解或解除疼痛。

割治该穴区内凹陷处，治疗神经性皮炎、牛皮癣、股癣等各类癣病取得满意疗效。

36．交感穴

【定位】在对耳轮下脚的前 1/3 处（图 2-73）。

【功能】有舒筋活络、宁心安神、解痉镇痛等作用。

【主治】胃肠痉挛、心绞痛、心律失常、胆绞痛、蛔虫症、尿路结石及植物神经功能紊乱等病症。

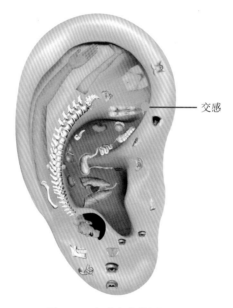
交感

图 2-73 交感穴定位图

【研究】本穴为诊治内脏疼痛的参考穴，也是胸外、腹外等手术耳针麻醉的主要穴位之一。我们体会主要有以下四个功能：

（1）调节植物神经功能：用于治疗植物神经功能紊乱，如心烦、心慌、眩晕、多汗及胃肠功能紊乱等。

（2）抑制腺体分泌的作用：多用于治疗胃酸过多、肥大性胃炎、脂溢性皮炎、脱发等。临床上作为胃、十二指肠溃疡病治疗中止酸的重要穴来应用。

（3）对内脏平滑肌有解痉作用：多用于治疗胃肠痉挛、胆道蛔虫症及各类结石病的疼痛。故临床上称交感为治疗内脏疼痛首选的止痛要穴。

（4）有舒张血管的作用：治疗血栓闭塞性脉管炎、静脉炎、大动脉炎、雷诺病、高血压病等病症。

研究发现交感穴有近似交感神经和副交感神经的作用，有调节血管舒张的功能。在大量的临床实践中，认为交感穴以舒张血管作用为主，尤其用于治疗脉管炎、静脉炎、大动脉炎，交感穴可扩张血管，改善肢体血液循环，提高皮肤温度。

笔者父亲曾与北京大学生物系协作，单刺交感穴，观察针刺后 2 分钟、15 分钟、30 分钟的肢体血流图改变。在 30 例中，22 例血流图波幅升高，2 例无变化，6 例下降。

由于交感穴扩张血管、改善血液循环的作用较好，因此，对出血性疾患、子宫功能性出血禁用。

另外，交感穴有抑制腺体分泌的作用，对肥厚性胃炎、胃酸过多者，可用交感穴抑制胃酸的分泌，而对萎缩性胃炎则少用。萎缩性胃炎可选用胰胆穴、内分泌穴，以促进胃酸的分泌。

【典型病例】李某，男，49 岁，陪其爱人耳穴治疗过程中突发肾绞痛，大汗淋漓，取穴肾穴、膀胱穴、外生殖器穴、交感穴、三焦穴、神门穴、皮质下穴，其中交感穴、肾穴重刺激按压，十分钟后疼痛缓解，患者如常，第二日早晨排出一粒结石。

37. 臀穴

【定位】在对耳轮下脚上缘后 1/3 处（图 2-74）。

【功能】有舒筋活络、祛风止痛等作用。

【主治】坐骨神经痛、腰骶疼痛等病症。

【研究】坐骨神经痛时可用毫针从臀穴刺向坐骨神经穴。该区曾经还包括股关节穴，位于与臀穴、坐骨神经穴呈等边三角形的对耳轮下脚的上缘处。治疗下腹疼痛、腹股沟淋巴结炎、精索静脉曲张等。

这个穴位，一般的耳穴工作者很少使用，而笔者父亲认为：臀，一身阴浊之所在，承接至阴之气。臀部下方有会阴穴，"会"，交会也；"阴"，阴液也，穴名意为人体的阴液在此交会。从这个角度说，臀部也易被阴浊困扰。阴浊积聚直接带来三大问题：寒、湿、瘀，而它们正是妇科问题频发的"元凶"。臀部气血不能正常循环，经脉回流就会变差，瘀血就会内停、郁结在子宫部位，就会形成子宫及其附件的黏连、囊肿、肌瘤等；郁结在直肠部位，就会形成痔疮。

贴压臀穴可显著改善盆腔内的血液循环，中医有"臀开六经开，臀合六经合"的说法，我们用于治疗顽固性便秘、便溏、妇科疾病，取得了良好的效果。

【典型病例】高某，女，36 岁，生二胎产伤，患"阴吹"多年，状如放屁，严重时簌簌有声，连续不断，自己无法控制，无法正常工作，痛苦不已，取穴神门穴、角窝中穴、内生殖器穴、外生殖器穴、臀穴，配合肝穴、脾穴、肾穴调体，三次后症状改善，一个疗程后症状消失。

38. 腹穴

【定位】尾椎的外上方，近耳舟处（图 2-75）。

【功能】有健脾和胃、祛瘀止痛等作用。

【主治】腹痛、腹胀、肠炎、便秘、减肥等病症。

【研究】腹穴曾被称腹外穴，李氏耳穴中腹穴明显有别于其他耳穴挂图，主要原因是人体投影的差异造成的，李氏耳穴头部面朝下，自然这个区域应该是腹，而其他耳穴挂图投影脸朝上，自然腹在对耳轮体部下 2/5 处的内侧缘。

这个穴位用于诊治各类结石病，尤其是泌尿系结石、急腹症，有很好的缓解作用。

【典型病例】李某某，男，38 岁，饮酒过量造成胃黏膜出血、便血，疼痛难忍，口服西药后疼痛加剧，取穴贲门穴、胃穴、十二指肠穴、艇中穴、腹穴、神门穴、皮质下穴、脾穴、交感穴、内分泌穴，贴压后疼痛缓解，便血停止。

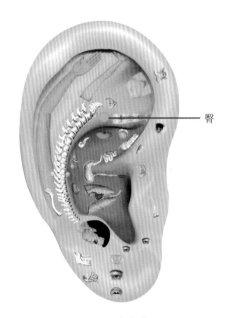

图 2-74 臀穴定位图

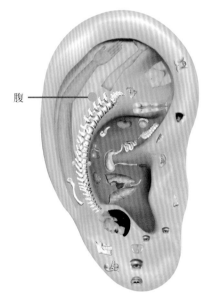

图 2-75 腹穴定位图

39．腰穴

【定位】骶椎穴至胰胆穴连线的中间处，尾椎的内下方（图 2-76）。

【功能】活血止痛、舒筋活络等作用。

【主治】腰痛，急、慢性腰扭伤，腰椎骨质增生、腰肌劳损、肾虚腰痛等病症。

【研究】曾用名腰痛点穴，腰穴与腰椎穴同属阳性，都有活血止痛和治疗腰部疼痛的功用。但腰穴重在活血舒筋，以治疗腰部软组织的急性扭伤为主，治疗范围较窄；而腰椎穴重在行气疏经，还可以治疗腰部椎体病变，治疗范围较广。

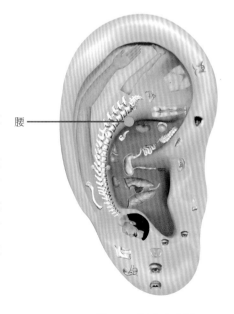

图 2-76 腰穴定位图

40．腰骶椎穴

【定位】对耳轮体上缘 2/5 处（图 2-77）。

【功能】有强脊益髓、活络止痛等作用。

【主治】腰椎骨质增生、腰骶疼痛等病症

【参考】该区曾经包括尾椎穴、腰肌穴。

尾椎：在对耳轮上、下脚分叉处，三角窝顶角的外缘。用于诊治尾椎疾患。

腰肌：腰骶椎穴外侧缘近耳舟处，用于治疗腰肌劳损。

【耳穴视诊】腰椎区边缘不齐或串珠样改变（图 2-78），诊断为腰椎病。

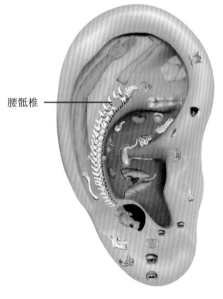

腰骶椎

图 2-77 腰骶椎穴定位图

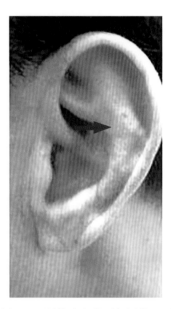

图 2-78 腰椎病患者耳部腰椎区可
见软骨变化

41．胸穴

【定位】胸椎的两侧（图 2-79）。

【功能】有解郁除烦、活血祛瘀、消炎止痛等作用。

【主治】胸胁疼痛、胸闷，乳腺炎、带状疱疹等病症。

【研究】该穴区曾经包括乳腺穴。用于治疗乳腺炎、乳腺增生、乳腺小叶增生、缺乳等病。本穴区还可以治疗肋间神经痛、胸膜炎等疾患。

笔者父亲发现冠心病患者贴压胸穴后，心绞痛发作明显减轻或缓解，这个穴位配合心、肺、小肠的阳性反应，还能诊断各型心脏病，对心电图的改善也有明显作用。

42．胸椎穴

【定位】对耳轮正上方，对耳轮体中缘 2/5 处（图 2-80）。

【功能】有强脊益髓、活络止痛等作用。

【主治】胸胁疼痛、经前乳房胀痛、乳腺炎、产后泌乳不足。还可以治疗胸胁部扭伤、挫伤疼痛、带状疱疹或神经官能症引起的肋胁窜痛。

【典型病例】余某，女，33 岁，生二胎后泌乳不足、乳房胀痛、红肿，伴低热。取穴胸椎穴、胸穴、肝穴、胃穴、皮质下穴、耳尖、内分泌穴等，贴压时耳胸椎区域疼的厉害，不能触碰，只好嘱咐其在枕头上压住耳上的穴位即可，当天晚上泌乳、体温正常。

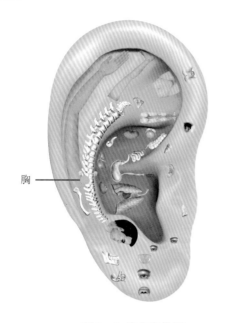

图 2-79 胸穴定位图

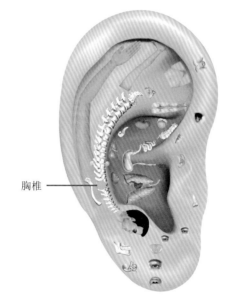

图 2-80 胸椎穴定位图

43．颈穴

【定位】颈椎的两侧，在对耳轮体前部下 1/5 处（图 2-81）。

【功能】有舒筋活络、祛瘀止痛等作用。

【主治】落枕、颈项肿痛等病症。

【研究】该穴区曾经包括甲状腺穴。其位置在颈与脑干穴之间。该穴对甲状腺疾病有一定治疗作用。用于治疗甲状腺机能亢进或减退、甲状腺结节。

颈椎穴外侧缘近耳舟处曾经有过肩背穴，肩背穴可诊治颈肩综合征、肩背肌纤维炎、颈椎病等引起的肩背痛，所以颈穴能很好地缓解肩背疼痛。

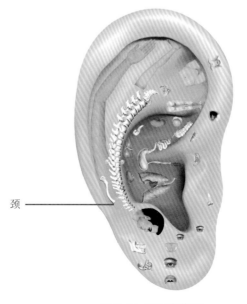

图 2-81 颈穴定位图

44．颈椎穴

【定位】在颈区后方，对耳轮体下缘 1/5 处（图 2-82）。

【功能】有舒筋活络、强脊益髓等作用。

【主治】落枕、颈椎综合征及各种原因引起的颈部疼痛等病症。

【研究】耳穴贴压颈椎穴的实验研究表明，取穴颈穴、颈椎穴，对上述患者血浆中单胺类神经递质的含量进行分析。结果表明，耳贴 30 分钟后，血浆中 5- 羟色胺含量明显升高，去甲肾上腺素、多巴胺含量明显下降，提示耳压可以使交感神经处于抑制状态，与针灸作用相似。

5- 羟色胺最早是从血清中发现的，又名血清素，别名 5-HT。广泛存在于哺乳动物组织中，特别在大脑皮质层及神经突触内含量很高，它也是一种抑制性神经递质。在外周组织，5- 羟色胺是一种强血管收缩剂和平滑肌收缩刺激剂。5- 羟色胺作为神经递质，主要分布于松果体和下丘脑，参与痛觉、睡眠和体温等生理功能的调节。

中枢神经系统中 5- 羟色胺含量异常与精神病、抑郁和偏头痛等多种疾病的发病有关。

【耳穴视诊】颈椎区边缘不齐（图 2-83）反映颈椎病，颈椎区软骨变硬反映颈椎曲度变直。

【典型病例】张某，男，50 岁，患颈椎病多年，颈部活动受限，肩部疼痛，脑供血不足。来耳穴治疗前，按摩 4 个月，效果不明显，取穴颈穴、颈椎穴、锁骨穴、肩穴、心穴、肺穴、艇中穴、皮质下穴，贴压过程中，患者突然自诉头脑清楚、眼睛明亮，不适症状消失。

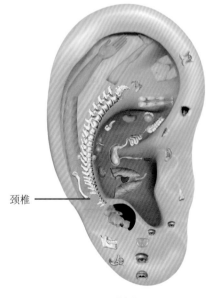

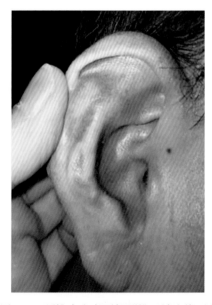

图 2-82 颈椎穴定位图　　　　　图 2-83 颈椎病患者耳部颈椎区域边缘不齐

（五）耳舟穴位

45. 指穴

【定位】将耳舟分为6等分，在耳舟上方1/6处（图2-84）。

【功能】有消炎止痛、活血祛瘀等作用。

【主治】甲沟炎、指关节扭伤、指端麻木症、雷诺病等病症，是诊断指部疾患的参考穴。

46. 腕穴

【定位】将耳舟分为6等分，在耳舟上方2/6处（图2-85）。

【功能】有舒筋活血、消炎止痛等作用。

【主治】腕部疾患，如腱鞘炎，还可以辅助治疗胃脘痛、胃胀。

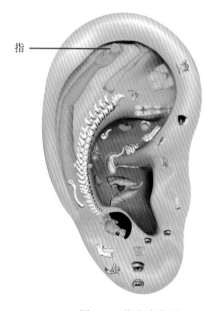

图2-84 指穴定位图

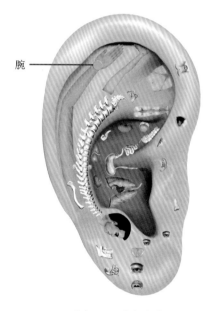

图2-85 腕穴定位图

47. 结节内穴

【定位】耳轮结节内侧（图2-86）。

【功能】有祛风止痒、养血安神等作用。

【主治】过敏性疾病、过敏性肠炎、过敏性鼻炎、急慢性荨麻疹、哮喘、荨麻疹、湿疹、烦躁、神经性皮炎、皮肤瘙痒症、风湿性关节痛等。

【研究】这个穴位曾用名过敏区、麻疹点。结节内穴是诊断过敏疾病的参考穴。

急性荨麻疹或过敏反应时，结节内区呈现片状充血红润；慢性过敏疾患或对某种药物气味或食海味食物过敏时，结节内呈凹陷性水肿、色白。结节内不仅可以用于治疗皮肤疾患、瘙痒不止等病症，还可以用于预防、降低对致敏原的敏感程度，临床上常常与肺穴、内鼻穴等穴合用。

结节内穴区范围内有枕小神经通过，所以还有很好的抗焦虑的作用，常用来治疗更年期综合症、竞技综合征等。

风溪穴的定位是指穴和腕穴的中间，有散风止痒之功，研究发现：穴位贴压在耳轮结节内侧的效果优于风溪，验证了笔者父亲常说的穴位是一个区域。一般人很难理解风溪穴的含义，更不利于耳穴的国际化，改为解剖定位的名称结节内穴较为妥当。

【典型病例】李某，18岁，高考前压力较大，出现睡眠障碍，随后在模拟演练考试中，一看到试卷就头脑模糊、一片空白，什么也想不起来，看过心理医生疗效不显。高考前一周，听别人介绍要求耳穴治疗，取穴广谱穴、额穴、耳尖穴、垂前穴、结节内穴、三焦穴，孩子贴压耳穴后，心情慢慢平静、睡眠改善，每天换一侧耳穴，同时给予心理辅导，后顺利参加了高考，被二本院校录取。

48．肘穴

【定位】将耳舟分为6等分，在耳舟上方3/6处，腕区的下方（图2-87）。

【功能】有舒筋活血、消炎止痛等作用。

【主治】肘部疾患、网球肘，该穴也是诊断甲状腺机能亢进的参考穴，同时也治疗甲亢。

【研究】这个穴曾用名睡眠诱导点。我们发现这个穴位有促进睡眠的功能，主要是耳大神经的作用，而耳大神经在耳背明显较耳前多，所以在治疗神经衰弱时，从肘穴向肩的方向在耳背贴压2-3穴，能改善患者入睡困难的情况。

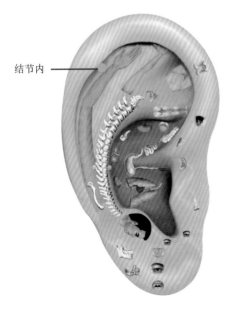

图2-86 结节内定位图

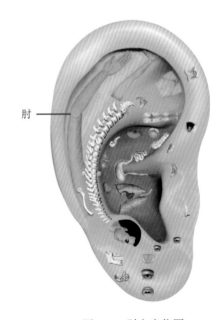

图2-87 肘穴定位图

49. 肩穴

【定位】将耳舟分为6等分，在耳舟4/6、5/6处，即在肘区的下方处（图2-88）。

【功能】有舒筋活血、祛瘀止痛作用。

【主治】肩关节周围炎、肩部疼痛。

【研究】是诊治肩周炎的参考穴。临床上发现从锁骨开始，向肘的方向连贴2-3穴，联合使用能提高诊疗效果。

50. 锁骨穴

【定位】将耳舟分为6等分，在耳舟6/6处（图2-89），即在肩区的下方处、颈椎外侧的耳舟上。

【功能】有舒筋活络、祛瘀止痛等作用。

【主治】肩关节周围炎、肩背痛、无脉症等病症。这个穴为诊断肩周炎的重要参考穴。

【参考】肘穴与锁骨穴的连线又为风湿线，与下肢膝穴、髋穴连线的风湿线共用诊治风湿病。

肩关节穴、锁骨穴，两穴内缘中点为腋下穴，能治疗多汗症。

【典型病例】刘某，55岁，车祸后锁骨粉碎性骨折，植入钢钉双侧锁骨固定，手术后锁骨疼痛难忍，手臂不能活动，生活不能自理，口服止痛药无法解决手臂活动的牵拉痛，术后3个月体重下降十几斤，睡眠差。取穴颈椎穴，从锁骨穴向肩穴、肘穴贴压数豆，辅穴贴压肺穴、脾穴、肝穴、肾穴、皮质下穴，首次治疗后疼痛减轻，三次治疗后疼痛消失。

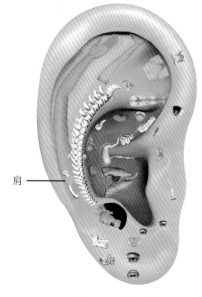

图2-88 肩穴定位图

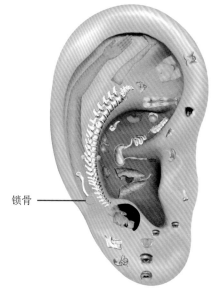

图2-89 锁骨穴定位图

（六）耳轮穴位

51．耳中穴

【定位】耳轮脚处（图2-90）。

【功能】有利膈祛风、降逆和胃、止血、止喘等作用。

【主治】呃逆、荨麻疹、皮肤瘙痒症、小儿遗尿症、内脏出血等疾病。

【研究】曾用名膈、零点、神经官能症点、支点、迷走神经点。膈穴，位置在外耳门孔直上耳轮脚上，主治膈肌痉挛、皮肤病及各类出血性疾患。

另一穴为耳中穴，位置在耳轮脚切迹处。它的别名又叫支点。因该穴位置正好在皮质下穴与膀胱穴连线中点，是传递信息的中间联络站故而得名。主治小儿遗尿、糖尿病、肝炎、腹痛等消化系统疾病。

从耳神经解剖来看为迷走神经丛发出的地方，欧洲人把此点称为零点。认为该穴位置居于耳郭几何形的中心，具有调理全身的作用，可缓解内脏器官的疼痛和痉挛，对肢体的疼痛也有效。

【典型病例】刘某，12岁，顽固性遗尿，取穴耳中穴、脾穴、肾穴、膀胱穴、耳尖穴、皮质下穴等，首次治疗即显效，巩固治疗8次而愈。

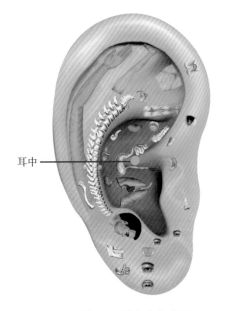
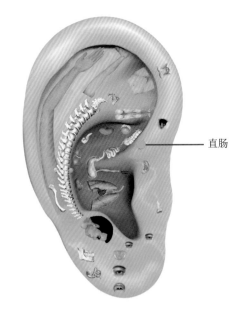

图2-90 耳中穴定位图　　　　　　　　图2-91 直肠穴定位图

52．直肠穴

【定位】大肠穴的外上方的耳轮处（图2-91）。

【功能】有清热利湿、活血祛瘀、补中提肛、消炎止痛的作用。

【主治】泄泻、便溏、痔疮等病症。

【研究】这个穴位在上世纪70年代称为"止泻点""便秘/便溏点",这也是个功能穴,后国标改名为"直肠下段穴",之后又更名为"直肠穴",是诊断直肠疾病的参考穴。

直肠穴也是青山耳穴又一个特色穴位,有非常强的止泻作用,而笔者父亲单穴研究发现,这个穴位是唯一不符合穴位双向调节的穴位,贴压该穴位后,有促进便秘的作用,李氏耳穴常用其来治疗痢疾、腹泻。所以在腹泻治疗中此穴是重中之重。腹泻在临床上又可分为急性腹泻和慢性腹泻。在急性腹泻时一定要问清稀便的颜色、次数等要素,否则止泻过早,毒素易被身体吸收,发生危险。

53. 外生殖器

【定位】在对耳轮下脚前方的耳轮处(图2-92)。

【功能】有清热利湿、补肾止痒等作用。

【主治】外生殖器疾患,如尿道炎、龟头炎、阴囊湿疹、外阴瘙痒、阳痿等。

【研究】因其穴主治(男性)睾丸炎及尿道疾病、以及(女性)外阴瘙痒及其他疾病,而定名为"外生殖器"。我们青山耳穴没有尿道穴,因为此穴仅是为了满足国标耳穴分布不留空白的要求制定,笔者父亲从多年的实践经验总结提出,诊断和治疗尿道疾病,用穴不在所示的耳轮处,而应在"膀胱穴"和"外生殖器穴"之间的"艇角穴"位置,在临床治疗中要特别注意。

笔者父亲认为应该取消"尿道穴",因为尿道不是单独的器官,而是包裹在外生殖器内,所以这个区域应该是外生殖器的区域,在诊断泌尿系感染、膀胱炎、肾小球肾炎时,尿道呈阴性反应。

【耳穴视诊】

外阴瘙痒时本穴处有皮肤粗糙、纹理加深及颜色改变(图2-93)。

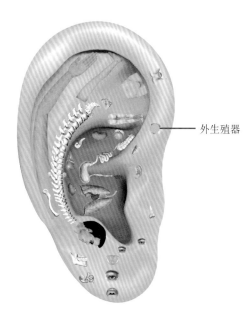
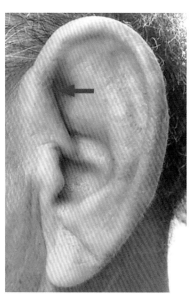

外生殖器

图2-92 外生殖器穴定位图　　图2-93 外阴瘙痒患者可见外生殖器区域皮肤粗糙

54．肛门穴

【定位】在三角窝内生殖器的前方的耳轮处（图2-94）。

【功能】有清热利湿、祛瘀止痛、补中益气等作用。

【主治】痔疮、脱肛、肛门瘙痒等病症。

【研究】肛门穴为反映内、外痔、肛裂的区域。观察发现，痔疮患者85.9%在该穴有阳性反应，肛裂患者75.9%在该穴有阳性反应。

【耳穴视诊】肛门穴暗灰色或凹陷，诊断为痔疮或肛裂（图2-95）。

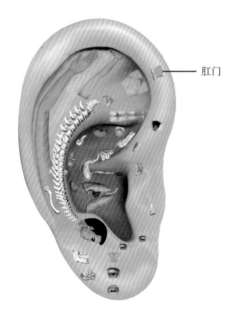
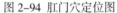
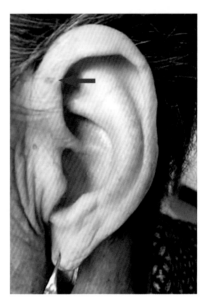

图2-94 肛门穴定位图　　　　图2-95 痔疮患者耳部肛门区色素沉着

55．耳尖穴

【定位】在耳郭向前对折的上部尖端处（图2-96）。

【功能】有清热解毒、熄风解痉、清肝明目等作用，是刺络放血的常用耳穴。

【主治】急性炎症、高热、高血压、惊悸、过敏性皮肤病、神经衰弱、头痛、头晕、眼病等病症。

【研究】本穴具有强劲的镇静、止痛、消炎、退热、降压作用。点刺放血治疗后，多数患者反映头脑清醒、眼发亮、精神爽。《针灸大成》和《银海精微》均介绍古人用灸法治疗眼疾、偏头痛。

耳尖是以解剖部位命名的穴位，但这个穴位的功能非常多，也很有疗效，它是李氏耳穴的一个重要穴位。本穴与肝穴都有清热解毒的作用，都可用于治疗肝功能受损和眼部疾患。但耳尖穴还有凉血、泻火、利窍、醒脑、预防发烧、明目、消炎、降压的作用。

笔者父亲对 60 例已经确诊的活动期肝炎患者测试观察，凡谷丙转氨酶升高者，96% 在耳尖或结节上呈阳性反应。而 80 例稳定期慢性肝炎（含营养不良型）患者，则只在结节内呈阳性反应。

笔者父亲用三棱针在耳尖放血 6 ~ 10 滴后，80 例Ⅰ、Ⅱ、Ⅲ期高血压患者在 30 分钟内收缩压下降 10mmHg 以上者高达 92%，最多下降达 70mmHg，此穴降压作用优于降压沟。

此穴对急性结膜炎、麦粒肿也有独特疗效。

56. 结节穴

【定位】在耳轮结节处（图 2-97）

【功能】有疏肝利胆、平肝潜阳、镇痛熄风等作用。

【主治】肝阳上亢、慢性肝炎、迁延性肝炎以及高血压等病。

【研究】曾用名肝阳 1 穴、肝阳 2 穴、枕小神经穴、达尔文结节。该穴是诊断肝炎、肝功能正常与否的参考穴，多有压痛、压痕等反应。

肝穴和肝阳穴，两穴均属阴性穴，都有养血柔肝、清热疏郁之功，都能治疗急、慢性肝炎，但本穴还有明目利胆、清热祛湿之功，还能治疗胆囊、眼科及血液系统的疾病，治疗范围比较广泛；而肝阳穴只限于保肝，以治疗肝脏疾病为主，治疗范围比较狭窄。

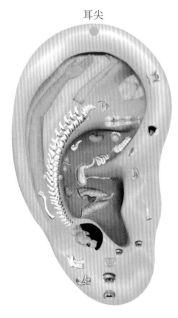

图 2-96 耳尖穴定位图

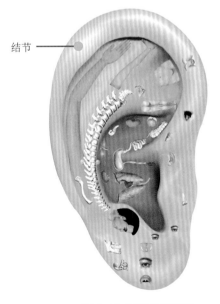

图 2-97 结节穴定位图

57．轮1

【定位】在耳轮结节下方的耳轮处（图2-98）。

58．轮2

【定位】在轮1下方的耳轮处（图2-98）。

59．轮3

【定位】在轮2下方的耳轮处（图2-98）。

60．轮4

【定位】在轮3下方的耳轮处（图2-98）。

【功能】以上4穴，即轮1穴至轮4穴，都具有清热解毒、活血止痛、平肝熄风的作用。

【主治】各种炎症、发热性疾病、头痛、眩晕等病症。

【研究】耳轮上除了轮1穴至轮4穴，后来又增加上了"耳尖前"穴和"耳尖后"穴，这两个穴位名称是在2008年进行耳穴国标修订的时候加上的，原因是在耳郭区域不能有空白。

耳轮放血具有消炎、退热、消肿、降血压作用，但是没有特异性，用耳尖放血效果更好，而且并没有发现耳轮贴压消炎的效果优于其他穴位，所以我们青山耳穴很少使用。

在轮1区～轮4区的耳轮缘的后外侧面，多呈点、片状暗灰色或灰白色、或似色素沉着、压之褪色，提示有肿瘤信息。

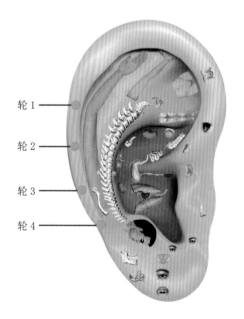

图2-98 轮1穴至轮4穴定位图

（七）耳垂穴位

61．牙穴

【定位】在屏间切迹下，软骨边缘下方，耳垂正面上部前（图2-99）。

【功能】有益气补血、活络镇痛等作用。

【主治】牙周炎、牙痛、低血压等病症。

【研究】这个穴位曾用名拔牙麻醉点、牙痛点、升压点，该穴包括的升压点穴，也有人称之为切迹下穴，为诊治低血压病的特定参考穴。

笔者父亲研究发现这个穴位虽然叫牙穴，但是止痛的效果远远比不上耳垂边缘的扁桃体，所以不能因为这个名字，就偏向于用于牙痛止痛，而且需要学员在临床中鉴别。

62．舌穴

【定位】每个人耳垂都不同，我们把耳垂的中央定义为眼穴，则在耳垂正面中上部就是舌穴，下方就是扁桃体穴，前方靠近面颊区的就是垂前穴，眼的后方就是内耳穴（图2-100）。

【功能】有清热利湿、通经开窍等作用。

【主治】舌炎、口腔炎、口腔溃疡、中风失语等病症。

【研究】李氏耳穴常合用口穴、舌穴来提高口腔溃疡的治愈率，取得了良好的效果，此穴和面颊区都是三叉神经在耳部的分布区域，对治疗三叉神经痛、面瘫均有较好的疗效。

【典型病例】薛某，男，67岁，10余年前中风，目前主要症状是舌头不会打弯，吐字不清，别人听不懂他在说什么，流口水，取穴口穴、舌穴、心穴、皮质下穴、额穴、耳尖穴、枕穴、颈穴、脾穴等，耳穴贴压二次后，就能叫清别人的名字，一疗程后流口水症状消失，吐字清楚。

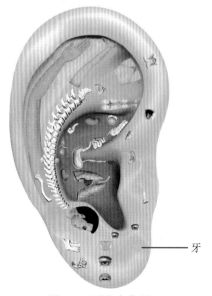

图2-99 牙穴定位图

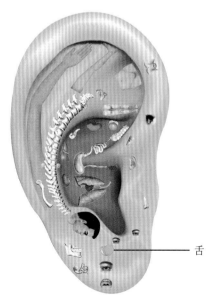

图2-100 舌穴定位图

63．颌穴

【定位】在耳垂正面后上部（图 2-101）。

【功能】有祛风活络、消炎镇痛等作用。

【主治】牙痛、颞、颌关节功能紊乱等病症。

【耳穴视诊】颌区有凹陷，多为缺齿（图 2-102）。触诊有片状隆起、压痛，多为炎症。颌部牙痛或龋齿、智齿也在这个区域有反应。

【典型病例】詹某某，47 岁，颌下脓肿，口不能开，只能流食，取穴贲门穴、三焦穴、颌穴、皮质下穴等，贴压 30 分钟后，患者口能张开四指大小，第二天复诊颌下肿块消失。

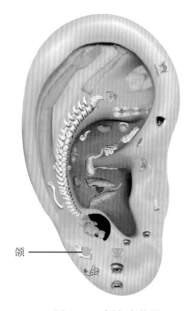

图 2-101 颌穴定位图

颌

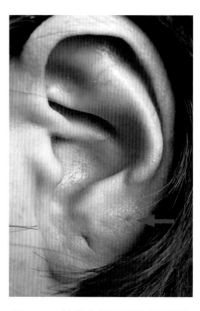

图 2-102 缺齿在颌区可以看见凹陷

64．垂前穴

【定位】耳垂中部正前方（图 2-103）。

【功能】有宁心安神、活血止痛等作用。

【主治】神经衰弱、第二觉入眠困难等病症。

【研究】这个穴位是笔者父亲发现并命名的。单穴研究表明，贴压这个穴位可以使人醒了再次入睡，所以他把这个穴位称为"第二觉入眠困难点"，解决患者的早醒并难以再次入睡的问题，所以在治疗神经衰弱时，对于入睡困难我们常用耳大神经分布区的穴位肘穴，早醒则贴压垂前穴。有利眠作用的穴位，还有神门穴、枕穴。用垂前穴配合耳尖放血，治疗早醒有特效。

65．眼穴

【定位】在耳垂正面中部（图 2-104）。

【功能】有清热解毒、补血益精、清肝明目等作用。

【主治】急性结膜炎、电光性眼炎、麦粒肿、假性近视、白内障、青光眼、中心性视网膜炎等症，为诊治眼部疾患的参考穴。

【典型病历】汪某，28 岁，建筑工人，电焊机打眼（电光性眼炎），主要症状是睁不开眼、流眼泪、眼睛疼，自行药店购买眼药水，滴眼一天，症状改善不明显，取穴屏间前穴（目 1）、屏间后穴（目 2）、眼穴、下屏尖穴（肾上腺）、艇中穴、耳尖穴、肝穴、脾穴，嘱咐其自行按压耳垂上的眼穴，10 分钟后眼睛疼痛消失，眼睛睁开正常。

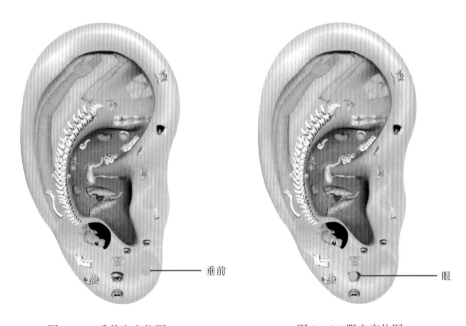

图 2-103 垂前穴定位图　　　　　　　图 2-104 眼穴定位图

66．内耳穴

【定位】耳垂正面后中部（图 2-105）。

【功能】有补益肝肾、疏肝利胆、养血聪耳等作用。

【主治】内耳性晕眩症、耳鸣、听力减退、中耳炎、乳突炎等病症。

【研究】耳垂有一条折痕（冠心折），沟皱襞的深浅和长短与动脉硬化的程度有一定的关系（图 2-106），耳垂有皱褶预示可能患有冠心病，虽然不能用来诊断冠心病，但有很好的提示和警示作用。耳垂有皱褶但没有冠心病症状的人，要保持健康的生活方式，定期查体，控制好心血管病的危险因素。如果出现疑似冠心病的症状应及早就诊，以防延误病情。

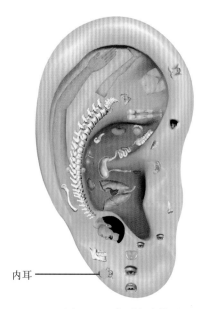

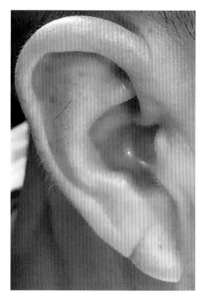

图 2-105 内耳穴定位图　　　　　　图 2-106 动脉硬化患者，耳垂可以看
　　　　　　　　　　　　　　　　　　　　　　　　到一条折痕

67．面颊穴

【定位】该区在国际耳穴上为一点，实则为一区域。其位置在耳垂眼穴、面颊穴、扁桃体穴之间（图 2-107）。

【功能】有活血通络、祛风止痛等作用。

【主治】周期性面瘫、三叉神经痛、痤疮、扁平疣、黄褐斑等病症。

【研究】面颊穴与颌穴不同，颌是面部的骨头、而面颊是面部的肌肉，这个区域点刺出血，治疗面部痤疮、黄褐斑有奇效。

【典型病例】王某，女，40 岁，自诉从 20 多岁时开始面部发红，近两年因为在服务窗口工作，戴口罩时间过长，面红加重，貌似关公，严重影响美容伴皮肤红肿，曾中西药治疗，效果不显，经人介绍来耳穴治疗。取穴面颊区点刺出血，贴压面颊穴、额穴、心穴、肺穴、艇中穴、下屏尖穴、内分泌穴、皮质下穴，首次治疗三十分钟后红肿渐渐退去，一疗程后皮肤颜色恢复正常，患者啧啧称奇。

68．扁桃体穴

【定位】耳垂正面下部（图 2-108）。

【功能】清热解毒、通利咽喉等作用。

【主治】扁桃体炎、咽喉炎等口腔疾病。

【研究】肿瘤特异区：在轮尾至耳垂扁桃体区，呈一弧形条状区域，为诊断癌症的特定参考穴。当在阳性反应点上针刺或穴位注射时，可缓解肿瘤疼痛。

扁桃体穴为诊治扁桃体炎的主要参考穴。当患有急性扁桃体炎时，该区会出现鲜红色呈网状细血管充血、充盈。而慢性则转变为暗紫色充盈，用三棱针或毫针放血治

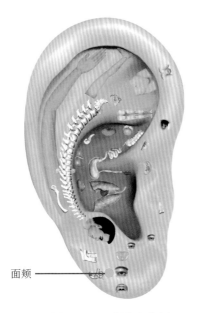

面颊

图 2-107 面颊穴定位图

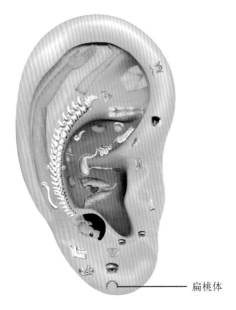

扁桃体

图 2-108 扁桃体穴定位图

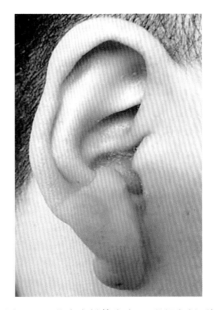

图 2-109 儿童扁桃体发炎，可见耳垂红肿

疗效果最好。

　　不要把这个穴位单纯地认为只治疗扁桃体炎，笔者父亲单穴研究发现，这个区域多贴压几个压豆，对各型呼吸道疾病均有非常好的治疗作用。在治疗牙痛时，要注意观察耳垂的阳性反应区，或者用探棒按压疼痛点，能提高疗效。

　　【耳穴视诊】扁桃体区充血发红（图 2-109），儿童诊断为扁桃体发炎，成人诊断为慢性咽炎或牙周疾病。

（八）耳屏穴位

69．外耳穴

【定位】在屏上切迹前方近耳轮部（图 2-110）。

【功能】有滋阴补肾、平肝潜阳、祛风止痛等作用。

【主治】外耳道炎、中耳炎、耳鸣、耳聋、偏头痛、三叉神经痛、眩晕、颈项强痛等病症。

【研究】该区是诊治耳部疾患的参考穴。具有止痛、止晕、止鸣、助听、通鼻的功能。

最早见于《黄帝内经·灵枢》中的听宫穴。笔者父亲曾治疗 32 例患病 7 年以内的单纯型化脓性中耳炎患者，用耳穴贴压法排脓，3 日内脓性分泌物停止者达 64%，配合贴压内耳穴、艇中穴，7 次内治愈率达 90% 以上。

【典型病例】某学校组织活动，自诉有晕车史的小朋友，全部耳穴干预，取穴外耳穴，往返 3 小时车程，仅 1 位小朋友自诉头晕，效果非常理想。

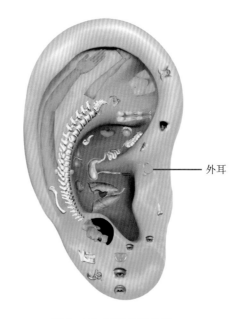

外耳

图 2-110 外耳穴定位图

70．上屏穴

【定位】在耳屏外侧面上 1/2 处（图 2-111）。

【功能】有清热解毒、通经开窍、化瘀行滞等作用。

【主治】各种发烧、咽炎、鼻炎、外耳鼻部痈疖痛及糖尿病。

【研究】这个穴曾用名咽喉头、心脏点、渴点、鼻眼净，通过这些功能点的名字，就能看出来这个穴位的大致功能。

渴点穴：外鼻与屏尖连线中点。该穴可控制饮水量，用于治疗糖尿病尿崩症、神经性多饮。另外我们对这个穴有争议，主要是单穴验证时，发现这个穴主要有控制饮食量的作用，应该称为饥点穴更为妥当，但是学员应用时一般是饥点、渴点联合应用，所以穴位功能的问题一直不突出。

从这个穴位的曾用名咽喉头穴可以看出，穴位主要位于内侧咽喉的正上方，所以再次证明李氏耳穴认为的"耳穴正背一致性"是正确的，穴位的正背贴压可以提高疗效。

至于为什么还被称为鼻眼净穴，这个穴位位于咽喉和鼻的分布区，离眼区较近，另外贴压咽喉和内鼻，我们主要用于治疗感冒，当症状改善，流鼻涕、流眼泪减轻时，被称为鼻眼净穴。

耳屏是耳颞神经的主要分布区，而耳颞神经又是颅神经的唯一体表分支，所以还能改善心率变快、饥饿和口渴的症状。

71．下屏穴

【定位】在耳屏外侧面下 1/2 处（图 2-112）。

【功能】有祛风除湿、通经开窍、清热解毒等作用。

【主治】风湿病、过敏性疾病及各种炎症引起的病症。

【研究】该区包括饥点穴，该穴位于外鼻穴与下屏尖穴（肾上腺穴）连线的中点。饥点穴有控制饮食量的作用，用于治疗肥胖症、甲状腺机能亢进、神经性多食，为减肥的要穴。

上屏穴、下屏穴，这两个穴位的功能存疑，李氏耳穴单穴实验的结果显示，上屏是饥点、下屏是渴点，希望有志之士多进行耳穴的单穴观察，好在这两个穴位一般是一起使用。至于这个穴位为什么能改善口渴和多食的症状，主要究其原因是耳屏为耳颞神经的主要分布区，而耳颞神经又是颅神经的唯一体表分支，所以能纠正大脑功能紊乱带来的多饮、多食、心率变快等问题。

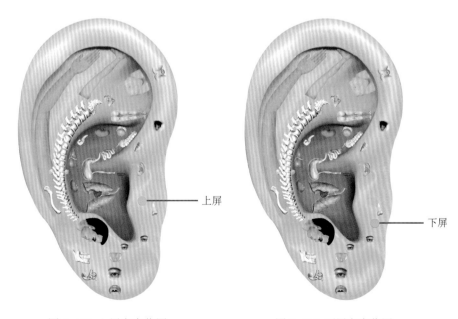

上屏

下屏

图 2-111 上屏穴定位图　　　图 2-112 下屏穴定位图

72．上屏尖穴

【定位】耳屏游离缘上部尖端（图 2-113）。

【功能】有清热解毒、镇痉止痛等作用。

【主治】各种原因引起的高热、低热及牙痛。

【参考】该穴曾用名珠颈穴。该穴的消炎退热作用很明显。临床上多采用点刺放血法。

73．下屏尖穴

【定位】耳屏游离缘下部尖端（图 2-114）。

【功能】有清热解毒、活血化瘀、醒脑开窍、止咳平喘、祛风止痒等作用。

【主治】低血压、风湿性关节炎、腮腺炎、间日疟、链霉素中毒性眩晕等。此穴有刺激分泌去甲肾上腺素的作用，是抗休克、治疗心肌梗死、消炎和升血压的常用穴。

【研究】该穴曾用名肾上腺穴，该穴为消炎的要穴。李氏耳穴认为下屏尖穴（肾上腺穴）并没有肾上腺的功能，主要原因是该穴不符合全息投影的原理，因为耳屏是咽喉和鼻的投影区，而肾上腺穴应该在内脏的投影区或肾的周围。

关于肾上腺穴的较早的报道，是发现该穴有调节收缩血管的功能，可以升高血压，所以将此穴命名为肾上腺穴，而后人并没有对此穴进行观察验证，便将肾上腺的其他功能往此穴上套，如 "三抗一退" 的作用，即抗过敏、抗风湿、抗感染和退烧等，致使该穴的功能越来越多。

笔者父亲进行了 312 例单穴验证，人群随机分两组，一组刺激肾上腺穴；一组刺激任意单个穴位，统一时间内观察血压变化，发现两组没有明显的差别。如：刺激上屏尖穴、皮质下穴、心穴、肝穴等，使患者产生痛感，而随着痛感的强烈，都能引起心跳加快、血压升高，所以 "上屏尖穴" "肾上腺穴" 没有明显的特异性。

笔者父亲为了深入研究这个穴位，又历时半年对 72 例病人分别用肾上腺素、组织胺、皮质醇，配合血压计、心电图、脑血流图、惠氏顿电桥等，多项综合观察、分析，发现上屏尖穴根本不具备肾上腺的功能。但由于此穴神经末梢非常丰富，皮下脂肪较少，疼痛感明显，故对低血压休克的患者，刺激此穴确有升压作用。发现同时具有升压作用的穴位还有肝穴、艇中穴、心穴、皮质下穴、屏尖穴等。

有报道称肾上腺穴具有缓解支气管平滑肌的作用，可用于治疗咳嗽和哮喘，而肾上腺穴有解痉作用，可以缓解全身内脏平滑肌痉挛，但这方面鲜有报道。究其原因，可能是我们的 "穴位正背一致性" 咽喉穴的作用，贴压在咽喉穴的正面，变相地提高了咳嗽时咽神经反射的阈值。

笔者父亲猜测，下屏尖（肾上腺），位于耳屏口和咽喉的分布区，很有可能这个穴位是针灸人中穴的耳屏投射区。类似这样的穴位，耳上还要很多，比如风溪，在手指穴和手腕穴的中间，是不是相当于人体的内关穴，当然还需要大家继续研究探索。

【典型病例】青山耳穴的学员在输液、输血过程中开展耳穴贴压预防发热反应和过敏反应取得良好效果，输液、输血的发热反应往往发生于输液、输血后 1-2 小时，突发寒颤、高热（体温可高达 39 ~ 40℃），伴皮肤潮红、头痛、恶心呕吐，甚至谵妄昏迷。输液、输血前贴压下屏尖穴、外耳穴、皮质下穴、神门穴，总有效率满意，大多数患者症状轻微。

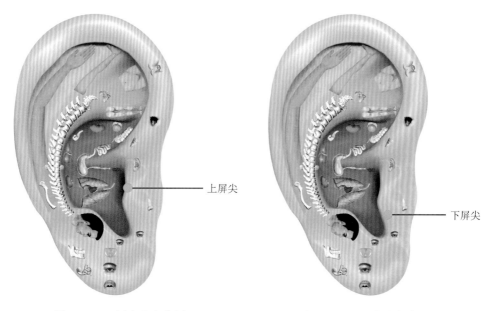

图 2-113 上屏尖穴定位图　　　　　　　　　图 2-114 下屏尖穴定位图

74．外鼻穴

【定位】在耳屏外侧面根部中点处（图 2-115）。

【功能】有清热解毒、消炎利湿等作用。

【主治】酒渣鼻、鼻炎等。治疗酒渣鼻、鼻疖的经验穴。

【研究】这个区域的穴位，很多学员不易掌握，青山耳穴的记忆方法是外鼻穴在耳屏外侧面根部中点处，与屏尖穴、下屏尖穴（肾上腺穴）呈等腰三角形，三角形的中点即是上屏穴（饥点穴）、下屏穴（渴点穴）。

75．屏间前穴

【定位】在屏间切迹前方下部（图 2-116）。

【功能】有养血益精、清肝明目等作用。

【主治】青光眼、中心性视网膜炎、白内障、假性近视等病症。

【研究】曾用名目 1、青光。本穴为诊断眼病的参考穴。我们观察到治疗眼疾时配合肝、肾、耳尖为主，治疗单纯性青光眼、急、慢性充血性青光眼收得满意疗效。

【典型病例】陈某，75 岁，糖尿病 20 余年，引起眼睛黄斑变性水肿、视物模糊、变形，准备住院治疗前，耳穴贴压了一次，取穴屏间前穴、眼穴、肝穴、肾穴、艇中穴、耳尖穴，第二天早上患者感觉眼睛视物由模糊到明亮、清晰，遂去医院复诊，视力由治疗前 0.3 恢复到一眼 0.5、另一眼 0.8，眼底也恢复正常。

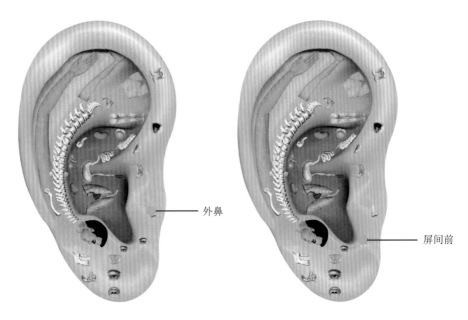

外鼻

屏间前

图 2-115 外鼻穴定位图　　　　　图 2-116 屏间前穴定位图

76．咽喉穴（耳屏内侧穴位）

【定位】耳屏内侧上 1/2 处（图 2-117）。

【功能】有清热解毒、通利咽喉等作用。

【主治】声音嘶哑、咽喉炎、扁桃体炎等病症。为诊治咽喉疾病的参考穴。

【研究】治疗咽喉疾病一般都与口穴配合使用。

【典型病例】靳某，女，洛阳某重点高中英语老师，上课时声音渐渐低微，感觉气不够用，渐渐失音，就诊中西医治疗 2 月，效果不明显，要求耳穴治疗。取穴口穴、咽喉穴、下屏尖穴、皮质下穴、肺穴、气管穴等，贴压三次痊愈，可以正常上课。

77．内鼻穴（耳屏内侧穴位）

【定位】耳屏内侧下 1/2 处（图 2-118）。

【功能】有清热解毒、通经利窍等作用。

【主治】鼻炎、副鼻窦炎、鼻衄、上呼吸道感染。

【研究】该区包括耳颞神经点穴。其位置在耳屏内侧面，咽喉与内鼻穴向内，与之形成等边三角形，顶角处是穴。该穴主治三叉神经痛，尤以治三叉神经下颌支疼痛为主，同时治疗耳郭痛、偏头痛、头晕及脑神经功能紊乱所引起的病症。

此穴与外鼻的区别在于，鼻部的疾病多用内鼻，而鼻表面的疾病多用外鼻。

【典型病例】刘某，女，53 岁，自诉不能见风，夏天也要穿毛裤，冬夏都要戴帽子，来洛阳学习耳穴，笔者教她用耳穴广谱穴调体，内鼻穴、肺穴、结节内穴、耳尖穴抗敏感、预防感冒，膝穴、交感穴、锁骨穴治疗老寒腿，课程结束时，症状全部消失，在洛阳旅游二日也没有问题，3 个月后回访，自述坚持耳穴贴压，疗效稳定，体质改善。

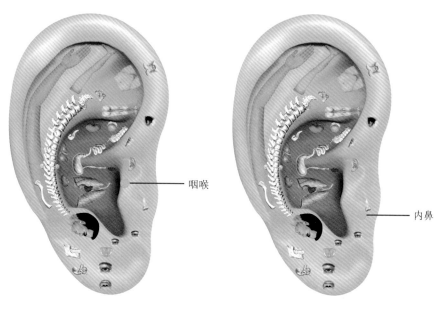

图 2-117 咽喉穴定位图　　　　　　　图 2-118 内鼻穴定位图

（九）耳背部穴位

78. 耳背心、耳背肺、耳背脾、耳背肝、耳背肾（图 2-119）

【研究】清代的《厘正按摩要术》一书中，就介绍了心、肝、脾、肺、肾等脏器在耳郭背面的反映规律，与近代耳郭正面的心、肝、脾、肺、肾穴很接近。其中肝、肺、脾穴与现代的肝、肺、胃穴位基本前后对应；而古代的心穴与现代的神门穴（心主神）前后对应；古代的肾穴又与现在的脑穴（肾主骨生髓、脑为髓海）相对应。

但在国际标准方案中为什么还有耳背穴呢？其原因是证明耳穴起源于我国，大家一致同意，清朝《厘正按摩要术》中仅有的耳背心穴、肝穴、脾穴、肺穴、肾穴，五穴选入标准方案，其中耳背心穴对应耳前神门穴，取心主神之意；耳背肝穴、肺穴对应耳前肝穴、肺穴；耳背脾穴对应耳前胃穴，取脾胃互为表里之意；耳背肾穴对应耳前脑区，取肾主骨生髓，脑为之髓海。在临床治疗上并无太多实际意义。

79. 耳背沟

【定位】位于耳壳背面，在对耳轮上下脚及对耳轮主干，在耳背呈"Y"字形的凹陷沟部，分为上、中、下三段（图 2-120）。

【功能】有滋阴潜阳、荣利清窍、清泻肝热、温肾助阳之功，有平肝降逆、利皮肤等作用。

【主治】高血压、皮肤瘙痒症等病症。

【研究】临床应用较多，主要用于治疗各型顽固性皮肤病，均取得良好的效果。

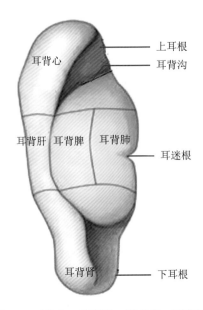

图 2-119 耳背心、耳背肺、耳背脾、耳背肝、耳背肾定位图

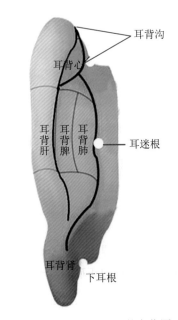

图 2-120 耳背沟与耳根上的穴位图

（附）耳根穴位

1．上耳根

【功能】有止血祛痛的作用。

【主治】曾有人用此穴治疗肌萎缩侧索硬化症、脊髓炎等病。

【定位】在耳郭与头部相连的最上处。

2．耳迷根

【功能】有清热利湿、通窍止痛、解痉驱蛔的作用。

【主治】胆囊炎、胆石症、胆道蛔虫症、鼻塞、头晕、头痛失眠、胃痛、心动过速、腹泻、高血压、尿潴留等症。

【定位】在耳轮脚后沟的耳根处。

3．下耳根

【功能】有宁心安神、滋补肝肾的作用。

【主治】低血压、内分泌系统疾病。

【定位】在耳郭与头部相连的最下处。

【参考】曾用名脊髓2。该穴也可治疗面瘫、小儿麻痹症、下肢瘫痪。耳穴电测时曾以此穴为基础电阻值。

【研究】耳根上的穴位很少应用，仅见个别人的临床应用，功能主治也未详究，仅供参考。

第四节 穴位功能分类

一、取穴原则

耳穴治病肯定要用正确的穴位，耳穴治疗的原则也是选取穴位的依据。当疾病确诊以后，首先要解决的问题就是取穴的正确与否，这直接关系治病的疗效。耳穴的取穴原则一般要考虑以下几个方面。

第一点，相应部位取穴。这是所有取穴原则中最重要的，根据人体的患病部位，在耳郭的相应部位找穴位。前面已经讲过，当身体某个器官、脏器或某个部位患病时，在耳上的相应部位一定有一个或几个特定的敏感点，这就是阳性反应点。因此，能准确地找到这个相应部位上的阳性反应点是耳穴治疗中获得满意疗效的关键，也是我们在耳穴治疗实践中最有效的方法之一。

第二点，根据脏腑辨证取穴。脏腑辨证取穴是根据祖国医学的藏象学说，按照各脏腑的生理功能和病理变化进行辨证取穴。辨证取穴是我国耳穴治疗的特点，体现了中医辨证施治的核心。藏象学说从人的整体观出发，认为脏腑的生理功能通过经络气血联系和调节，维持着正常的生命活动。人体的五脏（包括心、肝、脾、肺、肾）与六腑（包括小肠、胆、胃、大肠、膀胱、三焦），无论在生理活动还是在病理变化，相互间有着不可分割的密切关系。

比如说中医对心的功能描述，包括一部分大脑的功能；对肝的功能描述也包括大脑、脊髓、心血管、内分泌、生殖系统的功能；对肾脏的功能描述也包括生殖泌尿、内分泌、中枢神经和植物神经的功能。

例如，治疗脱发，藏象学说认为肾其华在发，可以贴压肾穴治疗；治疗面部痤疮，藏象学说认为肺主皮毛，所以肺穴可以治疗各种皮肤病。因此，我们在治疗痤疮时，可以根据肺主皮毛，肺和大肠相表里，取肺和大肠两个穴。

神经衰弱，时常表现为心烦不安，失眠多梦。根据藏象学说，心主神明，神不守舍致失眠多梦，因此，在治疗时，我们选取贴压心穴，可起到宁心安神的作用。

第三点，根据经络的循行路线来取穴。例如，治疗坐骨神经痛，根据坐骨神经痛的部位属于足太阳膀胱经的循行路线，因此取膀胱穴治疗。治偏头痛时，根据偏头痛的部位多属于足少阳胆经的循行路线，故可以取耳穴上的胰胆穴来治疗。

第四点，要按照现代医学理论中的发病原因取穴。对疾病进行判断取穴时，既要根据脏腑经络辨证取穴，也要结合现代医学理论，从疾病的发生、发展多种因素去考虑分析。

例如，消化道溃疡发病原因和大脑皮层对内脏活动的调节有关。经常性脑力劳动、精神紧张、忧虑、缺乏应有的休息和调节，容易引起消化道溃疡的发生和加重。现代医学研究证实，迷走神经的过度活动是十二指肠溃疡患者胃酸分泌亢进的主要原因。笔者父亲曾经对53例十二指肠溃疡患者进行耳穴探测，发现95%的患者皮质下穴、交感穴均出现强阳性反应，所以对消化道溃疡患者取穴时，一定要考虑皮质下、交感两穴。

治疗尿崩症时，考虑其发病原因是脑垂体分泌抗利尿素减少，使尿量增多。因此，在治疗时取缘中穴、内分泌穴来调节内分泌功能，就能收到较好的疗效。

在临床实践中，随着治疗经验的累积，对耳穴功能的认识会不断地加深。在选取穴位时，还要注意穴位的特异性和穴位之间的配伍禁忌，以免影响疗效。

例如，神门和枕两穴，都具有镇静、镇痛、安眠的作用，抑制作用比较强。因此在治疗胃肠神经功能紊乱，肝炎、脾胃不和引起的腹胀症候时，就尽量要少用神门穴和枕穴，避免抑制胃肠功能的蠕动，使腹胀加重。而应选择理气、消胀、疏泄的穴位，比如说肝穴、脾穴、三焦穴、艇中穴、皮质下穴，以加强胃肠蠕动。

第五点，根据临床经验取穴。头部疾病可以取患侧对应的耳穴；上肢取同侧穴，下肢取对侧穴。治疗脑血栓形成的偏瘫，根据椎体交叉的原理，一般都是取对侧穴效果较好。治疗肩周炎等上肢疾病，则是取同侧穴位效果好些。因此，在临床治疗中，既要考虑辨证取穴，了解穴位的特性；也要注意有效穴位，以提高耳穴的疗效。

耳郭作为人体的一个微系统可反映人体的健康信息，耳穴的阳性反应点随着疾病的发生、发展、转归的不同阶段会发生改变。阳性反应点既可以反映现病症的发生部位，又可以反映以往发生的病变。有些反应点，还能预测即将要发生的病症。因此，通过观察耳郭表面的物理变化以及检测阳性反应点，可以反映人体目前的健康状况。

耳穴既能诊断，也能治疗。耳穴疗法对疾病的适用范围比较广，治疗涵盖内科、外科、妇科、儿科、五官、皮肤、骨伤等，掌握一定的耳穴知识、运用耳穴诊疗法可以更好地帮助我们进行未病预防、已病治疗、愈后保健等。

二、穴位功能

耳穴治疗中的调平功能是其重要的特色功能之一。主要是通过穴位的调节，激发人体的自我调节功能，调动经络、脏腑、肢体、神经和内分泌系统等器官、组织、细胞的自我双向调节功能，相比药物的单向调节，具有很大的优势。

说到耳穴的双向调节功能，就不能不提及李家琪先生在1982年第二届世界针灸大会上发表的《耳针调平血压的实验研究》一文。

文中详细论证了耳穴的双向调平作用。他用同一组降压穴，分别对高血压患者进行降压观察，在30分钟内没有1例不下降的，证明耳穴降压作用明显，平均1次收缩压降低18毫米汞柱、舒张压下降8毫米汞柱以上。而用同样的穴位和手法，对30例正常人降压，却发现血压并没有下降。采用同样的标准，对32例低血压人群进行药物组对照观察，上述三种人群血压全部呈下降状态，证明药物没有选择性，特别是在低血压人群组中有12例的血压下降到出现危象。当时该论文一发表就引起医学界的轰动，后被日本的《耳针法》一书收录并出版。

耳穴的双向调节功能还表现在临床其他许多方面。

例如枕穴，既可以治疗失眠，也可以治疗嗜睡；脾穴既可以止血，又可以活血；内生殖器穴既可以治疗月经量少，也可以治疗月经妄行；贲门穴可以增进食欲，也可以使胃肠饥饿感减轻、食欲减弱。

贲门穴、肺穴、大肠穴、三焦穴对肥胖者可以减重，而对脾胃不好、较瘦的人可以增重。

利用耳穴止痛或者减缓疼痛有明显的效果。根据不同病因、疼痛部位的不同，在取穴方面有很大差异。归纳如下：

治疗头痛，原则是用皮质下、神门穴就可以了，如果是很明确的疼痛部位，如前头痛，可以加贲门穴；后头痛可以配合枕穴；偏头痛，可以用对侧的皮质下穴进行治疗。

治疗腰疼，我们可以用腰穴、腰椎穴、神门穴，一般的腰疼可以立即缓解；如果是急性腰扭伤或者腰椎间盘突出，则需要综合的辨证用穴治疗才可缓解。

落枕，我们只需要在枕穴、颈穴、颈椎穴，双耳前后贴压，同时让患者左右活动颈椎，一般疼痛即可减轻，24小时可康复。

胃疼，一般用枕穴、贲门穴、十二指肠穴、三焦穴。

治疗头晕的主穴是外耳穴，如果是神经衰弱引起的头晕，配合枕穴；低血压引起的，可以配合低压点；高血压引起的头晕可以配合耳尖放血或者降压沟；颈椎病引起的，可以配合颈椎；晕车晕船引起的，要加用内耳穴。

止咳的主穴是缘中穴，辅穴是气管穴、口穴、皮质下穴、神门穴。如有咳血可增加脾穴、耳中穴；咳嗽剧烈可加交感穴、艇中穴。

治疗皮肤过敏引起的痒，如荨麻疹，主穴是结节内穴，辅穴配肺穴、神门穴。

治疗因消化道不适引起的呕吐和恶心，要注意按压的顺序，按照消化道的顺序进行按压，如口穴、食道穴、贲门穴、十二指肠穴、小肠穴、大肠穴，否则达不到效果。治疗腹泻的主穴是直肠穴，辅穴是小肠穴、大肠穴。治疗呃逆的主穴是耳中穴，辅穴可以用食道穴、贲门穴、神门穴。

耳穴的六抗功能是临床保健上一个非常重要的功能。如抗过敏可以用相应部位，加上结节内穴、内分泌穴、艇中穴进行治疗。抗感染可以用阿是穴加上神门穴、皮质下穴进行治疗。抗免疫力低下，主要是用到广谱穴加上小肠穴即可。抗感冒可以用广谱穴，加上内鼻穴、耳尖穴、扁桃体穴。利睡眠，枕穴、垂前穴是少不了的。治疗儿童食积，利消化，三焦穴是少不了的。

三、常用组穴方

如果把耳穴组方变成了一个死方子，就失去了中医的灵魂——因病而异、因人而异、因时而异，下面介绍常用的组穴。

1. 三调：调月经、调内分泌、调神经功能

● 调月经：①内分泌穴、皮质下（缘中）穴、内生殖器穴；②月经与肾穴、肝穴、脾穴的应用。

● 调内分泌：①颈椎穴、颈穴、内咽穴、扁桃体穴；②内生殖器穴；③皮质下穴、缘中穴、内分泌穴、艇中穴、肾上腺穴。

● 调植物神经：①耳尖放血；②交感穴；③耳尖穴、神门穴、耳中穴、心穴、皮质下穴(人体神经轴)；④结节内穴。

2. 四抗：抗过敏、抗感染、抗风湿、抗烦躁

● 抗过敏：①结节内穴②肺穴、大肠穴；③艇中穴；④耳尖放血、相应部位。

● 抗感染：神门穴、皮质下穴、肾上腺穴、耳尖穴、三焦穴。

● 抗风湿：①锁骨穴、艇中穴、内分泌穴；②肾穴、肝穴、脾穴、相应部位。

● 抗烦躁、抗焦虑：①枕穴、神门穴；②心穴、贲门穴；③结节内穴；④耳尖穴、耳尖放血。

3. 利五官：利咽、明目、助听、通鼻、美容

● 利咽：咽喉穴、口穴、三焦穴。

● 助听：外耳穴、内耳穴、艇中穴。

● 明目：①肝穴、肾穴、耳尖穴、目1、（屏间前）、目2（屏间后）、眼穴。

● 美容：①面颊穴、肺穴、大肠穴、内分泌穴。

- 鼻通：①内鼻穴、外鼻穴、肾上腺穴；②口穴、内咽穴；③肺穴、额穴、结节内穴。

　　4．六对：镇静、兴奋；升压、降压；活血、止血；利尿、储尿；止泻、通便；降率、强心

- 镇静：①耳尖放血；②神门穴、枕穴、结节内穴。
- 兴奋：皮质下穴、额穴、肾上腺穴。
- 升压：牙穴、皮质下穴、心穴、肾上腺穴。
- 降压：①角窝上穴、降压沟穴、神门穴、枕穴、缘中穴、肝穴、肾穴；②耳尖放血。
- 活血：①心穴、肺穴；②交感穴。
- 止血：①心穴、肝穴、脾穴；②耳中穴、缘中穴、肾上腺穴。
- 利尿：①肾穴、膀胱穴、艇角穴；②肺穴、脾穴、三焦穴；③皮质下穴、艇中穴。
- 储尿：①膀胱、皮质下（缘中）；②耳中穴。
- 止泻：直肠穴、皮质下穴。
- 通便：脾穴、三焦穴、肺穴、大肠穴、皮质下穴。
- 强心：①心穴、肺穴；②肾上腺穴、缘中穴。
- 降率：①外耳穴；②交感穴；③神门穴、枕穴；④耳中穴；⑤小肠穴、缘中穴。

　　5．六补：补肾、补血、健脑、健脾、健肝、利胆

- 补肾：肾穴、肝穴、神门穴、腰穴、腰骶椎穴、内生殖器穴。
- 补血：广谱穴、小肠穴、脾穴、三焦穴。
- 健脑：额穴、心穴、肾穴、皮质下穴、颈椎穴。
- 利胆：肝穴、胰胆穴、十二指肠穴、小肠穴、三焦穴、艇中穴。
- 健脾：脾穴、胃穴、三焦穴。
- 健肝：肝穴、胆穴、脾穴、耳尖穴、结节穴、艇中穴。

　　6．十止：止晕、止痛、止惊、止痒、止鸣、止咳、止喘、止吐、止酸、止胀

- 止晕：①耳尖或耳尖放血；②外耳穴；③内耳穴、外耳穴、艇中穴。
- 止痛：①相应部位；②腹部疾病：腹穴；③组织损伤：肝穴、脾穴、肾穴、艇中穴；④常规止痛：神门穴、皮质下；⑤绞痛：交感穴。
- 止惊：①胆；②神门、枕、耳尖。
- 止痒：①耳尖、相应部位点刺放血；②过敏性皮炎：相应部位放血、结节内；③神经性皮炎：相应部位、皮质下；④止痒功能穴：肝穴、耳中穴、肺穴、大肠穴、缘中穴、交感穴、内分泌穴、艇中穴。
- 止鸣：①内耳穴、外耳穴、艇中穴；②肾穴、胆穴、三焦穴。
- 止咳：①肺穴、气管穴、口穴、缘中穴；②经验用穴：艇中穴与神门穴的应用。
- 止喘：①肺穴、胸穴、交感穴、神门穴、缘中；②结节内穴、内分泌穴、艇中穴。
- 止吐：口穴、食道穴、贲门穴、胃穴、三焦穴。
- 止酸：交感穴、胃穴、胆穴、十二指肠穴、三焦穴。
- 理气消胀：艇中穴、三焦穴、胃穴、十二指肠穴、胆穴、腹穴。

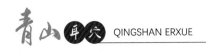

7. 其他功能：降糖、安眠、解痉、敛汗、丰胸

● 降血糖：胰胆穴、内分泌穴、艇中、上屏穴、下屏穴。

● 安眠：①耳尖放血；②神门、枕；③垂前、肘。

● 解痉：神门穴、肝穴和相应部位。

● 敛汗：交感穴、神门穴、肺穴、缘中穴。

● 催乳丰胸：胸穴、胸椎穴、脾穴、胃穴、肝穴、肺穴、皮质下穴、内分泌穴。

第三章
青山耳穴继承与创新

在耳穴入门学习中，学习者最担心的问题就是耳穴定位的不准确，但在李氏耳穴的实践中发现，除了疾患与耳穴相应部位需要精准外，耳穴的疗效更与用穴思路、经验、手法、刺激量有关，如在某些疾病中，需要贴压肺穴，编者观察到无论贴压耳穴中的上肺还是下肺，或者同一区域的前一点或者后一点，与疗效没有多大关联。李氏耳穴总结得出：耳穴是一个区域，相近的穴位都有类似功能。

第一节 耳穴的模糊性

纵观目前耳穴书籍，均转载有耳与经络脏腑的关系的内容，这些内容大同小异，但是我们对耳穴的认识不能仅此而已，耳穴中的"穴"究竟是怎样理解的呢，耳穴又是怎样与全身经络相联系，实现诊断、治疗的功能的？在此编者只能以个人见解，来做一些探讨。

《黄帝内经》是我国现存最早、最全面介绍经络的一部典籍，比较全面地阐述了经络理论和中医学理论体系的系统结构，反映出经络理论的原则和学术思想，为中医学经络的发展奠定了基础。

《黄帝内经》形成之后的相当长的一段时间内，不断地有历代名医补充，如魏晋时期皇甫谧的《针灸甲乙经》等，丰富发展了其内容。

《内经》云："经脉者，所以行血气而营阴阳。"表明了经脉的主要功能是运行血气、调平阴阳。针灸实践证明，当刺激某一穴位时，会产生触电样传感，显然只有神经反射才会这么迅速。耳穴不是独立于耳郭之外的组织或结构，其形状与耳郭的表面结构、形状密切相关。我们发现神经密集的区域的耳穴，属于显效穴位，疗效更明显，如三焦穴因为有三叉神经的下颌支通过，从而治疗牙痛时有立竿见影之效。

通过《内经》中的讲述，如"上注于"或"行于""出于""循其道"，我们可以肯定两点：第一，经络是一个通道或者是管道；第二，经络内容物能流动。

耳穴与经络是怎样建立联系的，《灵枢》云："余欲勿使被毒药，无用砭石，欲以微针通其经脉，调其血气，营其逆顺出入之会。"由此可见古人治学的严谨，强调用微小的针治疗疾病，使患者免受药物、砭石的伤害，也能解释耳穴与经络的内在联系，就是可以调和气血。

既然经络顾名思义就是交叉纵横的通道、管道，有各自的循行路线，当机体发生疾病时，患病部位出现相应的病理变化，引起患病部位渗透压的改变，妨碍了循行在该部位的经络的运行，机体的代谢物质运送变慢，其中的刺激物质聚集，引起痛觉或其他症状。

形象地说，经络就如一条大河，无数小河（经络分支等）汇聚成大河（经络主干线），当大河被阻塞时，由于压力的关系，小河的水再也无法向大河灌注，从而引进小河水的泛滥，所以当经络阻塞时，会引起与主干相连或交汇的其他小经络的运行阻滞，使气血不通，小经络由于管道小，运送能力更差，所以痛点就更明显，就会在其部位（穴位）产生反应，这也符合"痛则不通，通则不痛"的原理，也就知道阿是穴是如何产生的。

反过来，就可以解释耳穴为什么能治疗疾病了。

当患者生病时，我们可以观察到病变在耳穴的反映，然后用贴压耳穴进行治疗。当按压耳穴时，耳穴经络在力的作用下，通过机械压迫，产生压强，由于耳穴经络的细小，单位面积上的压强是巨大的，根据液体中压强不变的定律，可以给耳穴以较小的压力，去获得冲击阻塞部位较大的能量，就像千斤顶一样，用一个小小的力去托起较大的物体，四两拨千斤，达到疏通经络、治疗疾病的目的，即"通则不痛"。

既然耳穴中的穴，只是经络管道淤堵在体表的表达，就能想象出淤堵后整个经络都不通畅了，治疗整个经络沿线的穴位都应该有效，这就是针灸界广为流传的一句名言："宁失其穴，勿失其经"，此说法源自明代杨继洲的《针灸大成·卷二》。针灸经典中讲得非常清楚，不同经络主治都不尽相同，选错了经就是大方向错了，而在经络的循行路线上的治疗，大方向都是对的。因为穴位有远治、近治和特殊作用三种，这也就是青山耳穴所倡导的"用穴思路是关键"。很多耳穴学习者总是纠结在精确定穴，但经络的模糊性，决定了耳穴的模糊性；耳郭的模糊性来源于耳郭结构的模糊性。

每个人的两侧耳郭大小与形状都不完全相同，即便两侧耳郭大体相同，耳郭细微结构也有差别；即便两个人的耳郭形状相同，但其皮肤下的血管、淋巴、神经等结构的分布也不完全相同；即便血管分布相同，但其他结构如神经等分布亦有差异；如向更细微的结构再细化深入，不同耳郭的差异将显著增多（图3-1）。

所以无论是从宏观还是从微观层次，不同人的耳郭是完全不相同的，这也符合遗传学的观点，不是每个人耳穴的定位都与图谱所绘制的相同。耳郭结构表面的相似是一种表象，也没有发现穴位的细微偏差在耳穴刺激以及由此而产生的相关疗效中起决定性作用。种种结构上、功能上以及其他原因决定了耳郭上的耳穴应该是模糊的生理

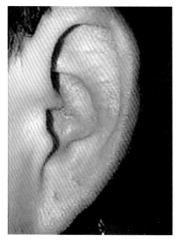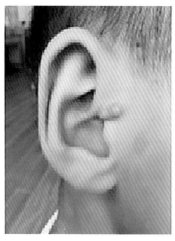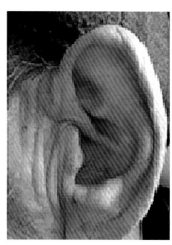

图 3-1 每个人耳形态、耳轮脚长短、耳轮结节大小，都不相同

或病理现象，其定位也是一种模糊的定位，一个耳穴在不同耳郭上定位可能存在着较明显的物理差异。

因此，耳郭的精确耳穴定位在理论上是不可能的，人群中不存在完全一样的耳郭。

明代汪机的《针灸问对》中关于遵古不泥、倡治病无定穴的学术思想也可以作为中医关于模糊耳穴的理论与论据。他主张针灸"治病无定穴也"，并提出"一穴多治、多病一穴"的理论。

《针灸问对》归纳了"圣人之于针，非经络孔穴，无以教后学，后学非经络孔穴，无以传之师，苟不知通变，徒执孔穴，所谓按图索骥，安能尽其法哉"。汪机讲得非常清楚，在针灸学习中容易出现的问题，就是按图索骥找穴位，这些穴位在图上的小圆点，无非就是教学方便，一定要在临床中学会变通，才能得其法。在耳穴学习或者临床工作中也是同样的情况，经常遇到学习者按照书籍，应用贴压穴位及部位并无差错，但疗效却不理想。这就是中医为什么要师承，所谓的"中医传方不传量"，针灸"传穴不传术也"，其实"所异者术也"，就是耳穴用穴的思路和独特的手法。这些经验的内容，靠书本和网课，往往是无法体会精髓的。因此，耳穴治疗按图索骥的机械认识与刻板实践，少有对耳穴以及耳穴的变化转换进行深刻辨析，难以达到真正的辨穴论治。

从最常使用的耳压植物种子如王不留行，其直径小于 1.2 毫米；而加上按摩时上下左右移动的附加面积，可以推断实际耳穴的作用直径小于 1.5 毫米。

笔者父亲发现在耳郭肝区，测量时很多范围都超过了 1 平方厘米，换算成圆的直径约为 10 毫米，肯定是个区域。按照中国科学院动物研究所张崇礼等对人耳穴的解剖证实，每个穴位呈 2.5mm 喇叭口状，是个区域。耳穴贴的面积大小平均为 0.2~0.25 平方厘米，可获得最大刺激能力。这就是青山耳穴一直使用 2mm 贴压物的理论根据。

第二节 耳穴广谱穴的灵活应用

耳穴广谱穴的灵活应用，作为李家琪耳穴思想的重要性是不言而喻的，青山耳穴研究其学术思想、技术方法和诊疗经验，不断发展与创新耳穴广谱穴的应用范围。耳穴入门虽然相对于针灸学简单、易于操作，且安全性高、疗效好，但是耳穴也遵循着中医易学难精的特点，除了勤于实践外，在手法应用、经验穴方面，没有老师指点是难以体会耳穴精髓的。学习耳穴要稳扎稳打、循序渐进，用好广谱穴是耳穴入门最好的方法，作为治疗多种慢性疾病的基本穴，具有补虚泻实、扶正祛邪的作用。

在治疗的过程中以"枕穴、贲门穴、十二指肠穴、神门穴、腰穴"五个广谱穴为基本穴，加上相应部位穴或阳性反应点也就是阿是穴，在六个特效穴"耳尖穴、结节内穴、肝穴、脾穴、内分泌穴、皮质下穴"中，选择一至两个穴，就可以组合、变换出多组治疗方案。

以下为几个广谱穴应用的场景。

一、广谱穴可以提高免疫力

一位患者，经常反复感冒，稍微一运动就出汗，来月经前还头疼，但是查不出有何疾病。患者找到编者，经耳穴治疗后症状消失。究其原理，西医的观点是免疫力低下，中医认为是易感人群，就是典型的虚，正气不足。《内经》有云："正气存内，邪不可干""邪之所凑，其气必虚。"广谱穴正好解决这个问题，因为广谱穴是最好的"免疫调节剂"，可以培补正气。

元代名医危亦林在《世医得效方》里是这样说的："气虚之人常易感，或迁延不愈，治宜益气祛风，以防复感。"所以，要在广谱穴的基础上，增加肺、耳尖、结节内，以祛除风邪就可以了。

风邪号称六淫之首，如风与寒结合，就是风寒；风与湿结合就是风湿。风邪长驱直入，最常见的就是感冒。耳穴上的肺穴，不仅能提高肺的卫气，肺卫主司汗孔的开合。卫气虚弱，汗孔老是处于开放的状态，容易外感、自汗、乏力，所以易感人群的组穴就是：广谱穴、肺、耳尖、结节内、扁桃体、内鼻穴。

广谱穴就是增强人的正气，只要正气足，就能把风邪防住。

二、广谱穴可以预防夏季灾后病

某地曾经受连续强降雨的影响，发生了严重的洪涝灾害，处在降雨区的人员极易发生感冒、腹泻、皮肤病等。暴雨后，空气中到处弥漫着湿、热，雨中劳作，加上又处在一年中气温最高的三伏天，饮食、生活规律的改变，再加上疲劳，所以极易患感冒、腹泻、湿疹。我们利用耳穴的枕穴，利眠、提高睡眠质量，对神经系统能起到调节作用，消除疲劳，有利于增强人体的适应和免疫能力。

耳穴广谱穴中的贲门穴、十二指肠穴，可以调理肠胃；广谱穴中的神门穴、腰穴，能提升正气。神门穴相当于人体的神阙穴，有镇静、消炎、止痛的作用，正气不足正是人体虚弱和致病的原因之一，肾气就是抵抗力，肾虚则成为易感人群。

贴好广谱穴，调整先天之气肾气和后天之气脾胃之气，改善睡眠质量，提升正气，达到抵抗外邪和内伤的目的，其他的症状，则根据患者的病情随症加减即可。

在对抗病毒、预防感冒方面，要增加内鼻、气管、肺、口穴，增强呼吸道的抵抗力；有炎症，用耳尖穴、皮质下穴、下屏尖穴（肾上腺穴），着力于调节机体的机能状态，增强体质，防止邪气入侵；胃肠道症状，只需在广谱穴的基础上增加小肠穴、大肠穴、脾穴即可；腹泻连连，再增加直肠穴、皮质下穴，对症止泄。

皮肤问题，皮肤会发红、出疹子、瘙痒，所以首选的穴位是位于耳甲腔中心的心穴，因为中医经典《黄帝内经》告诉我们"诸痛疮疡，皆属于心"。

皮肤起了疹子，就会痒，你却不能挠，因为你越挠，它越痒，所以我们要增加抗过敏的主要经验穴结节内穴，配穴选皮质下穴、交感穴和艇中穴，因为皮质下为脑的代表区，与交感穴、艇中穴合用，就能增强止痒的作用。

如果疹子严重，感染了，还会溃疡、流脓水，这时就要配上内分泌穴、下屏尖穴（肾上腺穴），增强自身消炎的能力。

为了保证疗效长久，还要增加治本的配穴，主要选肺穴、大肠穴、脾穴：肺穴和大肠穴两穴联合应用，增强肺主肃降、外合皮毛的作用。中医认为皮肤病的发生发展与脾有密切关系，在生理上脾为后天之本、气血生化之源，皮肤要维持正常的生理功能，必赖于脾气及气血的濡养；在病理上，脾主湿而恶湿，而湿为长夏之主气，所以夏季也是皮肤病的多发季节，故皮肤病从脾进行论治，能够更好地提高治疗皮肤病的疗效。

最后还要观察疹子的发生部位，增加相应部位的阿是穴。如疹子在上肢，就贴压耳舟上的相应部位，在下肢就选择对耳轮上脚的下肢反射区，在阴囊部位，选择外生殖器穴。

三、广谱穴可以治疗久咳

一位患者因为一次普通感冒，引起了咳嗽，后来感冒好了，但是咳嗽一直没停，一拖就是几个月。期间服用清泻肺火的药物，经过这一翻折腾，不仅没有把病治好，反倒咳得更厉害了。因为长期咳嗽，身体日渐虚弱，总觉得疲累，胃口也不好，这又是怎么回事呢？

好多人以为咳嗽是肺部的问题，这没错，准确地说，咳嗽是肺脏的一种排邪反应。在咳嗽初起的时候，我们常用耳穴上的肺穴、气管穴、口穴止咳，肾上腺穴消炎，枕穴、神门穴、皮质下穴镇静、止咳，这些穴位都可以帮助肺脏快速地把外邪排出去。但是，如果咳嗽久治不愈，就要换一种思路——中医上叫培土生金，也称虚则补其母。

在中医五行中，脾属土，肺属金，脾土生肺金，反过来，脾土薄弱，肺金的力量也会被削弱，尤其是对于体内有寒湿的人来说，中焦气机的流转不好。这时候用上广谱穴则事半功倍，因为广谱穴中的贲门穴与十二指肠穴就能够培脾土。

广谱穴里的贲门穴，能让你胃口好；十二指肠穴，能让你消化好，两穴合用，能够让胃气带着精华的部分上输到肺，使肺气壮大，广谱穴中的枕穴可以镇静、利眠；神门穴、腰穴，能改善体质，增强抵抗力，这些穴位合用，就能一鼓作气把外邪赶出去，咳嗽很快就能改善、治好。

四、广谱穴帮忙过"苦夏"

中医对夏天有一个专属名词——"苦夏"。苦夏就是指进入夏季后，由于气温升高，出现胃口下降，不思饮食或进食量较其他季节明显减少并伴有低热、乏力、疲倦、工作效率低和体重减轻的现象。

苦夏其实并不是病，引起苦夏的原因大致有两种：一种是体质因素，平时胃肠功能比较虚弱，此时如果饮食失节、嗜食生冷，则易发病；二是气候因素，夏季天气炎热，空气中湿度较高，室外炎热，室内吹风扇、开空调，暑湿乘虚而入，暑因寒发。

西医认为的病因是夏季气候炎热，大量出汗，汗液带走了很多水分和盐分，使身体的电解质失去平衡，所以就出现浑身酸懒无力等症状，反映在胃肠上，就是感到食欲不振、腹胀、便秘或腹泻或二者交替，继而出现全身倦怠无力、心悸、出汗、失眠、多梦等神经衰弱症状。

耳穴广谱穴，对苦夏有很好的治疗作用，耳穴广谱穴里的贲门穴和十二指肠穴能和中消暑，专治中宫之病，用于脾胃虚弱、食欲不振；神门穴与腰穴配合，能止痛、消暑解毒，对大便溏泻、白带过多、暑湿吐泻、胸闷腹胀、小儿疳积等，均有很好的治疗作用；枕穴有镇静、利眠的作用，能改善植物神经功能紊乱引起的人体体温调节失常，缓解烦躁、乏力、头晕、胸闷等症状。

在南方，夏天雨水多，湿气非常重，还可以增加脾穴、三焦穴，加大健脾祛湿、解暑的作用，对幼儿尤为适用。

五、广谱穴帮助考生缓解考前焦虑

学生在考试前，有心理压力是很正常的，但如果不去主动克服，就可能发展成考前焦虑症。考前焦虑指各种原因引起儿童、青少年压力过大而引发的系列生理心理异常反应，它包括考前紧张、临场紧张（晕考）及考后紧张、厌学、不愿发言、校内自闭等。对大多数学生而言，如何缓解考前焦虑症，在考场发挥出正常乃至超常的水平，至关重要。

适度的心理紧张，有激励作用，能产生良好的效果。但过度的紧张则影响心身健康，紧张会波及神经、内分泌、免疫、消化、呼吸、心血管和泌尿等多种系统，诱发偏头痛、头晕、功能性高血压、消化不良和甲状腺功能亢进等心身疾病。在严重焦虑的学生中，心律不齐、消化系统疾病、肥胖、头疼、月经不调、口臭等发病率特别高。

如何缓解考前焦虑症，首先要有充足的睡眠。考前焦虑导致很多患者表现为入睡困难、易醒及多梦等，这时用药辅助睡眠是不明智的。

耳穴基础穴广谱穴，调节身心整体平衡，耳穴枕穴，利眠，提高睡眠质量，对神经系统能起到调节作用，有利于增强人体的适应和免疫能力，同时也有利于消除疲劳、放松肢体，使肌肉有效放松，尤其是神经系统方面的紧张状态容易得以消除，缓解紧张情绪，可使心情轻松愉快。

耳穴贲门穴、十二指肠穴，调理肠胃，改善考生因精神紧张，而饮食减少、营养状态变差；耳穴贴压神门穴、腰穴，能提升先天的正气，正气不足正是人体虚弱和致病的原因之一。因此，可以防治各种不适和疼痛，改善考生的亚健康状态。

在耳穴广谱穴的基础上，还可以增加以下几个穴位：

（1）耳尖穴：有凉血、泻火、利窍之功，可用于醒脑；

（2）结节内穴：可以治疗脾气急躁；

（3）肝穴：调节精神情志。中医认为，人的精神活动除由心所主外，还与肝的疏泄功能有关。肝的这一功能正常，人体就能较好地协调自身的精神、情志活动，表现为精神愉快、心情舒畅、机智灵敏；疏泄不及，则表现为精神抑郁、多愁善虑、沉闷欲哭、嗳气太息、胸胁胀闷等；疏泄太过，则表现为过度兴奋状态，如烦躁易怒、头晕胀痛、失眠多梦等。

（4）脾穴：脾气虚的人则精神抑郁，在临床上许多精神疾病患者或有心理障碍的人都与脾虚有关。

考试当天，还可以在广谱穴的基础上加减穴位，帮助考生缓解考试中的各种不适症状，总结如下：

基础方：枕穴、神门穴、贲门穴、十二指肠穴、腰穴；情绪易紧张：结节内穴、肝穴、结节穴；发挥不好：枕穴、颈椎穴、额穴；眩晕手抖：外耳穴、肾穴、神门穴；兴奋过度：耳尖穴、耳中穴；情绪不高：缘中穴、皮质下穴、脾穴；心慌：小肠穴；头疼：额穴、颞穴、皮质下穴；去厕所频繁（大便）：大肠穴、直肠穴；去厕所频繁（小便）：膀胱穴、肾穴、外生殖器穴；胸闷：肺穴、胸穴、皮质下穴。

六、广谱穴可以改善气色

正常面色是为红黄隐隐，明润而有光泽，这就是有神气、胃气的正常色泽表现。

所谓有神气就是明光而有光泽，所谓有胃气就是隐约微黄、含蓄而未露。人的肤色也会根据四季的变化以及环境变化而出现相应的改变，一般夏天略黑、冬天略白等，但是因为四时的不同、个体体质和禀赋的差异，以及受地理环境、气候、职业等不同因素的影响，面色也可有差异。但是无论怎样，只要面色是明润光泽、隐然有生气就是正常的面色。

中医常常通过查看患者面部的光泽来推断患者身体的状态：如果此人面部晦暗无光泽，则可判断身体状况出现了问题。《灵枢·邪气藏府病形》云："十二经脉，三百六十五络，其血气皆上于面而走空窍。其精阳气上走于目而睛；其别气走于耳而为听……其宗气上出于鼻而为臭……其浊气出于胃，走唇舌而为味。"就是说人的气血盛衰都会表现在脸上，视力下降、耳鸣耳聋、口舌异味、嗅觉失灵都与气血有关。在日常生活中可以观察到脾胃虚弱的人，气色往往不是很好，面色会比较粗糙、暗淡、嘴唇发白、不红润，这就是脾胃虚弱，没有能力把气血化生出来。

有的人面部、头发爱出油，这在中医里称为"浊"。浊，可以理解为不干净，不清爽。湿气就是浊阴，浊阴往外泛，表现出来就是头发、脸上爱出油，其根源就在脾胃。脾胃不好，人的脸面就不干净。足阳明胃经，经过面部，脾胃排污降浊的能力不强，这些污浊之物顺着经络上到面部，往外泛。

七、广谱穴运化水湿效果好

脾主运化，一个是运化气血，一个是运化水湿。所以脾土虚弱以后，导致的另一个结果就是水湿泛滥，也就是中医常说的"脾虚湿盛"。

《内经》里面提到："诸湿肿满皆属于脾。"

体内有湿气的人，早上起床后，头昏头重，像裹了块湿毛巾，整个人也跟着昏沉、困倦、没精神，大便不成形，容易黏马桶，很难冲下去，舌体胖大，舌边有齿痕。

健脾祛湿，应该先把脾胃培补起来，从根上切断水湿的来源，再配特效穴中的三焦穴，行气利水，慢慢就把湿排除掉。

广谱穴暖脾土，水泛滥的时候用土来治，这是一个思路。

《素问·宣明五气》："五脏化液，心为汗，肺为涕，肝为泪，脾为涎，肾为唾，是谓五液。"口水也好，鼻涕也好，眼泪也好，都可以看作是身体里的水液，广谱穴治脾土，土刚好能治水。

口水很多，也很清。《内经》里面提到，"澄澈清冷皆属于寒"。古人管口水叫涎，又说涎为脾之液，所以嘴巴老是泛着清冷的口水是脾胃虚寒。

流清水鼻涕。涕为肺之液，迎风流泪。泪为肝之液，吹阵风就流眼泪，稍微动一下也要流眼泪，这是肝寒。流冷汗，晚上睡觉，梦里面都是一些很吓人的东西，醒来之后出一身冷汗，汗为心之液，也是心脏虚寒。

小便频多。刚喝点水就要小便，到了晚上更过分，总有尿意，小便次数多、尿量多，尿液清晰，如水一样，这既有脾的问题，也有肾的问题，究其病因是脾肾虚寒、气化无力。

有一女患者，80多岁，主要症状是双下肢水肿，长期口服利尿药消肿，但效果不佳，要求耳穴治疗。取穴相应部位连贴跟穴、膝穴、髋穴，贴压广谱穴以土治水，特效穴选脾穴、三焦穴、皮质下穴，配穴选肾穴、膀胱穴、艇中穴，排尿利水。复诊时患者主诉，回去后腿肿减消，后续自主停服利尿药病情也没有反复，疗效满意。

八、广谱穴治疗身体沉重、困重、酸重

有些患者来诊自述，感觉自己身子发沉，好像背负重物；有的是困重，就是常常觉得累、疲惫、困倦；也有家长反应孩子上课犯困，完全听不进去上课内容。因为没

有器质性病变，去医院做检查也无果，西医称之为疲劳综合症。

在中医看来就是脾虚湿盛。湿是一种阴邪，湿气把阳气给困住了，阳气升不上来，就会犯困、头晕，水湿运化不掉，停留在肌肉中，就会发困。这些都是广谱穴的应用范围。

九、广谱穴治疗关节疼痛、皮肤病、妇科病

现在很多人的湿热都是吃出来的。例如，肥甘厚味堆在肠胃里运化不掉，就容易生湿生热，身体里边就蓄满了湿和热，等到湿热郁积到一定程度，它就要往外走、往外发，所以湿热会导致各种皮肤病，比如湿疹、荨麻疹、皮肤瘙痒等。

"筋骨疼痛，因湿热者"，湿热往下走，盘踞在关节处，会导致关节红肿热痛；更严重者，如痛风。痛风发作的时候，关节处也是又红又肿，可知这里面也有热、有湿。脾、胃穴既能清热，又能祛湿，清热而不助长湿气，燥湿而不助长热性，在痛风早期、急性期可以起到非常好的辅助治疗作用。

中医女科圣手傅青主曾提到，带下俱是湿症，就是湿热下注。如果白带色黄，是湿热作祟；如果白带量多，又清晰如水，是寒湿作祟；各种妇科炎症都与湿热有关。对于男性来说，则会导致阴囊潮湿、瘙痒。

一患者双下肢关节疼痛，严重影响生活质量，来时需要搀扶才能走路。耳穴治疗取穴，相应部位就是膝穴；广谱穴调体，其中用特效穴脾穴除湿热、皮质下穴止痛；加三焦穴引湿热下行；肝穴，补肝肾、强筋骨；对症穴位用交感穴治疗关节寒凉；增加膀胱穴以利湿热排除。复诊时患者自行走路前来，自述贴压后症状缓解、好转。

十、广谱穴治疗脏腑下垂、调养虚弱体质

脾气虚严重会导致气陷，也叫中气下陷，最常见的就是脏腑下垂，包括胃下垂、子宫下垂、脱肛等。

百病虚损到最后没有不殃及脾胃的，尤其是很多人大病久病之后，浑身没有力气，胃口也不开，吃不下东西。广谱穴配合脾穴，可促消化，增进食欲。能让瘦人变胖，胖人变瘦，可以起到一个双向调节的作用，因为不管是减肥还是增肥，最根本的都是补脾胃。

十一、广谱穴治疗手脚冰凉、上热下冷、内热外冷

脾胃虚寒的人吃点生的、冷的，肚子里边就发凉，像塞了块冰疙瘩一样，再严重一点就要腹痛腹泻，大便里夹杂着不消化的食物，这叫完谷不化。也有的人早上起床第一件事就是跑厕所，中医叫五更泻。

脾胃虚寒的人手脚也凉，因为脾主四肢，脾胃虚寒一片，手脚又岂能温得起来。

《素问·玉机真藏论》有这样一句话，叫"脾不及则令人九窍不通"。9个孔窍当中，头面部就占了7个。《内经》有云："清阳出上窍，浊阴出下窍"，这7个孔窍是最需要清阳之气的。

清阳要升上去，浊阴要降下来，必须经过脾胃这个枢纽，脾主升清，胃主降浊。脾虚了以后，清阳升不上去，浊阴也降不下来，头部的孔窍得不到清阳的濡养，反而被浊阴所扰，就要出问题。

《东垣试效方》有云："饮食不节，劳役形体，脾胃不足，得内障耳鸣，或多年目暗，视物不能……精神过倍，元气自益，身轻体健，耳目聪明。"

十二、广谱穴对于儿童疾病的预防也有特殊的意义

儿童生长发育旺盛的阶段，脏腑功能较弱，容易引起的疾病多在呼吸、脾胃、过敏三个方面，而广谱穴的选穴也是从这几方面考虑的，所以利用好耳穴"广谱穴"可以很好地调理和预防儿童疾病。

枕穴、神门穴两穴可以帮助孩子镇咳、促进睡眠，提高机体免疫力；同时脾穴、神门穴、耳尖穴可以增强机体的抗炎能力，耳尖还是一个很有效的感冒治疗点。

耳穴广谱穴的贲门穴、十二指肠穴、脾穴可以帮助孩子增强脾胃的功能、助运化。同时脾穴、神门穴可以增强机体的抗炎能力，防止炎症的发生。而三焦（内分泌）穴又可以疏通水液、调节身体气血循环。

耳穴广谱穴，经数百万人次的临床应用，效果非常显著。

第三节 耳穴中的点轴、三角、四象理论

耳穴点-轴理论是由几个特定穴位组成的长形区域。耳穴点-轴理论是对一种或一类疾病具有独特治疗效果的基础方。

耳穴三角理论，似汉字中的"金"字，亦称金字塔式用穴，而耳穴三角形用穴，也可以将功能相近的穴位联合应用，以加强治疗效果。

耳穴四象理论是李氏耳穴独有的耳穴手法，因为我们认为"耳穴正背一致"，所以在有些情况下为了提高疗效，会采用正、背贴压，以获得较大的刺激量，增强疗效，正所谓"一阴一阳之谓道，偏阴偏阳之谓疾"。例如，我们在治疗落枕时，会在颈椎正面、背面及颈椎（对耳轮）内侧、外侧给予贴压，可获得显效。

无论是选择点-轴、三角还是在背面加一个豆，形成四象，都是对疾病治疗、用穴思路的开拓，这种理论的应用，充分地发扬了青山耳穴相应部位（穴位绝不是一个点，而是一个区域）模糊理论，提高了耳穴的整体疗效。

常用的点-轴、三角、四象穴位介绍如下。

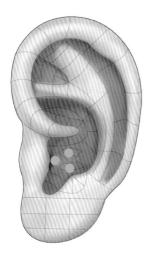

图 3-2 肺三角示意图

1. 肺三角（图3-2）

穴位组成

肺穴（上）、肺穴（下）、气管穴。

主治

各种呼吸道疾病，偏重于肺部疾患。

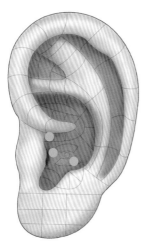

图 3-3 呼吸三角示意图

2. 呼吸三角（图3-3）

穴位组成

肺穴、气管穴、口穴。

主治

各种呼吸道疾病，尤其是对于上呼吸道感染、气管炎、支气管哮喘等疾病。

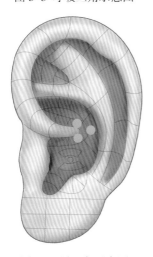

图 3-4 胃三角示意图

3. 胃三角（图3-4）

穴位组成

贲门穴、胃穴、十二指肠穴。

主治

胃病，以胃部症状为主。

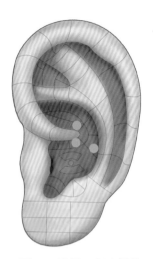

图 3-5 脾胃三角示意图

4. 脾胃三角（图 3-5）

穴位组成

脾穴、贲门穴、十二指肠穴。

主治

消化病、肝胃不和、运化失常等疾患。

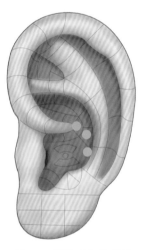

图 3-6 肝胃三角示意图

5. 肝胃三角（图 3-6）

穴位组成

胃穴、肝穴、脾穴。

主治

肝病、消化病、厌食、肝气不舒、肝阳上亢等病症。

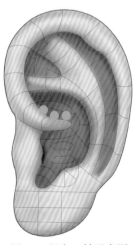

图 3-7 肠点－轴示意图

6. 肠点－轴（图 3-7）

穴位组成

十二指肠穴、小肠穴、大肠穴，或小肠穴、阑尾穴、大肠穴。

主治

胃病，以胃部症状为主。

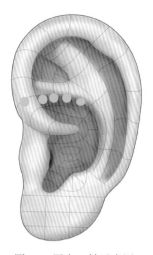

图 3-8 尿点 - 轴示意图

7. 泌尿点 - 轴（图3-8）

穴位组成

肾穴、膀胱穴、艇角穴、外生殖器穴。

主治

肾结石、尿潴留、肾炎、尿路结石、尿路感染等病症。

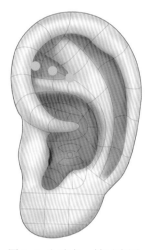

图 3-9 生殖点 - 轴示意图

8. 生殖点 - 轴（图3-9）

穴位组成

内生殖器穴、角窝中穴、神门穴。

主治

多种下腹部疾病，尤其是女性妇科疾病。

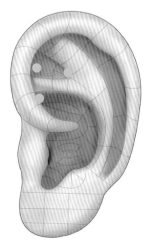

图 3-10 生殖三角 1 示意图

9. 生殖三角 1（图3-10）

穴位组成

内生殖器穴、神门穴、艇角穴。

主治

下腹部疼痛、妇科疾病、月经不调、带症、痛经、功能性子宫出血、性欲减退等病症。

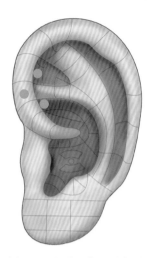

图 3-11 生殖三角 2 示意图

10. 生殖三角 2（图 3-11）

穴位组成

内生殖器穴、艇角穴、外生殖器穴。

主治

多种泌尿系统疾病。

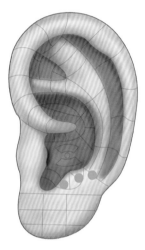

图 3-12 脑点 – 轴示意图

11. 脑点 – 轴（图 3-12）

穴位组成

额穴、颞穴、枕穴。

主治

调节大脑兴奋与抑制功能相关疾病。

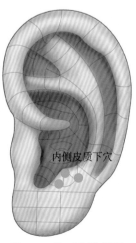

内侧皮质下穴

图 3-13 脑三角示意图

12. 脑三角（图 3-13）

穴位组成

额穴、颞穴、枕穴任意二个穴，加皮质下穴。

主治

调节大脑兴奋与抑制功能相关疾病。

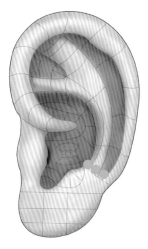

图 3-14 颈点 - 轴示意图

13. 颈点 - 轴（图3-14）

> 穴位组成

颈椎穴、颈椎左侧、颈椎右侧。

> 主治

颈椎病、落枕、肩周炎、颈肩综合征、颈部肌肉不适等病症。

14. 腰点 - 轴（图3-15）

> 穴位组成

内生殖器穴、角窝中穴、神门穴。

> 主治

多种下腹部疾病，尤其是女性妇科疾病。

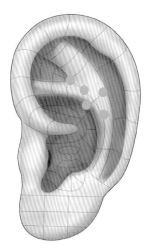

图 3-15 腰点 - 轴示意图

15. 督脉点 - 轴（图3-16）

> 穴位组成

颈椎穴、胸椎穴、腰骶椎穴。

> 主治

调节气血、骨质疾病、促进儿童发育、壮筋骨。

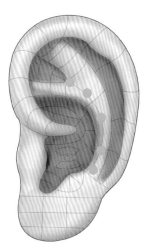

图 3-16 督脉点 - 轴示意图

第四节 青山耳穴常用诊断穴位

人体有病时，往往会在耳郭上的一定部位出现各种阳性反应，如相关部位的耳穴电阻值下降、痛阈值降低，皮肤色泽、形态改变等。耳郭上耳穴部位的阳性反应，既是辅助诊断的依据，也是治疗疾病的刺激点，因而探查阳性反应点是正确使用耳穴诊治的重要操作内容。

一、耳穴视、触诊

我们将常见病视触诊在耳郭上相应穴位的变化分为变色、变形、丘疹、脱屑（起皮）四大种类。

1. 变色：特点为病变穴位的颜色与耳郭周围皮肤颜色不同。有红色、白色、褐色等改变。

（1）红色：有鲜红（充血发红）、暗红色之分，形状可有点状、片状多种表现。鲜红色（充血发红）多见于急性炎症及痛症，如急性腰扭伤，腰穴呈鲜红色的条状表现。暗红色多见于慢性病。

（2）白色：有白色、苍白色、中间白边缘红几种。白色表现多见慢性病，如慢性肝炎、慢性胃炎，肝穴、胃穴可见白色变化。苍白色则多为贫血。中间白边缘红多见于慢性病急性发作，如慢性阑尾炎急性发作，阑尾穴可呈现中间白边缘红的表现。

（3）褐色：可分为浅褐色、深褐色。浅褐色多见于慢性病愈合期，如胃溃疡愈合时在胃穴可有浅褐色变化。肿瘤特异区呈深褐色污秽枯焦时，要考虑肿瘤。

2. 变形：耳穴病变部位出现形态改变，有隆起、凹陷、水肿等表现。

（1）隆起：可分点状、条索、结节状、片状隆起，多见于慢性病。点状隆起见于口腔炎、气管炎；条索状隆起多见于痔疮、便秘、偏头痛、手术疤痕；结节状隆起多见于颈椎、软骨、骨质增生；片状隆起多见于肠功能紊乱、腰肌劳损，亦可见于头痛。

（2）凹陷：可分点状、线状、片状凹陷。点状凹陷多见于缺齿、口腔溃疡、散光；线状凹陷多见于脑供血不足、冠心病、手术后瘀痕；片状凹陷多见于头晕、胃溃疡。

（3）水肿：红厚的表现，视相应部位判断疾病。如扁桃体穴水肿，要考虑扁桃体炎。

3. 丘疹：耳穴病变部位出现高于皮肤的疹子，颜色有红白之分。白色丘疹多见于过敏性疾病等慢性病；红色丘疹多见于气管炎与肺炎等急性病。

4. 脱屑（起皮）：耳穴病变部位呈白色脱落的表皮角质层碎屑。多见于消化不良及炎症。如口穴起皮，则反映慢性咽炎；内生殖器起皮，则反映白带增多和妇科炎症。

二、耳郭探棒触诊

在耳穴视、触诊的基础上。还可以开展耳穴探棒探查，这是青山耳穴一种常用的诊断方法，随身带有一个探棒（图3-17），探棒不仅弥补了上述几种诊断方法的不足（如光线不好、阳性反应物不明显等），而且准确率较高、假阳性少，同时对某些急性病还可以边查边治，具有工具简单、成本低廉、检查方便、适应广泛等特点。

　　探棒规格以直径 2.5 毫米，长度 100 毫米为宜，前段探头呈圆弧形，并尽可能光滑。

　　用探棒均匀地按压耳穴，压力要因人而异，以患者能够耐受为度。其按压顺序一般先以腑脏为重点，然后再检查四肢、三角窝及其他，发现疑点、分析辨证、多方验证。凡是耳郭弹性较差，水肿凹陷比较明显的部位，一般都是人体病变的阳性反应点。

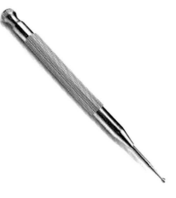

图 3-17 耳穴探棒

三、结合

1. 耳诊和中医的望、闻、问、切相结合

　　祖国医学有许多简易诊断方法，几千年的丰富实践，积累了非常宝贵的实践经验。像切脉，可以根据寸、关、尺脉象的浮、中、沉或迟、数的各种形态状况，并应用表、里、阴、阳、虚、实、寒、热的八纲辨证，对全身症状可以提出总的判断。耳诊则在此基础上，根据脉象提供的重点，通过仔细探测观察，可较详细地指出患者的病变部位和有些病变的性质及原因。例如，患者左关脉弦紧洪大，多提示肝火旺盛，常出现头昏耳鸣、口苦咽干、四肢乏力、失眠烦躁等血液循环系统、消化系统、神经系统等方面的症状。

　　通过耳郭视诊，若口区有起皮，则患者可能有慢性咽炎；用中指抵住右耳肝区，若其白色软骨向下超过耳轮下脚的水平延伸线，则多数患者肝肿大；用指腹触诊法，若肝胆区有黄豆大结节或条状密集，则大部分患者有慢性肝炎史或超声波异常；用探棒触诊，若肝穴、耳尖穴和结节穴呈阳性，则多提示患有慢性肝炎。如耳尖穴压之不起，弹性差，则其肝炎为活动期，血清谷丙转氨酶多数增高；若腹痛点和艇中呈阳性表现，则患者多有肝痛和腹胀的症状；若结节内穴呈阳性，则患者易动肝火、脾气急躁；若内耳穴同时呈阳性，则大部分患者有神经性耳鸣（肝气逆，则头晕耳鸣不聪）；若大肠和直肠下段穴也同时有阳性表现，则多数患者因对动物脂肪、油脂的消化吸收障碍而出现大便溏泄，运用耳诊很快可作出诊断。

　　除此而外，中医还有许多较简易的诊断方法，如看示指风、气、命三关对小儿疾患的诊断；望舌对三焦疾患的诊断；望面部气色对内脏病变的诊断；经络腧穴触诊等在临床上都有一定意义；中医的辨证学说，对提高耳诊综合分析的能力，更具有决定性意义。

2. 耳诊和西医的视、触、叩、听相结合

　　目前，西医的一套检查办法，多偏重于以病史、物理检查和实验诊断为客观依据，具有相对的科学性。但由于分科较细，检查起来比较复杂费时，甚至有时会忽略整体辨证观，尤其在基层医疗的单位，条件有限，检查诊断有一定困难。耳诊则能起到预筛作用，在 2 ～ 3 分钟的检查中，即可对患者病情有个总体认识，并能粗略地找出具体病变部位。

根据耳诊的筛选结果，再重点进行检查，不仅能避免漏诊，而且可以大大缩短检查时间，省掉不必要的检查项目，节省开支。

当然，在耳诊中，还可以随时和西医的简易检查手段结合起来进行，这在临床上还是非常有意义的。如耳诊患者阑尾炎和西医的麦氏点压痛、反跳痛触诊相结合；耳诊风湿性心脏病和西医心脏听诊相结合；耳诊肝大和腹部触诊相结合；耳诊心脏扩大和胸透或叩诊相结合；耳诊神经系统病变则必须和前庭功能检查、深浅反射、病理反射，以及感觉系统、皮肤分析觉、运动系统、植物神经等的检查相结合才有意义。

3.耳诊和患者主诉相结合

检查时既要注意现病史，也要注意既往病史。许多患者对自己的病情了如指掌，有丰富的第一手感性材料，将耳穴检查结果和患者主诉结合起来，对作出正确诊断结论，是非常重要的。

青山耳穴常见疾病耳穴诊断表

诊断疾病名称	耳穴视诊	耳穴触诊	穴位探测		结合症状
			主穴	辅穴	
脑动脉硬化	耳垂有一条折痕	耳郭对耳轮粗、厚、硬	心	外耳	记忆力减退明显
脑供血不足	耳穴颈椎区变硬、边缘不齐	颈椎区凸凹不平	皮质下	额、颞、颈	眩晕、视觉异常或对侧肢体的感觉异常
头痛	耳穴额区隆起	耳郭对耳屏区左右大小不一致	皮质下	外耳	/
神经衰弱	耳郭枕区隆起	枕区有条索状软骨增厚	垂前	枕	/
植物神经功能紊乱	耳穴心区有光亮性水纹样圆环	/	心	交感、耳中	多梦易惊，紧张自汗，情绪不稳
更年期综合症	结合性别、年龄、阳性穴位多		内分泌	枕、结节内、心	心烦易怒，疑虑少寐
冠心病	耳垂有一条折痕	耳郭对耳轮粗、厚、硬	心	肺、小肠、胸、目1	劳累后胸骨后疼痛
心束支传导阻滞	耳穴心区有针尖样点状凸起	/	心	小肠、胸	胸闷气短病史
心律失常	耳穴心区三角状暗灰色凹陷	/	心	小肠、外耳、神门	/
高血压	耳穴心区有大于5毫米的光亮性水纹样椭圆环	耳郭对耳轮粗、厚、硬	心	角窝上、降压沟	/
慢性气管炎	耳穴肺区、气管区有白色丘疹	/	气管	肺、胸	咳嗽、咳痰病史
鼻炎	耳穴额区隆起	/	内鼻	肺	鼻音重
咽喉炎	耳穴口区起皮	耳穴口区起皮	口	咽喉	/
扁桃体炎	耳垂红厚	耳穴口区起皮	口	扁桃体	/

（续表）

诊断疾病名称	耳穴视诊	耳穴触诊	穴位探测		结合症状
			主穴	辅穴	
胃炎	耳郭贲门穴充血发红	/	贲门	十二指肠	自觉嗳气频繁，饭后胃气上逆、灼热或隐痛
十二指肠溃疡	耳郭十二指肠穴暗灰色且凹陷	十二指肠穴压痛	十二指肠	神门、腹	胃部疼痛，疼处固定，疼处拒按
慢性肠炎	阑尾、大肠穴油润分泌物	/	大肠	直肠	腹痛、腹泻或里急后重，便有脓血
痔疮	肛门穴暗灰色素沉着	/	肛门	/	上唇系带有结节或系带宽厚
血小板减少	左耳肝穴有隆起，触之有瓜子仁大小的结节		脾	三焦	刷牙时牙龈易出血
肝细胞损伤	右耳肝穴有隆起，触之有瓜子仁大小的结节		肝	结节	长期饮酒史或体形腹型肥胖
胆囊炎（胆结石）	耳郭胰胆穴有隆起、压痛或丘疹		胰胆	腹	饱餐后曾有上腹阵发性绞痛，向右肩背放射
尿路感染	耳郭艇角区脱屑	/	艇角	膀胱、肾	症状以尿频、尿急、尿痛为主
颈椎病	颈椎区外缘软骨增厚或有隆起、结节		肾	颈椎	左右扭颈转项阳性（小于90度）
腰椎病	腰椎区有凸凹不平或结节		肾	腰椎	/
肩周炎	耳郭耳舟锁骨、肩穴色红有压痛		肩	锁骨	双手不能上举过头
痛经	耳郭三角窝充血发红	/	内生殖器	腹	行经第一天痉挛性下腹痛
带症	耳郭三角窝脱屑	/	内生殖器	神门	白带异常
月经不调	/	耳郭三角窝压痛	脾	肝、内分泌、神门	/
乳腺增生	/	胸椎两侧压痛	胸	内分泌、肝	乳房包块，周围组织分界明显
牙痛或缺齿	耳垂颌区凹陷	/	牙	口	/
前列腺炎	/	耳穴艇角穴压痛	艇角	内生殖器、耳轮尾	尿频、尿淋漓
耳鸣或耳聋	耳郭肝穴隆起	肝区结节	内耳	外耳、肝、肾	/

第五节 青山耳穴的耳部按摩手法

运用耳郭按摩方法进行人体保健由来已久，早在清代被誉为长寿皇帝的乾隆就将"耳常弹"作为自己保健的秘诀之一。耳穴按摩，不拘场合或时间，随意可做，方便、轻巧。

长年坚持耳穴按摩，可通过促进耳部血液循环，达到通经活络、调节机体阴阳平衡和增强机体免疫能力等目的。耳部的一些具有特殊功效的穴位，可起到改善睡眠、增进食欲、大便通畅的效果，常年坚持，自然会神清气爽、精力充沛、面色红润、耳聪目明。

耳穴按摩可以使用精油，正确使用精油有益于身心健康。芳香疗法在很多国家作为辅助疗法，甚至被纳入国家医保范围，医生可以针对病症给患者开精油治疗，认证的芳香治疗师可以针对一些健康问题给患者配复方精油。

青山耳穴在治疗前一般都需要给患者做 20 分钟的耳穴按摩，顺序是先进行全耳按摩，然后再进行重点部位按摩，按摩结束后可再行耳穴贴压治疗。耳穴按摩称之为"开耳"。《内经·素问》早就阐述了人体患病的原因："肾气衰，精气亏"，并强调"肾气有余"是疾病好转的首要条件。"肾开窍于耳"，所以按摩耳也是治疗手段的一种。

一、手法的选择

1. 耳穴捻转补泻法

捻转角度小，频率慢，时间短为补；捻转角度大，频率快，时间长为泻。

左转为主，顺时针是补：用于需要积极效果方面的，如治疗虚症，应该补养的人；右转为主，逆时针是泻：用于需要反作用方面的，如治疗实症，应该去火和情绪不稳定的人。

2. 按压耳穴的补泻手法

补法：幅度小，频率慢，操作时间短者，为补法（按压用力为主）；泻法：幅度大，频率快，操作时间长者，为泻法。

从手法的轻重来说，轻刺激手法为补，重刺激手法为泻。

3. 呼吸补泻手法

补法：呼气时按压、捻转，吸气时静止为补法；泻法：吸气时按压、捻转，呼气时静止为泻法。

烧山火法：按摩时力度由轻到重，分 3 个阶段达到按摩力度，等耳穴发热后缓慢退出停止，如此反复操作 3 次，多用于治疗虚寒性疾病；透天凉法：按摩时力度由重到轻，力度从重到轻分 3 个阶段停止，或在操作过程中，配合呼吸补泻中的泻法，如此反复操作 3 次，多用于治疗热症。

二、青山耳穴的按摩手法

1. 准备工作、涂抹精油

双手将精油展开均匀涂抹于手掌部，左右涂匀，然后进行全耳涂抹，用两个大拇指，绕耳郭正转 3 圈、倒转 3 圈，以保证精油完全涂抹到耳的各个部位。

2. 全耳按摩（图 3-18）

在双手掌心滴上精油，然后摩擦发热，向后按摩耳正面，再向前反折按摩背面，反复按摩 9 次或 9 的倍数。此法可疏通经络，对全身脏器均有保健作用。

3. 按摩耳轮（图 3-19）

双手握空拳，以拇、食二指沿耳轮上下来回推摩，直至耳轮充血发热。此法有健脑、强肾、聪耳、明目之功，可防治阳痿、尿频、便秘、腰腿痛、颈椎病、心慌、胸闷、头痛、头晕等病症。

4. 扫耳（图 3-20）

以双手从耳由后面向前扫，这时会听到"嚓嚓"的声音。每次 20 下，强肾健身。

5. 提拉耳垂（图 3-21）

用示指、拇指提拉耳垂，自内向外提拉，手法由轻到重，牵拉的力量以不感疼痛为限，每次 3 ~ 5 分钟。此法可治头痛、头晕、神经衰弱、耳鸣等疾病。

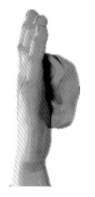

图 3-18　全耳按摩

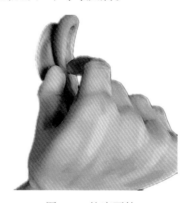

图 3-19　按摩耳轮

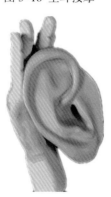

图 3-20　扫耳

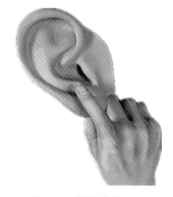

图 3-21　提拉耳垂

6．提拉耳尖（图 3-22）

用双手拇、示指夹捏耳郭尖端，向上提、揪、揉、捏、摩擦 15 ~ 20 次，使局部发热发红。

此法有镇静、止痛、清脑明目、退热、抗过敏、养肾等功效，可防治高血压、失眠、咽喉炎和皮肤病。

7．搓弹双耳（图 3-23）

两手分别轻捏双耳的任意部位，再搓摩至发红发热。然后揪住往下拉，再放手让耳垂弹回，每次 20 下。此法可促进耳的血液循环，有健肾壮腰之功效。

8．面部抗皱（图 3-24）

双手示指、中指微微叉开，从耳垂处往上轻轻夹住耳郭，然后中等速度上下按摩 10 ~ 20 次即停。

9．减小腰围（图 3-25）

双拇指、示指指腹位于耳前后，位置位于对耳轮上 1/3，力量适中，做旋转捻揉 3 ~ 5 次，并依次滑动，来回往复 10 ~ 15 次不等。

10．预防痤疮、黄褐斑（图 3-26）

将拇、示指的指腹对合在耳穴面颊区（在耳垂上找到此穴）。点、揉按 50 次即可。

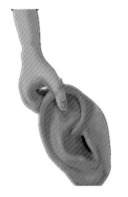 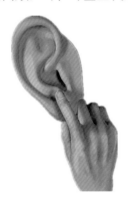 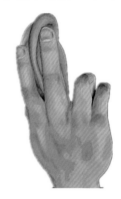

图 3-22 提拉耳尖　　　　图 3-23 搓弹双耳　　　　图 3-24 面部抗皱

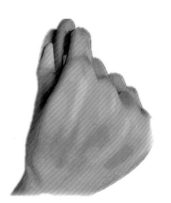 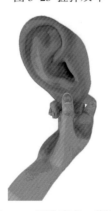

图 3-25 减小腰围　　　　图 3-26 预防痤疮、黄褐斑

11. 减轻压力（图 3-27）

拇指和示指按压几下神门穴，然后捏紧神门穴，保持 1 分钟；然后换左耳做同样的动作。按压神门穴能安抚身体，减少生理紧张，使人体的自主神经得到放松。

12. 减少饮食、改善肠功能（图 3-28）

用示指的侧面，用柔和之力沿大肠投射区至口做逆向滑动 10 余次。

13. 改善内分泌（图 3-29）

用示指轻轻敲打按压右耳的内分泌穴位 60 下，换左耳重复此动作。

14. 耳屏按摩（图 3-30）

用示指插入耳孔内，拇指放置耳屏外侧，对捏耳屏，揉搓 20 次。

15. 耳甲腔、耳甲艇按摩（图 3-31）

以示指或中指指腹按住耳甲腔或耳甲艇，按逆时针或顺时针方向，做环形摩擦 20 ～ 30 次，使之发热。

16. 三角窝按摩（图 3-32）

示指按住三角窝内，正时针 15 圈、倒时针 15 圈环形摩擦，使之发热。

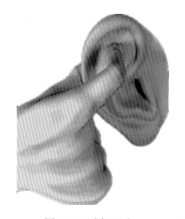
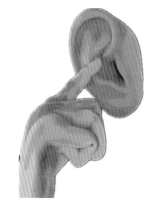
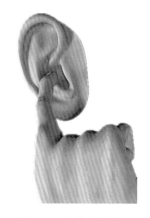

图 3-27 减轻压力　　　图 3-28 减少饮食、改善肠功能　　　图 3-29 改善内分泌

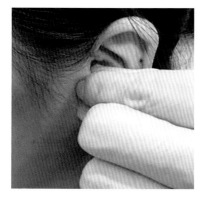
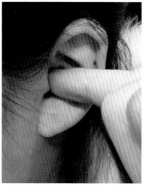
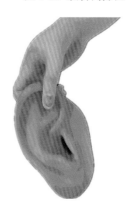

图 3-30 耳屏按摩　　　图 3-31 耳甲腔、耳甲艇按摩　　　图 3-32 三角窝按摩

17．耳根按摩（图 3-33）

以双手中指、示指指腹放置在耳后，然后做上下摩擦 30 次，使之生热，耳根是神经经络集中交汇的地方，可防治耳鸣、心慌、头晕等症状。

18．结束手法

最后以双手示指旋转按压外耳穴 30 次，"鸣天鼓" 10 次结束。患者按摩后慢慢醒来，可以缓解耳鸣、心慌、头晕等症状。

"鸣天鼓" 是我国流传已久的一种自我按摩保健方法，该法最早见于丘处机的《颐身集》："两手掩耳，即以第二指压中指上，用第二指弹脑后两骨做响声，谓之鸣天鼓。"具体的操作方法是这样的：两手掌心紧按两耳外耳道，两手的示指、中指和无名指分别轻轻敲击脑后枕骨，共 20 下。然后掌心掩按外耳道，手指紧按脑后枕骨不动再骤然抬离，这时耳中有放炮样声响，如此连续开闭放响 9 下（图 3-34）。

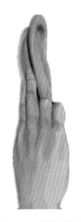

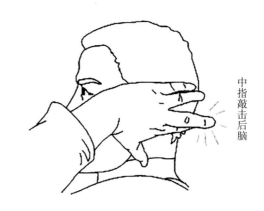

中指敲击后脑

图 3-33 耳根按摩　　　　　图 3-34 鸣天鼓示意图

三、按摩中的注意事项

（1）用力适当，注意别搓破耳郭皮肤。

（2）在掐捏时，也要注意力度，不可掐破皮肤。

（3）耳郭有冻疮或外伤及皮肤破损时，暂时不宜进行耳穴按摩。

（4）给儿童按摩时，动作要轻柔，以免造成小儿皮肤或软骨损伤。

（5）操作前，指甲要剪短、磨光，以免划破皮肤。

经常按摩双耳，还有助于肾脏的保健和气血的顺畅，在按摩耳的时候皮肤会变得潮红，这样表面的温度就会增加，同时毛细血管也会扩大，这样血液及淋巴循环速度就大大加快，使血液及淋巴循环都获得了加强。

通过按摩耳可以促进神经兴奋，对于疼痛类以及神经衰弱等病症，能够有效调整、缓解。有资料显示，按摩双耳 10 分钟左右，白细胞数量会出现增高的现象，而吞噬细胞以及抗体也会增加。这说明，按摩耳郭不仅能够促进血液循环，同时也可以提高身体的抗病能力，有效促进身体健康。

第四章
耳穴调体质

体质是人在生命过程中，在先天禀赋和后天获得的基础上，基于形态结构、生理机能、物质代谢和性格、心理等各方面，逐渐形成综合的、固有的一些特质。它反映机体内阴阳运动形式的特殊性，这种特殊性由脏腑盛衰所决定，以气血为基础。

2009 年 4 月 9 日，中华中医药学会《中医体质分类与判定》标准正式发布，该标准是我国第一部指导和规范中医体质研究及应用的规范性文件，旨在为体质辨识及与中医体质相关疾病的防治、养生保健、健康管理提供依据，使体质分类科学化、规范化。

该标准将体质分为平和质、气虚质、阳虚质、阴虚质、痰湿质、湿热质、血瘀质、气郁质、特禀质九个类型，应用了流行病学、免疫学、分子生物学、遗传学、数理统计学等多学科交叉的方法，经中医临床专家、流行病学专家、体质专家多次论证而建立的体质辨识的标准化工具，并在国家重点基础研究发展计划（973 计划）"基于因人制宜思想的中医体质理论基础研究"项目课题中得到进一步完善。

体质是可以调整的，体质既禀成于先天，亦关系于后天。体质的稳定性由相似的遗传背景形成，年龄、性别等因素也可使体质表现出一定的稳定性。然而，体质的稳定性是相对的，个体在生长壮老的生命过程中，受环境、精神、营养、锻炼、疾病等内外环境诸多因素的影响，体质会发生变化。

人的体质与疾病有着密切关系，改善体质是预防疾病的重要手段。耳穴广谱穴的长期贴压可纠正机体阴阳、气血、津液等的失衡，达到调整体质的目的。

第一节 气虚质体质

气虚质体质的特点是元气不足、疲乏、气短、自汗、易感外邪等气虚表现。

- 常见表现：平时语音低弱，气短懒言，容易疲劳，精神不振，易出汗。
- 发病倾向：易患感冒、冠心病、哮喘、肾炎、胃炎、胃溃疡、内脏下垂。
- 适应能力：不耐受风、寒、暑、湿邪。
- 形体特征：肌肉松软不实。
- 心理特征：性格内向、不喜冒险，懒言少语、疲乏神倦，情绪容易不稳定、善惊易恐。
- 环境调摄：气虚体质的人容易乏力嗜睡。"久卧伤气"，睡眠时间过长不利于脾胃之气运达全身，倦怠乏力而成恶性循环。因此，既应当保证睡眠的充足，也要控制睡眠时间，养成早睡早起的生活习惯。

气虚者卫阳不足，抵抗力差，易感受外邪，疾病缠绵难愈。故要做好预防保健，注意保暖，不要汗出当风，免受外界风寒等邪气的侵袭。

在日常生活中注意避免从事过度的体力劳动，大汗、大渴，气随津脱，耗伤脾肺之气。

1. 肺气虚的耳穴配穴

在人的体表有一层气，叫卫气，它就像金钟罩一样，保护着人体不受外邪侵犯。卫气由水谷精微运化而来，再由肺输布到全身，肺气虚的人，卫气难以输送到体表，毛孔得不到卫气的固护，一直处于开张的状态，外界的风寒之邪就容易进来，最常见的就是感冒。

肺气虚的人还容易出汗，稍微活动一下，汗液就已经满脸满后背的流淌了。常表现为短气自汗、声音低怯、咳嗽气喘、胸闷、易于感冒，甚至水肿、小便不利等病症，耳穴贴压增加肺穴、小肠穴、脾穴。

2. 肾气虚的耳穴配穴

肾气虚最大的特点是容易气喘，或者气不够用。

肾主封藏，这一功能主要是通过肾气来实现的，所以肾气虚的人体现在一个字上，那就是"漏"，如尿频、腹泻、男性遗精、女性带下量大而质地清稀。

肾主骨，肾气虚的人会有腰膝酸软的感觉；肾开窍于耳，肾气虚的人耳里就像蝉鸣一样，叫个不停；肾其华在发，肾气虚的人会脱发，头发一薅就是一大把。

耳穴贴压增加肾穴、腰穴、神门穴、内生殖器穴。主要适用人群：乏力气短、腰酸背痛、头晕耳鸣者。

3. 脾气虚的耳穴配穴

脾气虚也称中气下陷，脾气不足导致组织弛缓不收、脏器松弛，脾气支撑着我们的容颜，也支撑着我们的五脏六腑，为什么人到了一定年纪以后，脸上的肌肉会变的松松垮垮，这就是因为血气不足了。

脾气虚症见饮食减少，食后胃脘不舒，倦怠乏力，形体消瘦，大便溏薄，面色萎黄。脾气虚另一个主要的特征是懒，脾主四肢，因脾虚，人就觉得乏力、不爱动弹。

例如，有的患者以前站如松、坐如钟、行如风，现在走起路来含胸驼背、拖泥带水，站或坐的时候老想找个东西靠着。还有的患者从前讲话高亢有力，现在低声细语，总是气短、气不够的感觉。

　　脾气虚的人还会腹胀、腹泻。腹胀是因为脾不容易运化食物，食物滞留就感觉肚子胀胀的，很难受；腹泻是因为吃下肚的东西固持不住。

　　下陷者，升举之，耳穴贴压增加肺穴、脾穴、胃穴。

　　4. 心气虚的耳穴配穴

　　夏气与心相通，夏天最耗心气，有的人冬天活蹦乱跳，一到夏天就疲劳得厉害，这是典型的心气虚。加上夏天天气炎热，出汗也多，汗为心之液，导致气阴两虚。心脏缺气又缺血，就会躁动不安，所以心气虚的人容易心慌心跳、心律不齐。

　　心气虚的人有哪些特点呢？

　　（1）气短，觉得气不够用，呼吸紧促，乏力，没有精神；还有就是自汗，出汗特别多，面色苍白或者萎黄。

　　（2）容易受到惊吓。

　　（3）失眠多梦，气有收摄的作用，气虚以后，心神收不住，睡眠就不好。

　　（4）健忘。中医认为，心主神明，心是掌管记忆的器官，人的所思所想都归心管，心气不足，会变得善忘。

　　（5）多思多虑。

　　症状以心气虚为主，耳穴贴压增加心穴、肺穴、脾穴、胸穴、神门穴；耳穴心穴、肺穴气阴双补，肺穴、脾穴补气，肾穴、神门穴补阴，胸穴改善症状。组穴位如同一张网，可以把补进去的精华一滴不漏地收起来，防止这边补、那边漏，强壮心脉。

　　主要适用人群：气阴两虚，尤其是夏天提不起精神，容易出汗，汗出后很累、口干、心慌、气短的人。

　　气虚质体质的耳穴调摄通用穴见图4-1，耳穴贴压增加肺穴、胃穴、脾穴、外耳穴、神门穴。

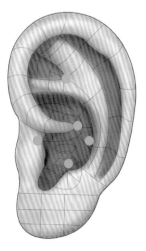

图4-1 气虚质体质的耳穴调摄通用穴

第二节 阳虚质体质

阳虚质体质的特点是阳气不足，畏寒怕冷，手足不温，神疲倦怠，大便溏泄，小便清长。

● 常见表现：平素畏冷，手足不温，喜热饮食，精神不振。

● 发病倾向：冠心病、低血压、胃痛、腹痛、胃溃疡、久泻、消化不良、水肿、宫冷不孕、痛经、闭经等。

● 适应能力：耐夏不耐冬，易感风寒湿邪。

● 形态特征：阳虚质易多白胖或清瘦、肌肉松软。

● 心理特征：性格多沉静、内向，易精神不振、少气懒言。

● 精神调摄：宜多与人交谈、沟通。对待生活中的不利事件，要从正反两方面分析，及时消除情绪中的消极因素。

● 环境调摄：要适当暖衣温食，尤其要注意腰部和下肢保暖，尽量避免强力劳作和大汗，不可恣意贪凉饮冷。运动中应注意避风寒。夏天不宜做过分剧烈的运动，以免大汗淋漓，损伤阳气；冬天避免感受寒湿之邪而损伤阳气。

五脏也有阳虚：

心阳虚兼见心悸心慌，心胸憋闷疼痛，失眠多梦，心神不宁，贴压心穴、肺穴、小肠穴、胸穴。

肝阳虚兼见头晕目眩，两胁不舒，乳房胀痛，情绪抑郁，贴压肝穴、结节穴、结节内穴、三焦穴。

脾阳虚兼见食欲不振，恶心呃逆，大便稀溏，嗳腐吞酸，贴压广谱穴、脾穴。

肾阳虚兼见腰膝酸软，小便频数或癃闭不通，阳痿早泄，性功能衰退，贴压肾穴、腰穴、神门穴、内生殖器穴。

肺阳虚兼见咳嗽气短，呼吸无力，声低懒言，痰如白沫，贴压肾穴、肺穴、气管穴、大肠穴、神门穴。

阳虚最主要的症状是畏寒怕冷、四肢不温，这是因为阳气犹如自然界的太阳，阳气不足，则内环境就会处于一种"寒冷"状态。

脾胃怕湿，也怕寒，脾胃在阳虚的影响下容易脾胃虚寒。脾胃虚寒的人吃生的、冷的，肚子里边就发凉，再严重一点就要腹痛腹泻，大便里夹杂着不消化的食物，叫完谷不化；也有的患者五更时分（凌晨3~5点），感觉脐下作痛，肚子咕咕叫，赶紧起床上厕所腹泻，中医称五更泻。容易口干，但不想喝水，尤其是凉水，稍微喝多一点，胃肠道咕噜咕噜直响，或者即便喝了也不解渴，因为寒气太重，喝进去的水被"冻"住，流通不了。

脾主四肢，脾胃虚寒一片，手脚岂能温得起来？所以当阳气不足时，如果患者以消化道症状为主，耳穴调理体质时，除正常贴压广谱穴外，需要再增加耳穴如十二指肠穴、小肠穴、阑尾穴、大肠穴、直肠穴、肛门穴等消化系统穴位，配合胃穴、胰胆穴、艇中穴、三焦穴，利用耳穴的调平功能，改善消化功能。

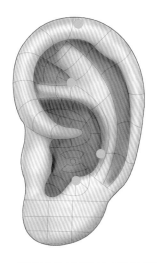

图 4-2　阳虚质体质的耳穴调摄通用穴

阳虚质体质的耳穴调摄通用穴见图 4-2。

耳穴皮质下穴，能更好地调整大脑皮层兴奋度，振奋精神，使工作、学习、生活变得有激情。能振奋精神的耳穴还有肾上腺穴、耳尖穴。

神门穴止痛，运动量的增加是改变阳虚体质最好的办法。

中医的"脾"为五脏之一，是人体对饮食物进行消化、吸收并输布其精微的重要脏器。脾主四肢，所以要多活动四肢，以流通气血。

　　患者，胡某，27 岁，患滑精多年，不能和女同志说话或接触，只要接触时间一长，精液就自行泄出，痛苦不已，伴有头昏、耳鸣、健忘、心悸、失眠、腰酸、精神萎靡等症状，四处求医，均不能很好地控制症状。

　　经耳穴贴压相应部位基础穴：艇角穴、内生殖器穴、外生殖器穴；用心穴、皮质下穴调整大脑皮层兴奋度，振奋精神，改善心理状态；用肾穴、神门穴、腰穴调整肾阳虚；配穴选肝穴，肝主筋，其脉络阴器，肝得血养，胃穴，胃为水谷之海，阳明主润宗筋而能束骨，利机关；耳尖、外耳醒脑开窍为组方，贴压 10 次为一疗程，头晕、耳鸣等症状改善明显，3 个疗程后生活基本恢复正常。

第三节 痰湿质体质

痰湿质体质的特点是形体肥胖，腹部肥满，疲倦，胸脘满闷。

● 常见表现：面部皮肤油脂较多，多汗，胸闷痰多，口黏腻或甜，喜食肥甘。

● 发病倾向：高血压、高血脂、冠心病、中风、脂肪肝、哮喘、风湿病。

● 适应能力：对雨季及湿重环境适应能力差。

● 形体特征：体形肥胖，腹部肥满松软。

● 心理特征：一般性格温和、稳重谦恭、豁达开朗、善于忍耐。

● 精神调摄：适当增加社会活动，培养广泛的兴趣爱好，增加知识，开阔眼界。合理安排休闲、度假活动，以舒畅情志、调畅气机、改善体质、增进健康。

痰湿体质者多形体肥胖，身重易倦，所以最好能长期坚持体育锻炼。

这里的"痰"并非指一般概念中的痰，而是指人体津液的异常积留，是病理性的产物；当人体脏腑功能失调，易引起气血津液运化失调、水湿停聚，聚湿成痰而成痰湿内蕴表现，常表现为体形肥胖、腹部肥满、胸闷、痰多、容易困倦、身重不爽、喜食肥甘醇酒、舌体胖大、舌苔白腻，或因寒湿侵袭、饮食不节、先天禀赋、年老久病、缺乏运动而发病，常随痰湿滞留部位不同而出现不同的症状。

1. 痰

痰即淡饮，淡字通澹，澹就是水波动荡。为了更形象地形容人体的病理状态，所以加了病字头，成为痰，称为痰饮病。现在则习惯于把清稀的叫做"饮"，黏稠的称为"痰"。

古语有云"百病多由痰作祟，怪病从痰治"。诸种痰证，皆因外感风寒六淫之邪，或由内伤七情、饮食之患，致使气逆液浊、津液停滞凝结所致。中医理论特别强调痰的影响，很多怪的毛病，中医可以从化痰的角度来治疗，往往能获得意想不到的疗效。

张景岳称："凡非风之多痰者，悉由中虚而然。夫痰即水也，其本在肾，其标在脾。在肾者，以水不归原，水泛为痰也；在脾者，以食欲不化，土不制水也。"

中医学认为，痰是人体水液代谢出现故障的产物，它的产生主要与肺、脾、肾关系密切，其中又与脾的关系最密切。中医有"脾为生痰之源、肺为贮痰之器、肾为生痰之本"之说，所以耳穴贴压需要有肺穴、脾穴、肾穴，而且治疗痰湿，必须三穴齐用，方得奇效。

2. 湿

"湿"分为内湿和外湿。外湿指环境潮湿，如淋雨、居处湿度大等，外在湿气会侵犯人体而致病；内湿是指消化系统运作失宜，水在体内的流动失控以致津液停聚，形成内湿。

"脾主运化"，脾虚则湿盛。只有培补脾胃，才能根除水湿。

那么已经生成的水湿怎么办？耳穴三焦，再配上行气的脾穴、肾穴、肺穴，使气行则湿化，然后配肝穴、胆穴即可（图4-3）。

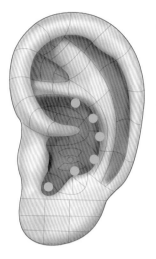

图4-3 痰湿质体质的耳穴调摄通用穴

刘某，女，47岁，患甲状腺结节，促甲状腺激素（TSH）10.9μIU/ml，耳穴贴压颈穴、颈椎穴；甲状腺结节属内分泌疾病，所以配穴贴压内分泌穴、缘中穴、皮质下穴；相应部位选咽喉穴、扁桃体穴；因为甲状腺滤泡受交感神经支配，贴压交感穴可双向调节甲状腺激素合成，配穴选肺穴、脾穴、肝穴、肾穴，化痰湿、化结节。

第四节 湿热质体质

湿热质体质的特点是面垢油光，身重困倦，大便黏滞或燥结。

● 常见表现：易生痤疮，口苦口干，身重困倦，大便黏滞不畅或燥结，小便短黄，阴囊潮湿，带下增多，舌质偏红，苔黄腻，脉滑数。

● 发病倾向：肝炎、肾炎、高脂血症、糖尿病、痛风、结石、泌尿系感染。

● 适应能力：夏末秋初湿热气候、湿重或气温偏高时，对环境不适应。

● 形体特征：胖瘦均见。

● 心理特征：湿热体质的人性情较急躁，外向好动，活泼，常常心烦易怒。

● 注意事项：湿热体质以湿热内蕴为主要特征，不要长期熬夜，或过度疲劳。要保持两便通畅，疏肝利胆，防止湿热郁聚；注意个人卫生，预防皮肤病变。

湿热的治疗，一般要分湿重还是热重。

湿重的治疗以化湿为主，可选用脾穴、三焦穴。

热重则以清热为主，可用耳尖放血泄热。

脾胃湿热证可用脾穴、胃穴、艇中穴、三焦穴。

肝胆湿热证可用脾穴、肝穴、胆穴、艇中穴、三焦穴。

大肠湿热证可用脾穴、阑尾穴、大肠穴、艇中穴、三焦穴。

膀胱湿热证可用脾穴、艇角穴、膀胱穴、肾穴、内生殖器穴、神门穴、皮质下穴、耳轮尾穴、三焦穴。

湿热痹证可用脾穴、肾穴、艇中穴、锁骨穴、三焦穴和相应肢体部位（阿是穴）双面贴压，以清热宣痹即可。

湿热的特点：一曰"重"，即湿病之人多有头重身重；二曰"浊"，亦即湿病；三曰"黏滞"，湿性缠绵，湿为阴邪，黏滞固着，不易速去，所以湿邪为病，往往起病缓慢，病程较长，缠绵难愈；四曰"趋下"，《素问·太阴阳明论》曰"伤于湿者，下先受之"，故湿邪为病，还多见淋浊、带下、脚气、足肿等下部病证。

《内经》有云"诸湿肿满，皆属于脾"。脾主湿，脾喜燥而恶湿；脾主运化、升清，病则水谷精微不能化生，清阳不升，脾气易虚，且湿易伤脾，故脾病多虚证、寒证。

湿热质体质的耳穴调摄通用穴见图4-4。

（1）耳尖放血泄热。

（2）脾穴、三焦穴运化水湿。

（3）肺穴、肾穴、膀胱穴、大肠穴，使湿热有出路。

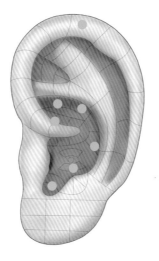

图 4-4 湿热质体质的耳穴调摄通用穴

　　杨某，男，35岁，嗜饮酒，患牛皮癣多年，近年加重，口服中药和涂抹药膏，均不见好转。双上肢、下肢等暴露在外的皮肤均可见皮肤表面出现大小不等的红斑，红斑表面有鳞屑明显，故不敢穿短袖等衣服。该患者营养较好、腹型肥胖，又嗜烟酒，属湿热体质，每次治疗前均配合耳尖放血泄热，然后按照肝胆、脾胃湿热贴压脾穴、胃穴、肝穴、胆穴、艇中穴、三焦穴；相应部位选择病程最重的下肢穴位，如跟穴、膝穴；根据肺主皮毛，选择肺穴和大肠穴。耳穴贴压3次后，湿热渐消，皮损好转，一疗程后皮肤逐渐恢复正常。

第五节 阴虚质体质

　　阴虚质体质的特点是形体偏瘦，手足心热，口燥咽干，阴液亏少。

● 常见表现：手足心热，口燥咽干，鼻微干，喜冷饮，大便干燥，舌红少津，脉细数。

● 发病倾向：高血压、糖尿病、心脑血管病、萎缩性胃炎、胃癌、肺结核。

● 适应能力：耐冬不耐夏，不耐受暑、热、燥邪。

- 形体特征：形体偏瘦。
- 心理特征：阴虚质性情较急躁，外向、活泼好动，常常心烦易怒。这是因为精神情志过度紧张，容易在体内化火、暗耗阴血、助长内热，更加重阴虚质的偏向。
- 环境调摄：阴虚质者应保证充足的睡眠时间，以藏养阴气。工作紧张、熬夜、剧烈运动、高温酷暑等，能加重阴虚倾向，应尽量避免。

肺阴虚 肺阴不足、虚热内生所表现的证候，多由久咳伤阴或热病后期，阴津损伤所致。肺阴亏虚，上不能滋润咽喉则咽干口燥，外不能濡养肌肉则形体消瘦。喉失阴津濡润，并为虚火所蒸，以致声音嘶哑，皆为阴虚内热之象。

耳穴贴压口穴、内咽穴治疗咽干口燥；加三焦穴去虚火；加肝穴、结节内穴去肝火、解烦躁；如果咳嗽，增加肺穴、气管穴、口穴、缘中穴。

心阴虚 心阴亏虚，不能濡养本脏，以致心主血脉、神明等功能减退所表现的临床证候。

形成原因主要有久病耗损阴血，或失血过多，或阴血生成不足，或情志不遂、气火内郁、暗耗阴血，导致全身阴血不足，心阴虚损。

耳穴贴压增加心穴、肺穴，以肺气推动心血，加小肠穴、胸穴缓解心慌气短等症状；因脾主运化，加脾穴、肾穴、神门穴以滋阴补津。

胃阴虚 指胃阴不足所表现的证候。多由胃病久延不愈，或热病后期阴液未复，或平素嗜食辛辣，或情志不遂，气郁化火使胃阴耗伤而致。

耳穴增加小肠穴、大肠穴，以增强肠道的吸收、蠕动能力，改善消化功能；增加三焦穴，加强向下推送通便的能力，脏腑通顺，才能有饥饿感；贲门穴可使食量增加，十二指肠穴可增强消化功能。

脾阴虚 脾脏阴液不足、濡养失职、运化无力所表现的证候。多因外感温热病后，阴液耗伤，或素体阴虚，或情志不遂，肝郁化火，灼伤阴津，或过食辛辣之品，或误服辛温之剂所致。

耳穴胃穴、脾穴以解口干不欲饮、食入不化；增加神门穴、交感穴，可解胃中嘈杂不适、隐痛；增加结节内穴可消心烦、情绪易激惹；加直肠穴，使大便成形，以利排便。

肝阴虚 阴液亏损，肝失濡润，阴不制阳，虚热内扰所表现的证候，以头晕、目涩、胁痛、烦热等为主。肝阴虚多因情志不遂、气郁化火；病起生气或与人争吵后，证见胁痛、嗳气、吞酸吐苦、口燥咽干、五心烦热、潮热盗汗、头晕耳鸣、两目干涩或舌红少津、脉弦细数。

耳穴贴压肝穴、肝阳穴、三焦穴、结节内穴以育阴潜阳；耳尖放血以滋阴降火。

肾阴虚 多是肾脏阴液不足，滋养和濡润功能减弱所表现的证候。多因素体阴虚或久病伤肾或房事过度或热病伤阴，或过服温燥劫阴之品所致。

耳穴贴压以肾穴、肝穴、腰穴、神门穴、内生殖器穴、皮质下穴、内分泌穴为主，以滋阴补津。

阴虚质体质的耳穴调摄通用穴见图4-5。

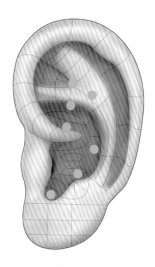

图 4-5 阴虚质体质的耳穴调摄通用穴

阴液不足、滋养和濡润功能减弱所表现的证候。主要从以下三方面论治：

耳穴贴压肾穴、神门穴、腰穴，以滋阴补津。

耳穴贴压肺穴、脾穴、小肠穴为主，以补水养液。

耳穴贴压三焦穴，以清虚火。

肾阴是一身阴气之本，偏于阴虚质者要节制，惜阴保精。阴虚质者应戒烟限酒，因为烟酒皆为湿热之品，长期吸食易致燥热内生而口干咽燥。不宜熬夜，不宜泡温泉和洗桑拿。

典型病例

　　王某，30岁，喜欢嚼槟榔，口腔溃疡史5年，双侧脸颊均有溃疡面，不能进食热、辛辣食物，用过市面上50余种治疗溃疡的喷剂与口服药，均无效。耳穴治疗，选穴口穴、面颊穴、神门穴、脾穴、三焦穴。耳穴常规治疗3次后，左侧溃疡面愈合，然而一个疗程结束后，右侧溃疡面没有任何变化。根据患者特征分析判定为阴虚体质、肝肾阴虚，遂在原耳穴方案的基础上增加肾穴、腰穴、内生殖器穴，滋阴补津。耳穴贴压肝穴、结节穴、结节内穴以育阴潜阳；耳尖放血以滋阴降火，一个疗程结束后右侧溃疡面渐渐愈合，留有白色愈合痕迹，继续一个疗程后基本恢复正常。

第六节 血瘀质体质

血瘀质体质的特点是肤色晦暗易出斑，肌肤甲错，身痛。

● 常见表现：肤色无光，色素沉着，容易出现瘀斑，口唇黯淡，舌黯或有瘀点，舌下络脉紫黯或增粗，脉涩。

● 发病倾向：易患脑卒中、胸痹，以及心脑血管等疾病。易得单纯性肥胖、黄褐斑、雀斑、甲错，女子脏躁、经前期综合征等。

● 适应能力：不耐受寒邪。

● 形体特征：面色晦暗、皮肤粗糙，还常出现淤斑，牙龈容易出血。

● 心理特征：易烦，健忘。气滞血瘀还可以有情志方面的改变，如烦躁易怒等，另外可有经期腹部刺痛。

血瘀会有什么表现呢？

首先是嘴唇，正常人的嘴唇红润而有光泽，有瘀血的人嘴唇偏乌暗，舌下静脉怒张；其次是面色，《金匮要略》里提到的面色黧黑，就是有瘀血了。

脱发是常见症状，皮毛之间有一层瘀血堵住，瘀血如同拦路虎一样，会把气血以及各种营养物质拦在那里，头发得不到滋养，自然就脱落。

皮肤偏暗，还经常出现淤斑，身体上容易出现淤青。

眼眶暗黑，嘴唇暗淡甚至发紫，皮肤干，舌质暗，有淤点或片状淤斑，舌下静脉曲张，这些都是体内血液运行不畅通，而引起的瘀血内阻等病症。

头痛，头部时时作痛，白天轻，晚上加重，痛起来像针扎一样，痛的位置固定不移。

古人认为胸部是血液汇聚的地方，所以瘀血停留在胸部，导致的各种疼痛，不管是肋胁痛、胃脘痛，还是后背痛，只要是刺痛在那里，就是血瘀。

寒凝血瘀的主要表现为刺痛，痛有定处，遇冷加重，得温则减，常有偏头痛、胸胁痛、胸痛、胃痛、腹痛、肌肉刺痛、关节疼痛等症状。

胸腹再往下，就是小腹。在局部形成瘀血，轻一点的就是痛经，重一点的就长各种包块，如子宫肌瘤、卵巢囊肿等。

衰老：元代名医朱丹溪便提出了"气血和一疾不生"等观点，而金代名医张从正在《儒门事亲》中也记载说"《内经》一书惟以气血通流为贵"。由此可见，血是人体最大的滋养源，一旦失去了这种滋养作用，人会早衰，体内气血运行不畅或血液循环受阻，进而导致多种不适症状。

热毒血瘀：伴有口舌生疮、痤疮粉刺、口燥咽干、发热，易得疾病包括单纯性肥胖、急性胃肠炎、胆石症、肾结石、血尿、肾绞痛、中风、肿瘤、女子急性盆腔炎及急性泌尿生殖系感染等。

气滞和血瘀往往互为因果，气滞可以导致血瘀，血瘀又会加重气滞，配合耳尖放血，耳穴结节内穴、耳尖穴、皮质下穴，则可以醒脑、改善心情。

偏重于气滞的症状，有胸闷、爱叹气，胃脘部、胸部两侧、腹部胀痛，嗳气的可以增加三焦穴、肝穴、胆穴、胸穴、耳中穴；咽喉下好像有东西咽不下去的感觉，增加胆穴、三焦穴。

偏重于血瘀的症状有口唇、指甲紫暗、皮肤青紫斑或者粗糙，局部刺痛或绞痛，耳穴心穴、肺穴能活血化瘀。如果疼痛部位固定的、或者能摸到肿块，增加相应部位耳穴，有条件的可以在相应部位点刺出血；面部色素沉着、眼圈发黑、黄褐斑、女性痛经、经色紫暗、夹有血块、或者是闭经，舌紫暗或者有青紫斑点、舌下静脉淤血、脉涩等，重刺激耳穴肝穴、脾穴、肾穴。

血瘀质体质的人有血行不畅的潜在倾向。血得温则行，得寒则停。血瘀体质者起居作息要规律，尤其注意不要熬夜。熬夜伤血耗气，最易加重血瘀体质的不良状态，保证良好的睡眠状态和充足的睡眠时间是调养血瘀体质的基础。要避免寒冷的刺激，居室应当温暖舒适；看电视、上网不要太久，"久视伤血"，用眼时间长了应当适当休息，注意静动结合、劳逸结合；寒热交替时节应注意防寒保暖，多在温暖时节做户外活动。

血瘀质体质耳穴调摄通用穴：心穴、肺穴、肝穴（图4-6）。

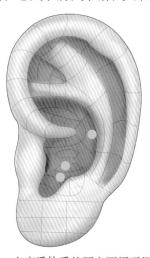

图4-6 血瘀质体质的耳穴调摄通用穴

典型病例

　　女性病例，58岁，神经性头痛20余年，每次发作时均感到头痛欲裂，痛点主要在枕骨的位置，一年四季都需戴帽，头部稍微受风，就会诱发头痛，晚上睡觉时也不敢摘帽。因为痛点固定，判定为血瘀体质，耳穴用心穴、肺穴活血化瘀，皮质下穴、枕穴解头痛，交感穴缓解颅神经痉挛，对症治疗，广谱穴给患者调整体质、增强抵抗力。贴压后嘱咐患者可以脱帽了，但患者不敢尝试，鼓励患者回家后不要再戴帽睡觉。复诊时，患者自诉贴压后头痛再未发作，可以脱帽睡觉，巩固治疗三个疗程，半年、一年后两次回访，头痛均再未发作。

第七节 气郁质体质

气郁质体质的特点是神情抑郁，忧虑脆弱，胁胀胸闷。

- 常见表现：神情抑郁，情感脆弱，烦闷不乐，咽部常有异物感，舌淡红，苔薄白，脉弦。
- 心理特征：性格内向不稳定，敏感多虑。
- 发病倾向：抑郁症，肿瘤，糖尿病，高血压。
- 适应能力：对精神刺激适应能力差，不适应阴雨天气。
- 形体特征：形体偏瘦或肌肉松软。
- 精神调摄：气郁体质的人性格内向不稳定、忧郁脆弱、敏感多疑，甚至有时不能参加正常的人际交往。

性格较为内向，忌生闷气、忌多疑多虑，不要把简单的事情复杂化，遇事豁达。《黄帝内经》告诉我们"喜胜忧"，塑造开朗乐观的性格，可以排遣忧郁；严于律己，宽以待人，处世随和，克服偏执，不苛求他人，积极赢得外界的认同。

居住场所的宽敞明亮、整洁干爽很重要，居住于狭小阴暗、潮湿凌乱的房间会加重气郁体质的不适。

日常衣着应当宽松大方、整洁干爽，日常家务琐事不宜过多，不必过分认真计较。生活严格按照既定计划规律进行，早睡早起，务必定时，娱乐劳作时最好有个搭档或参与团队集体活动。平时多听音乐，多去户外运动郊游，避免自己在室内独处，适时调整心理状态。

什么是气？充溢一身者，无非清浊二气。

清气就是人体之中的元气、正气、生生之气，是人体赖以进行各种生命活动的物质和能量来源。清气充旺，则精力旺盛、健康无病，反之则虚弱无力、疾病缠身。

浊气是相对于清气而言的，清气是正气，而浊气是废气，比如吵架生气，或者有事儿闷在心里，就是浊气。

浊气虽然是气，但是却阻碍正常运行的气血，极易在体内郁结成块。因为气滞必血瘀，血瘀的地方多了，必然会表现出各种症状。其实，不只是生气，只要有情绪被压抑，体内就会产生一股浊气。浊气积累，形成瘀血，最后变成肿块。

《丹溪心法·六郁》中，"六郁"即气郁、湿郁、痰郁、热郁、血郁、食郁。六郁之中，气郁为先，气郁一成，诸郁遂生。《丹溪心法·六郁》云："气血冲和，万病不生，一有怫郁，诸病生焉。故人身诸病，多生于郁。"

人体的各种生理活动，以气为动力，能推动脏腑气化，输布津液，宣畅血脉，消化水谷。若情志过极，忧思郁怒，首害气机。肝气郁结，疏泄失常，气机郁滞，气郁由是而成。所谓气郁，通常是指肝气郁结。

针对气郁的特点，怡情易性是治疗本病的基本原则。正如《医方论》方解中说："凡郁病必先气病，气得疏通，郁于何有。"

调养气郁体质当以行气、理气、舒畅气机为原则。中医认为，升降息，则气立孤危。一升一降，整个气机就顺了。升降很重要，盘踞在身体里面的浊气就会散去。在耳穴上理气开郁、调畅气机，首选心穴、肺穴。

心、肺穴：心为君主之官，肺为相傅之官，说肺像个"宰相"，专门辅佐心脏这个"君主"。肺通过管理体内的气，协助心脏治理全身。肺宣发肃降，宣发是向上向外，而肃降则是向下向内。一降一宣，充分满足肺的需求，使得肺气宣发肃降调畅，肺气舒服爽利，由此人体的气机通畅，不容易藏污纳垢。

肝（胃）降胆（脾）升：如果把身体比作一间房屋，这房屋长期密不透风，就容易积攒许多污浊之气。通过中医升降理论的指导，我们选择性地贴压肝穴、胆穴或脾穴、胃穴，让人体的气血循环起来，升降有序，就能将污浊之气代谢出去，恢复健康。

对于实证，首当理气开郁，所以在广谱穴的基础上要选用耳中穴、皮质下穴、耳尖穴、结节内、外耳、三焦等，并应根据是否兼有血瘀、痰结、湿滞、食积等而增加穴位，以活血、降火、祛痰、化湿、消食。

虚证则应根据损及的脏腑及气血阴精亏虚的不同情况而补之，增加小肠以养心安神。

气郁质体质的耳穴调摄通用穴：一耳贴压耳尖穴、神门穴、肾穴、小肠穴、耳中穴、贲门穴、心穴、皮质下穴，称为神经通路贴法（图4-7），另一耳根据患者病情用穴，复诊时双耳轮换贴压即可。

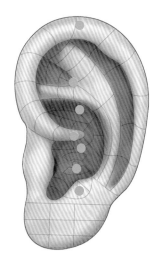

图 4-7 耳穴神经通路贴法示意图

女孩，15 岁，由于怕胖、过分节食，患上了神经性厌食，在当地精神病医院住院治疗一个月，出院后一直口服抗焦虑药和安定。父母陪伴其求医，要求耳穴治疗。左耳耳穴按照神经通路选耳尖穴、神门穴、肾穴、耳中穴、贲门穴、心穴、皮质下穴，主要治疗抑郁、焦虑、神经敏感、紧张，调整人体神经功能；右耳广谱穴、小肠穴、外耳穴、肝穴、脾穴、肾穴、三焦穴，三天一次，双耳轮换，治疗配合心理疏导。首次治疗后女孩自述心情开朗多了，也愿意和家长沟通了，经一个疗程治疗后，基本恢复正常。

第八节 特禀质体质

特禀质体质的特点是先天失常，以生理缺陷、过敏反应为主要特征。

● 常见表现：过敏体质常见哮喘、风团、咽痒、鼻塞、喷嚏等。

● 心理特征：随禀赋不同而异。

● 发病倾向：哮喘、荨麻疹、药物过敏、鼻炎、肺气肿。

● 适应能力：适应能力差，如过敏体质者。

● 精神调摄：过敏体质的人对外界的适应能力较差。

北京协和医院主办的"过敏性疾病国际高峰论坛"，提到中国的过敏性疾病患者数以亿计。如果按照世界变态反应组织对 30 个国家的调查发现，平均每 100 个人中就有 22 人有过敏问题，推算中国的过敏患者更是超过了 2 亿人。所以应当正确看待个人的体质特点，过敏体质者四季都应防止接触过敏原，特别在季节交替之时，因为此时往往也是过敏反应的多发季节。

春季，气候多风，万物复苏，柳絮、花粉随风飞散，过敏者往往防不胜防，出门应注意戴好口罩、纱巾，减少接触。风邪多在春季汗出当风、肌表皮肤在户外暴露之时引起过敏反应，故应防止受风，尽量避免在户外活动。

夏季，过敏体质者除应避开过敏原之外，也应重视精神方面的自我调养，防出汗太过、伤津耗气。

秋冬，易发过敏反应者，可以采用冬病夏治之法，借天时之利，去除顽疾。秋季气候转凉，避免清晨及夜晚在户外活动。

冬季，可以适当延长睡眠时间，增强自身免疫力。

特禀质体质耳穴调摄通用穴见图4-8。

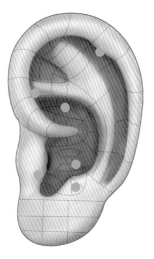

图4-8 特禀质体质的耳穴调摄通用穴

既然是抗过敏，耳穴的结节内穴、艇中穴有极好的效果，治疗上在耳穴广谱穴的基础上增加皮质下穴、肺穴、大肠穴等，能较好地抗过敏；对哮喘者增加肺穴、气管穴、缘中穴；咽痒、鼻塞增加口穴、内咽穴、内鼻穴；遗传性疾病、先天体质差增加肾穴、内生殖器穴、神门穴。

交感穴、下屏尖穴（肾上腺穴）能减少呼吸道分泌物和缓解平滑肌痉挛，酌情选用即可。

第九节 平和质体质

平和质体质的特点是阴阳气血调和，面色红润，精力充沛，形体匀称健壮。面色肤色润泽，头发稠密有光泽，目光有神，鼻色明润，嗅觉通利，唇色红润，不易疲劳，精力充沛，耐受寒热，睡眠良好，胃纳佳，二便正常，舌质淡红，苔薄白，脉和缓有力。

心理特征是性格随和开朗，平素患病较少，对自然环境和社会环境适应能力强。无需做一些特殊的养生、调理，保持现有的生活方式和习惯，注意饮食有节、起居有常、劳逸适度等，这类人群如果患病只需对症治疗即可，切勿进行一些不必要的调理，以免适得其反。

平和质可以通过运动保持和加强现有的良好正常状态，使体质水平得到进一步提高。中医的运动健身是在"天人合一"整体观的指导下进行的，在四季当中，亦要按照时令节气的阴阳变化规律，选择运用相应的运动健身方法进行锻炼。一般而言，要符合"春夏养阳，秋冬养阴"的原则，应遵循春生、夏长、秋收、冬藏的物候规律，这是中医"天人相应，顺应自然"的锻炼方法。

春季锻炼：寒冬过后的春天，因为人体脏腑的阳气有不同程度的下降，应加强锻炼。运动锻炼地点应去空气新鲜之处，如公园、广场、庭院、湖畔、河边、山坡等地，打拳、做操等，形式不拘，取己所好，尽量多活动，以适应春季阳气升发之性，符合"春夏养阳"的要求。

夏季锻炼：夏天由于气温高、湿度大，运动锻炼应根据气候特点，最好在清晨或傍晚较凉爽时进行，锻炼项目以散步、慢跑、太极拳、广播操、游泳、垂钓等为好，夏天不宜进行过分剧烈的运动，以免大汗淋漓，损伤阳气。

秋季锻炼：金秋时节，天高气爽，是运动锻炼的好时节，可根据个人的具体情况选择不同锻炼项目。野外锻炼可选择徒步、登高；练导引功、呼吸操等，使阴精阳气都处在收敛内养状态，有保肺强身之功效。

冬季锻炼：冬天虽寒，但仍要持之以恒进行自身锻炼。俗话说："冬天动一动，少闹一场病；冬天懒一懒，多喝药一碗。"冬天气温低、气压相对升高，因此，要作好必要的准备活动，避免着凉。选择适合的锻炼地点，避免在大风、大寒、大雪、大雾中及空气污染的地方运动健身。可选择适合自身的项目，进行室内锻炼，使气血经脉通畅，阴阳平衡，增强体质，为来年身体健康打下坚实的基础。

平和质在心理特征方面表现为稳定的心理素质，包括坚定的意志、高尚的情操、良好的性格等，机体适应环境的能力以及抵抗疾病的能力较强。历代医家都非常重视心性的修养，认为精神情志调摄是养生之本。平和体质的个体，由于其脏腑阴阳气血趋于均衡稳定，一般表现为精神愉悦、乐观开朗。心理状态、情志反应与内外环境的多种因素有关，精神刺激和情志变化是不可避免的，调摄精神，可以及时调摄不良情绪，对防止平和质出现偏颇和病理体质的出现、增进健康是十分必要的。

耳穴广谱穴的长期贴压可纠正机体阴阳、气血、津液失衡，是体质可调的实践基础，配穴随症加减即可。

第五章
中医理论与耳穴应用

《黄帝内经》有"圣人不治已病治未病"的记载，意思是说一个真正高明的医生，不会等到疾病已经发生了再设法救治，而应在疾病发生之前就进行预防。中医理论知识对提高耳穴诊治水平非常重要，是耳穴诊治的指南，应在中医理论指引下提高耳穴治疗水平。

第一节 咳和嗽的区别

咳嗽是临床上最常见的症状之一。咳嗽是一种反射性防御动作，通过咳嗽可以清除呼吸道内分泌物或者异物，但是咳嗽也有不利的一面，如咳嗽可以使呼吸道感染扩散，剧烈咳嗽可诱发咯血以及自发性气胸。

引起咳嗽的疾病因素有呼吸道疾病，常见的有咽喉炎、气管炎、支气管哮喘、支气管扩张等。咳嗽的主要原因就是呼吸道黏膜受到刺激时，反射而引起咳嗽。肺泡内有分泌物、渗出物等，进入小支气管引起的咳嗽常见于胸膜疾病，各种原因所致的胸膜炎或胸腔穿刺等均可以引起咳嗽。心血管疾病，如二尖瓣狭窄或者其他原因所致左心衰引起肺淤血或肺水肿，因肺泡及支气管内有浆液性或血性渗出物，可引起咳嗽。右心或静脉栓子脱落造成肺栓塞时也可以引起咳嗽，脑炎、脑膜炎患者也可以出现咳嗽。

还有一些非疾病因素，如中枢神经因素：从大脑皮质发出神经冲动，传至延髓咳嗽中枢后，可以发生咳嗽；冷空气刺激鼻黏膜时，可以反射性引起咳嗽；还有服用降压药物的副作用引起的咳嗽，胃食管反流病所致咳嗽，习惯性心理咳嗽等。

在祖国传统医学中，咳和嗽是不一样的，古代人似乎对咳嗽有着更清醒的认识，现在却混为一谈。正确区分咳和嗽，才能对因治疗。

金元时期名医刘完素的《素问·病机气宜保命集》认为"咳谓无痰而有声，肺气伤而不清也；嗽是无声而有痰，脾湿动而为痰也。"清代名医陈飞霞在其著述的《幼幼集成》中记载"凡有声无痰谓之咳，肺气伤也；有痰无声谓之嗽，脾湿动也。"沈金鳌《杂病源流犀烛》认为嗽证"病在脾，脾藏痰，故痰出而嗽止。"

从这些前人的记录中可以得出，嗽是由脾虚导致的。许多患者诉说晚上咳嗽，非得把那口痰咳出来才能安稳下来。其实这种痰就是气管、食管里的分泌物，这是嗽而非咳。

古人在造字的时候非常讲究，当气管里有痰时，就发出"咳、咳"声音，而气管里的分泌物增多时，就会通过"嗽"的动作清除。所以古人认为咳嗽至少包括气管和食管两大病因。

我们用嘴吃饭，用鼻呼吸，特殊情况下也可以张口呼吸，通过鼻子喂食（鼻饲）。气管、食管在咽部交叉会合，如果发生液体、食物走错了道就会呛咳，如果进入肺部，就会患吸入性肺炎。

如果饮食过量、过于肥腻，脾虚造成运化无力，贲门闭合，食管内的黏液过多无路可走，人就会嗽一声，把痰搜刮上来到咽喉，再吐出去。有时嗽上来的痰会跑到气管里，引起呛咳。

儿童时期，一般不会吐痰，气管和食管的这种交叉带来一个好处，就是能让分泌物咽下去。

由此可以发现，我国的传统医学对呼吸道疾病已形成了成熟的理论体系，传统医学博大精深。

咳的治疗，包括：

抗炎：耳穴上能消炎的穴位有耳尖穴、皮质下穴、神门穴、上屏尖（肾上腺）穴。

抗过敏：结节内穴。

中枢止咳：可以选皮质下穴、缘中穴、枕穴；相应部位：肺穴、气管穴、口穴。

鼻黏膜敏感：肺穴、内鼻穴。

以前治疗针对咳比较多，而对嗽的治疗重视不够。治疗嗽的关键在于节饮食，消积滞。治疗嗽的穴位离不开三焦穴。三焦穴位于耳甲腔底部，外耳孔的后下方，主要功效是消食通便，利水化浊，重在治标；而脾穴偏于健脾益气，和胃助正，重在治本。我们利用三焦清降食道，使胃内的寒痰通过肠道排除。《金匮要略》"妇人杂病脉证篇"里还介绍了另外一种痰"妇人咽中如有炙卵"，像这种咽中嗽不出来、咽不下去的痰，也要用三焦穴。

戏曲界有句行话叫做"饱吹饿唱"，大概是因为吃饱了气足能吹，饿的时候腹腔空能共鸣，也不会胃里有痰上来糊嗓子，影响发声。

所以治疗嗽，要增加耳穴口穴、食道穴、贲门穴、胃穴、十二指肠穴等消化道穴位，加上三焦穴推动气血、食物向下运化，化痰可以用脾穴、艇中穴。

有报道称在我国，胃食管反流性咳嗽大约占慢性咳嗽患者的3.5%，这些患者往往具有以下 5 个饮食习惯之一：①进食快；②喜流质食物；③喜甜食；④易饱食；⑤边吃饭边饮水或喝汤。这些生活习惯促使了胃内容物的反流，不仅会导致胃食管反流性咳嗽，也会加重其他原因所致的慢性咳嗽。

只要有胃里的内容物进入食管，即使是弱酸性甚至碱性反流，也会导致顽固性咳嗽，并且刺激食管黏膜，导致前胸或胸背疼痛。夜间由于体位的原因，胃内容物更容易反流入食管，所以反流性食管炎患者中有 50.0% 的夜间咳嗽，而 70.8% 有咽痒、咽部异物感，52.8% 有反酸烧心症状，均与胃内容物反流有关。当咳嗽时，会增大腹压，加重胃内容物的反流，加重咳嗽。总之，消化道相应部位耳穴的应用，耳穴口穴、食道穴、贲门穴加上三焦穴，就能阻止食物反流入食管，减少对食管的刺激，可有效缓解这类患者的咳嗽。

耳穴治疗咳嗽为什么效果这么好，我们会发现掏外耳道时也会引起咳嗽，这并不说明气管黏膜受到了刺激，而是因为迷走神经耳支分布于外耳道后壁，它与喉头、气管的迷走神经有关联，刺激外耳道皮肤可以引起反射性咳嗽，这也被称为耳咳反射，又叫阿诺德反射。所以刺激耳穴，能直接抑制颅神经的咳嗽反射，有明显的止咳作用。

总结一下治疗咳嗽的用穴思路：

主穴：肺穴、气管穴、口穴；相应部位主穴以调理和治疗病变部位，理肺止咳。

抗炎：耳穴上能消炎的穴位有耳尖穴、皮质下穴、神门穴、上屏尖穴（肾上腺穴）。

止咳定喘：皮质下穴、缘中穴、神门穴。

镇静消炎：神门穴有镇痛止咳的作用。

三焦穴：减少呼吸道、消化道黏液分泌物。

大肠穴：肺与大肠相表里。

抗过敏：结节内穴。

鼻黏膜敏感：肺穴、内鼻穴。

祛痰：脾穴、艇中穴。中医认为脾为生痰之源、肺为贮痰之器，脾湿不运则痰滞于肺，故痰多时取脾。

第二节　耳穴调理痰

说到痰，普通人往往直接想到从口中吐出的痰。实际上，传统医学中痰的范围非常广，包括有形之痰和无形之痰。有形之痰指咳吐而出的痰液；此外，有些疾病如头目眩晕、恶心呕吐、心悸气短、神昏或癫狂等也可能由痰引起，这种看不见的痰，就是无形之痰。

"脾为生痰之源，肺为贮痰之器"，有形之痰的产生主要与肺、脾两脏有关。

肺主呼吸，调节气的出入和升降。当邪气侵袭肺时，容易导致肺内的津液凝聚成痰。

脾主运化，即消化和运送营养物质至各脏器。如果湿邪侵犯人体，或思虑过度、劳倦及饮食不节，都能伤脾而使其失去运化功能，造成水湿内停凝结成痰。

在耳穴治疗上，我们首先要针对性地贴压肺穴、气管穴、口穴部位，增加呼吸道抵抗力，减少痰液的分泌，还要增加脾穴等治本的穴位，使疗效长久。

"有形之痰"主要有寒痰、热痰、湿痰及燥痰等。

寒痰 呈白色，患者怕冷、喜欢喝热的、舌苔薄白。这种情况多由感受寒邪引起，通常就是受凉感冒引起的呼吸道炎症，患者可以多用些陈皮、桔梗等化痰的药物泡水饮用，同时治疗风寒感冒。

位于对耳屏内侧面的皮质下穴可以消炎，预防发烧。这个穴位有消炎、消肿、镇静、止痛、止汗、抗休克等疗效，能够调整内脏机能，调节汗液分泌，还能调节大脑皮层和皮质下植物神经中枢的兴奋和抑制，重按能使患者微微出汗，提高疗效。

热痰 指色黄、黏稠，由热邪侵肺或先受风寒发高热数天后转化而来，患者怕热、喜欢喝凉的、舌红苔黄。此时，就要清热化痰，饮食要清淡，不要吃些容易上火的煎炒食物，可以喝鲜竹沥水或者梨汁。我们除了要用耳尖穴预防发热，还要增加下屏尖（肾上腺）穴、皮质下穴、神门穴等能消炎治标的穴位，有条件的还可耳尖放血泄热。

湿痰 为白色稀水样，患者有身体沉重、便稀、舌苔薄白或白腻。这是由于湿邪侵入人体，使肺、脾功能失调，或者饮食过于油腻，缺乏运动等，导致脾的运化功能失调。此时可多吃些健脾的薏米、山药等食物，同时加强锻炼、控制体重。

那么，如何来辨别脾生之痰呢？痰色白、稠厚、易出，仿佛从咽喉滑入口中之感，无需用力咳出，故古人称为湿痰嗽，不称为咳痰。如《万病回春》卷二言："痰嗽者，嗽动便有痰声，痰出嗽止是也。"有痰出嗽止之证候特色。这时的耳穴就要用三焦穴，以通便、利水化浊，脾穴可以双面贴压，以增加化湿的效果。

燥痰 痰黏稠不易咳出，患者口鼻咽燥、舌苔薄黄。患者要多喝水，可适当用沙参、麦冬等养阴的药物代茶饮，同时保持呼吸道湿润，室内可用加湿器。耳穴如口穴、气管穴、缘中穴、角窝中穴、皮质下穴，能止咳、镇咳；艇中穴有调节肾上腺及肾上腺皮质激素的作用，常用于抗风湿、抗过敏、抗休克及消炎消肿等类似激素的作用，使痰液容易咳出。但有时一味地镇咳，痰液不易咳出，反倒增加了咳嗽。另外，还有交感穴，有调节血管舒张收缩和兴奋或调节呼吸中枢等功能，能缓解平滑肌痉挛，也有镇咳的作用。

通过上面的讲解，虽然痰是从肺出，人们也多认为肺生痰，但咳痰，非肺之独病，而是与其他脏腑均密切相关。

"百病生痰、痰生百病""怪病多痰""怪病皆生于痰"等论，几乎医人皆知。我们在临床遇到不熟悉或者按照常规治疗效果不好的疾病，建议可以考虑按照痰瘀病治疗。因为人身气血贵在充盈和流畅，一旦偏盛、偏衰或运行不畅则百病萌生。

机体有痰瘀后，使气血阻滞，气机运行不畅，造成瘀血、痰凝、气滞等三大病理改变，痰瘀使脏腑功能下降，虚实夹杂，使疾病根深蒂固，酿成难治之疾。

要根据不同疾病和痰瘀凝结所在部位、病理属性、痰瘀生成的因果关系，采用不同的治疗方法。耳穴上用相应部位，配合解决主要症状，再加上肺、脾、肾治本的穴位即可。如风湿性关节炎、骨质增生、关节肿大，可以用耳穴膝穴或者腰椎、腕等肿胀疼痛部位的耳穴，加上止痛的穴位（皮质下穴或神门穴），配上肺穴、脾穴、肾穴即可。

冠心病，痰瘀阻抑心阳，痰瘀难分先后，可用耳穴心穴与心穴的表里穴小肠穴，活血化瘀，配合需要解决的主要症状就是心绞痛或胸闷气短，对应在耳穴上就是胸穴，还可以用三焦穴调理气机，再加上化痰的三大主穴肺穴、脾穴、肾穴即可。

前列腺肥大，非常难治，可以用相应部位的穴位艇角穴、内生殖器穴，配合主要需要解决的症状尿频、尿急、尿潴留，用膀胱穴、皮质下穴，再加上肺穴、脾穴、肾穴治本的穴位即可。

慢性咽炎久治不愈，嗓子里经常有痰堵着，无论怎么用力就是咳不出，想咽还咽不下去，感觉非常难受。朱丹溪在《丹溪心法》中为大家推荐了一种非常有效的方剂"瓜蒂散"。耳穴上也有能帮助吐出壅塞在膈上的痰涎和食滞的穴位，就是艇中穴，艇中穴有促进痰液排出的作用，耳穴的配穴还是相应部位主穴（口穴、内咽穴），慢性咽炎需要消炎，选择皮质下穴、三焦穴或下屏尖（肾上腺）穴等具有消炎作用的穴位，再加上艇中穴利痰，最后按照古训"脾为生痰之源、肺为贮痰之器、肾为生痰之本"，选择治本的穴位脾穴、肺穴、肾穴即可。

编者在临床治疗脸上有紫黑印、心里热身外凉的灯笼病、指尖发热、顽固手汗、解便泪下、胸内奇痒等奇病怪病，就是遵循古训"怪病从痰论"这个原理。

分享一个从痰论治的例子。患者张某，男，43岁，总觉得背部冒凉气，没有其他的特殊症状。否认近期感冒病史，无发热。以手触其肩胛下角偏上处，约手掌大的范围有冰凉感。听诊显示双肺呼吸音清，正常。

耳穴贴压时首选相应部位，在耳穴肩、锁骨处，用探棒按压寻找阳性反应点，双面贴压，配合上脾穴、肺穴、肾穴三穴，贴压后患者感到背部恶寒明显减轻，连续治疗多次后，患者告知"背部已经不感到凉了，没有不舒服的"，症状完全消失。

分析原因，本例患者属《金匮要略》中"心下有留饮，其人背寒冷如掌大"，也就是说背部腧穴是人体脏腑经络气血输注之处，心之俞穴在背部，饮留心下，寒饮注其俞，阳气不能展布，影响经脉运行气血的功能，所以背部寒冷如手大。

用通俗的话解释，就是痰饮阻了心下阳气，脾阳不足、水饮泛溢、停留心下所致，使背俞穴失去了气血的温煦，所以有一块凉的地方。而我们用的脾、肺、肾三穴，有脾穴解决了脾阳不足、肾穴解决了水饮泛溢，用肺穴，肺主气，加速气血运行，不让寒凉停留在心下，因此有效。

老人和儿童的痰又可能是另外一种情况，中医常讲老人痰多是"虚"，儿童痰多是"热"。

在人们的印象中，痰多伴随着感冒、咳嗽等症状，尤其是老人和小孩，这种认识把不少人带入了误区：治好感冒，痰自然减少了；小孩吃某种药后，痰变少了。其实细心的人会发现，痰多的时候，还会有眩晕、头痛、心悸、浑身痛、乏力等症状，这正应了"百病生于痰"这句俗语。

虽然老人和儿童是生痰重点人群，但是老人痰多常是由脾虚、肺虚、肾虚导致，所以在治疗上，老人在呼吸道感染的缓解期，除了用肺穴、气管穴、口穴为主穴外，还要有消炎的穴位，再增加肺穴、脾穴、肾穴治本的穴位，才能取得较长久的效果；儿童痰多则是由肺热导致，需要以呼吸道抗炎为主，在耳穴的治疗上只需要相应部位如肺穴、气管穴、口穴、扁桃体穴，再增加消炎的穴位如皮质下穴、神门穴，而且儿童体质有热易发烧，还需要用耳尖穴、三焦穴祛火防治发热。这两类人群在耳穴治疗中不能混为一谈。

第三节 耳穴调节七情

七情，即喜、怒、忧、思、悲、恐、惊七种情绪，它们与身体疾病的发生有着密切的联系。

一、七情证候

七情证候多见于内伤杂病，其发病多由于外界的刺激，使精神发生变化，造成情志的过度兴奋或抑制，从而损伤内脏，导致各种疾患。七情致病，主要表现在阴阳气血的变化，如暴喜伤阳、暴怒伤阴、气郁化火、气逆则血乱，这些都能直接伤及五脏，表现出五脏的证候。

惊喜过度就会造成喜伤，则心神不安，或语无伦次、举止失常；《儒林外史》中范进中举的故事大家都了解：多年的科举屡试不中，一直被人瞧不起，终于考上举人，却一下子疯了，这就是喜伤的例子。

怒伤就是生气造成肝气逆，可致神昏暴厥。《三国演义》中周瑜之死就是怒伤，周瑜气度褊狭、忌才妒能，被诸葛亮用计气死了，临死还说出"既生瑜，何生亮"的话。

忧伤，则情志抑郁、闷闷不乐、神疲乏力、食欲不佳。《红楼梦》中的林黛玉，就是最好的例子，林妹妹好吃好住，还有丫鬟服侍，但一直多愁善感，悲忧伤肺，因此咳嗽、咯血。

思伤，思虑过度则健忘、怔忡、睡眠不佳、形体消瘦。"自古多情空余恨，相思只为伊人瘦"，还有"衣带渐宽终不悔，为伊消得人憔悴"，这些都说明"思虑过度，脾胃乃伤"，也就是心里装着事，吃饭也不香。

再是思虑过度则会气血损耗，使人早衰。《三国演义》中有这样一个情节：诸葛亮最后一次北伐期间，遭遇司马懿顽强抵抗，双方相持数月，由于司马懿死守不攻，使得诸葛亮一筹莫展。诸葛亮派使者给司马懿送了一套女人衣服，司马懿问使者诸葛亮吃饭的情况，使者回答，一天下来，只能吃一点食物而已，孩童一天吃的都比诸葛亮还要多。相信大家都很清楚，这点分量是远远不能满足一个成年男性的需求的。故司马懿断言："孔明其能久乎！"最终诸葛亮积劳成疾，病逝于五丈原。诸葛亮早逝的主要原因就是因思虑过度而积劳成疾，过思伤脾，脾胃受损，久而久之，终至气血衰竭。

悲伤，则面色惨淡、神气不足。人世间难免有令人悲痛的事，如亲人的离去、朋友突然死亡、骨肉的分离、婚姻的不幸等都会使人悲痛，有些人悲伤致疾，然而这些疾病又无药可治。传说朱丹溪曾遇一青年秀才，婚后不久妻子亡故，因此终日哭泣悲伤，终成疾病，求尽名医，用尽名药，久治无效。朱丹溪为其诊脉后说："你有喜脉，看样子恐怕已有数月了"。秀才捧腹大笑，说："什么名医，男女都不分，庸医也"！此后，每每想起此事，就会自然发笑，亦常将此事作为奇谈笑料告诉他人，与众人同乐。月余，秀才食欲增加，心情开朗，病态消除。这时，朱丹溪才告诉秀才，这是以喜乐制胜悲忧的治法。

恐伤，古人有非常形象的描述，即"惊惕不安、常欲闭户独处，如恐人将捕之"，春秋末期的吴国大夫伍子胥，曾被楚平王追杀，为了蒙混过昭关，一夜之间急白了头。

惊伤，则情绪不宁、语言举止失常。《三国演义》中张飞喝断当阳桥，直接将曹军的夏侯杰给吓死了。

明代《名医类案》中记载：一周姓医生在治疗一产妇舌不能缩回时，制造惊恐声音使之大吃一惊，舌随之应声收回口中，病乃愈。此医案说明"惊"乃是无形之药，能治产妇舌不能缩之症。

笔者父亲曾经治疗过一癔症性失语病例。张某，女，19岁，与家人发生严重口角，继之沉默不语。次日晨起突发四肢抽搐、失语，经掐人中后恢复。当晚复又发作，伴头痛、呕吐不能进食，无发热。每次发作，意识均无丧失，能理解问话但不能言语，双眼紧闭、两手握拳、双足交替直伸，历时半小时左右。求治前已失语半月，当时父亲采用的就是古时治法，用针灸针重手法针刺心、枕二穴，同时突然询问患者痛不痛？患者不自觉说："痛、痛"，父亲说"你不是能说话吗？"患者就这样痊愈了。

由于七情证候与内伤诸证有密切关系，临床时还须结合脏腑、气血辨证论治。

二、七情与五脏的关系

1. 喜伤心

喜为七情之首，乃心气所发，而心为五脏之首。七情致病各有所主，而都与心有密切联系。心为君主之官，是精神活动的主宰，除了过喜伤心外，怒、忧、思、悲、恐、惊都能伤及心，心气受损，也会累及其他各脏器，所以中医有"主不明则十二官危"之说，即所有的七情疾病都和心有关。

中医认为心主神明，与人们的精神、意识、思维活动有密切关系，喜为心之志。喜在正常情况下能缓和紧张情绪，使心情舒畅气血和缓，故有"喜则气缓"之说。但是，喜乐过极则损伤心神，可导致心的病变，出现乏力、出汗、胸闷、心悸、失眠，重则神志错乱、语无伦次、哭笑无常、举止异常等。现代许多疾病如高血压、冠心病、肥胖、脑卒中，以及某些精神疾病等都与此有关，尤以中老年人多见。

五行相生相克中，心属火，水克火，肾属水，肾水克心火。心在志为喜，肾在志为恐，故喜伤心（中医心又包括大脑功能）、恐胜喜，也就是说适当恐惧可以制约过喜所致病变。喜时造成中风或突然死亡，中医称之为"喜中"。

心主神明，愉悦时，思维敏捷，想象力丰富，创造力增强，考试时也能有超常发挥，运动员易破纪录。心其华在面，喜悦时会神采飞扬，面带笑容，喜形于色，热恋中的情侣越发娇美动人或潇洒英俊等。心开窍于舌，高兴时能口若悬河，滔滔不绝，语言流畅动听等。心主血，贴压耳穴心穴可以使人体气血运行加速、面色红润、增加御寒能力，抗病能力提高，预防心脑血管病，但是缺点是易引起心慌。

由于心与小肠相表里，故人在高兴时也胃口大开，久则心宽体胖等，所以我们在临床应用中，一般要把心穴和小肠穴一起联合应用，可以改善心慌、心悸、失眠、多梦、健忘、多汗、心前区疼痛，还可以治疗精神与心血管方面的疾病，如神志错乱、喜笑不休、悲伤欲哭、多疑善虑、惊恐不安等症状。心穴与小肠穴联合应用调心效果较好。

2. 怒伤肝

怒为肝之志，中医认为肝主疏泄，调节人体精神情志；肝为刚脏，易于发怒，发怒是人们欲望和需求受到遏抑，郁怒之火向外发泄的一种表现。在某些情况下，小怒可有某种快感，有利于肝胆之气舒畅条达、气血和平。

人遇怒而不怒，憋在心里，可导致疏泄不及，容易出现抑郁寡欢、多愁善虑、嗳气太息；如暴怒太过，则"怒则气上"而见头晕头痛、面赤耳鸣，这些都是阳气急亢，致使血液郁积于头部而发生的各种症状，所以该发怒时就发怒，只是要怒而有节，不要太过罢了。

耳穴上肝穴和结节内穴都可以调肝。在耳穴上除肝穴外，还有个非常重要的穴位，就是结节内穴，这个穴位在耳轮结节的内侧，外侧是肝阳、枕小神经。结节内穴有很好的抗焦虑作用，能缓解坐立不安、焦虑、爱发脾气等症状，这个穴位对于现代都市人来说是个很好的穴位，可以常贴。

3. 忧伤肺

忧为肺之志，忧伤肺，忧则气郁。中医认为：肺主气，忧愁过度会引起肺气郁滞不畅。

忧愁的人临床上主要表现为少气、说话声音低、咳嗽、胸满、气粗等症状。然而，忧伤肺的同时，又往往会伤及于脾，造成食欲不振。过度悲哀，耗伤肺气。情绪低落使人意志消沉、心神沮丧，又可出现面色惨淡、长吁短叹、精神萎靡不振等症。

五行相生相克中，火克金，肺属金，心属火，心火克肺金。心在志为喜，肺在志为忧，故忧伤肺、喜胜忧。忧则气结,喜则百脉舒和,也就是说适当喜庆可以制约忧虑所致病变。大家熟知"杯弓蛇影"的典故,很好地解释了忧虑的坏处:有一天,一位客人正举杯痛饮,无意中瞥见杯中似有一游动的小蛇,但碍于众多客人的情面,他硬着头皮把酒喝下。此后,他忧心忡忡,总是觉得有蛇在腹中蠢蠢欲动,整天疑虑重重、恶心欲吐,最后竟卧床不起。后经人指点,疑窦顿开,压在心头的石头被移除后,病随之而愈。此病虽不是以喜胜忧来消除疾病,但也说明了忧郁过度可以诱发疾病。

耳尖穴,耳穴上能醒脑的穴位,位于耳轮区,耳轮顶端,将耳郭向前对折,耳郭上端的耳轮处。这个穴位主治高血压、发热、疼痛、烦躁,这个穴位点刺放血,有清心泻火的作用,贴压有凉血、泻火、利窍之功,对肝昏迷等重症头脑不清也有效果,可谓治之深重,对头脑迷糊不清晰的,可多用此穴。

4.思伤脾

思为脾之志,思伤脾,思则气结。中医认为"思发于脾而成于心",正常的思考问题,并不影响人体正常生理活动,然而思虑过度不但耗伤心神,也会引起脾的运化功能失调。思虑过度导致气结于中、脾气郁结、中焦气滞、水谷不化,而见胃纳呆滞、腹胀便溏,甚至身形消瘦等。伤于心则使心血虚弱、神失所养,而见心悸、怔忡、失眠、健忘、多梦等症。

思虑过度,脾胃乃伤。对于"思伤脾"的治疗,一方面,因所伤为脾,所以我们常从疏肝解郁、健脾和胃等角度,来调理脾胃脏腑功能,从而改善全身症状;另一方面,病之本在于"思",在治疗脾胃病的同时,也建议患者进行心理疏导。

生活中我们要乐观豁达,避免思虑过度伤及脾胃;同时,尽可能做到多陪陪家人,常联络亲友,不要使任何一位爱自己的亲友过于牵挂、思而伤脾。

耳穴脾穴可以化解思虑过度。

曾有一高血压眩晕的患者,主诉近半年来头晕胀痛,医院诊断为"高血压病",但服用各种药物,眩晕依旧,后求治于中医,服药十余剂仍不见效,近日病情加重,要求耳穴治疗。

经测量,血压180/110mmHg。追问病史,知其既往血压正常,但性格素多疑虑。半年前因犯猜疑而忧思终日,初仅感脘闷纳差,继则头晕蒙蒙,胀痛且重,然后测血压发现升高。仔细问诊,获悉患者白天体倦乏力、精神萎靡,夜间思绪万千、不能入眠,胸胁满闷不舒、肚子胀痛,有时恶心欲呕、大便不畅、溲黄等。

这是典型的"思伤脾""思则气结",此病起于终日忧思、思虑伤脾、脾伤气结,所致三焦不畅、气机升降失常,故清窍被蒙而致头晕昏蒙、胀痛且重。

所以综观诸证,其病本在脾,故治法宜以健脾化痰为主。主穴选耳穴脾穴,双面贴压,配合胃穴,增加表里穴提高疗效;选三焦穴通达三焦气机;因有化热之象,而佐以耳尖放血、清利湿热,然后贴压耳尖醒脑、结节内穴解除烦躁,并嘱其注意精神调养。患者耳穴治疗三次后,所有的症状就消失了,血压也降至正常。通过此案之验,说明临床辨证勿忘七情,尤其是更年期的女士。

5.悲伤肺

悲为肺之志，中医把悲和忧在五脏相配中同属肺，悲为忧之极。悲是伤感而哀痛的一种情志表现。悲哀太过，往往耗伤肺气而涉及心、肝、脾等多个脏器病变。耗伤肺气，致气弱消减、意志消沉、万事灰心，可见气短胸闷、精神萎靡不振、乏力懒惰等症；累及肝脏，肝伤则精神错乱，甚至筋脉挛急、胁肋不舒等。悲哀过度，还可以使心气内伤，又见心悸、精神恍惚之症；伤及于脾则胃气滞塞、消化失职，则现腹部胀满、四肢肌肉萎缩等症。

古代医家发现，肺是表达人的忧愁、悲伤的情志活动的主要器官。当人因忧愁而哭泣时，会痛哭流涕，这主要是因为肺开窍于鼻，肺主气，为声音之总司。悲伤哭泣过多会导致声音嘶哑、呼吸急促等。肺主皮毛，故忧愁会使人的面部皱纹增多。悲伤肺，人在悲伤忧愁时，可使肺气抑郁、耗散气阴，出现感冒、咳嗽等症。

中医认为肺主皮毛，所以悲忧伤肺，还可表现在某些由于精神因素所致的皮肤病上，如情绪抑郁、忧愁悲伤可导致荨麻疹、斑秃、牛皮癣等。

耳穴上的耳中穴，位于耳轮脚处，对各种神经系统疾患有较好的治疗作用。

一位女性患者，因3个月前丈夫突然逝去，非常悲痛，自觉意志消沉，万事灰心，继之出现气短胸闷、两胁胀痛，月经失调、先后不定期等症，经检查未见明显器质性病变。经诊断为患者悲伤过度所致肺气损伤，肝主疏泄失职，血失所养，故见上述症状。给予的耳穴处方只是广谱穴加结节内穴、耳中穴，另嘱其有空时多与友人交流。时间是治愈悲伤的良药，1个月后患者告知诸症消失，月经恢复正常。

6.恐伤肾

恐为肾之志，中医把恐与肾相配属。俗语有"吓得屁滚尿流""吓得尿裤子了"就是对恐的真实写照。

恐是一种胆怯、惧怕的心理作用。长期恐惧或突然意外惊恐，都能导致肾脏的气机功能受到损伤，即所谓恐伤肾。

宝宝易受到惊吓，妈妈应立刻用轻柔的声音安慰宝宝，同时还要进行肌肤的接触，如用手顺着宝宝头轻微地抚摸或者是轻拍其背部，亲人的声音和肢体接触能够很快让宝宝得到安全感，起到最大程度的安慰作用。

人体过于感受恐怖，致肾气不固、气陷于下，会出现大小便失禁等症状。恐惧伤肾、精气不能上奉，则心肺失其濡养、水火升降不交，可见胸满腹胀、心神不安、夜不能寐之症。

皮质下穴是能调节情志的穴位。皮质下穴位于耳郭对耳屏的内侧，有调节大脑皮层和皮质下植物神经中枢的兴奋与抑制过程的作用，振奋精神就能消除恐惧，常用于辅助治疗大脑皮层兴奋和抑制功能失调引起的症候群，如神经官能症、精神分裂症等。

肾穴为什么能调节大脑功能？因为《内经》上讲，肾主骨生髓，脑为髓海，所以脑的状态和肾脏的功能直接相关。具体到大脑，那就是理解、记忆、分析的能力，损伤了肾气就会导致大脑发空、发木，什么东西都记不住。

消除恐惧的最好方法应当是做到临恐不乱，迅速冷静下来，正确面对。对患者的治疗，可以采用开导、引导患者思考，正确地认识事物的本质，从而克服患者过度恐惧的病态情绪。只有通过说理开导，诱导患者把恐惧心理消除了，情绪高昂了，疾病也就自然而愈了。

五行相生相克中，土克水，肾属水，脾属土，脾土克肾水。脾在志为思，肾在志为恐，故恐伤肾、思胜恐。思是一个认知过程，能约束各种感情的思维活动，当人受到恐时，只要静下来思考，就会消除恐惧的心理，故思考可以制约恐惧过度所致病变。

7. 惊伤心

惊为心之志，中医把惊与心相配属。成语"惊惶失措"是指惊慌而举止失常，不知所措；"惊喜交集"是指震惊和喜悦常常交织在一起，这也说明喜和惊在志又同属于心。中医认为惊伤神而致人体气机功能紊乱，内动心神。人若饱受惊吓会出现目瞪口呆、彷徨失措、精神错乱、心悸失眠、心烦气短等症，心虚之人也易受惊吓。

耳穴胰胆穴有很好的止惊作用，可以治疗小儿睡眠不实、翻动过多，也能化解易受惊吓、胆小的症状。

惊则气乱。气乱是指突然受惊吓所致心气紊乱。当人受到惊吓时只要迅速冷静下来就会减轻惊骇所带来的精神创伤。

俗话说，退一步海阔天空，做人做事千万不要钻牛角尖，情绪对脏腑的伤害是无形的，远比外邪病毒更为直接和深入。

人的思想正是最难改变的，这也与个人的性格有关。一般人往往只盯着他人的短处，不喜欢回头看自己的问题，古今中外的圣人都不断教诲我们，要懂得感恩、自省、忏悔、自我检讨，可见人要看清自己有多么难。正是因为意识不到自己的问题，不愿意改变，过度的情志得不到调整，治疗效果往往事倍功半。

现代人患各种各样的病，是因为不注重健康吗？不是，太多人只是把身体看作一个机器，每个器官就是零件，零件检查出来没毛病，就自认为健康，忘记了身、心是一体的。

当我们皮肤过敏、喉咙不适、胃痛胃溃疡、失眠多梦、经常性头痛等症状，常常会想：是不是身体出现什么问题了？其实很多时候，经常性的负面情绪才是幕后黑手。我们常说"气死我了""压力好大""心有不甘"，这正是情绪在作祟。生气让人感觉失控，焦虑会一点点消磨掉人的心力，而压力让人沮丧。

人体里有着一套精密的免疫系统，这里说的免疫系统，不仅是西医所说的狭义的免疫能力，而是传统医学的概念，包含自我修复及再生。研究表明，导致免疫系统出现问题的情绪排名依次是：生气、悲伤、恐惧、忧郁、敌意、猜疑，以及季节性失控，如夏季频发争执和摩擦，冬季抑郁症患者会较多。人们只喜欢好的情绪，比如快乐，而把负面的情绪如悲伤、恐惧、委屈等压抑下来，累积在身体里，而这些负面情绪，终将化作一场免疫风暴。

了解以上知识，通过对穴位的灵活应用，利用耳穴调整情绪就游刃有余了。

三、耳穴怎么调整情绪

首先利用耳穴广谱穴，调节身心。

耳穴枕穴，利眠、提高睡眠质量，对神经系统具有调节作用。可增强人体的适应和免疫能力，同时消除疲劳、放松肢体。

耳穴贲门、十二指肠穴，调理肠胃，耳穴贴压神门、腰穴，提升先天正气，防治各种不适和疼痛，改善亚健康状态。

在耳穴广谱穴的基础上，还可以增加以下几个穴位：

耳尖穴：将耳郭向前对折，位于耳郭上端的耳轮处，有凉血、泻火、利窍之功，可用于醒脑。

结节内穴：耳穴贴压可以治疗脾气急躁。

肝穴：调节精神情志。

脾穴：补脾气，脾气虚的人精神抑郁。

广谱穴能让人吃得好、睡得好、浑身不痛，精神气爽。身体是不会说谎的，它忠实地帮我们贮存所有的情绪，而生病其实是在提醒我们，要去面对自己真正的需求，妥善地去处理，并相信身体的能力。

中医主张在诊断病症时，要注意患者在病发前的状况，才能准确找到病根，对症下药。对于这类疾病要从调理气血入手，先提高脏腑机能，从而增强身体对不良情绪的调节能力。在调理期间，医患互相信任，遵从医生的指导，敞开心胸，才能达到预期效果。身心健康才能有幸福的生活，一个人的脾气和性格会影响身心健康的变化，因此，预防疾病，先从调节自己的情志健康开始。

最后总结耳穴中能调节情志的穴位如下：

皮质下穴、额穴常用于治疗神经系统、消化系统、心血管系统的病症，这个穴位还有调节大脑皮层和皮质下植物神经中枢的兴奋与抑制过程的作用，常用于辅助治疗大脑皮层兴奋和抑制功能失调引起的症候群，如神经官能症、精神分裂症、失眠、记忆力下降、健忘、多梦、癔症、癔症性瘫痪、癔症性失语、忧郁、焦虑等。

心穴、小肠穴能治疗胃神经官能症、癫痫、癔症、精神分裂症、脑震荡后遗症、脑膜炎后遗症，还能辅助治疗各种精神病。

耳中穴能治疗胃神经官能症及其他神经疾患。

耳尖穴可以醒脑。

胰胆穴可以清热疏郁，治疗偏头痛、胆小、易惊等病症。

肝穴、结节内穴可以治疗肝郁胁痛、胸胁闷痛、情绪郁抑、忧郁症、神经衰弱、精神分裂症。

脾穴、贲门、胃穴可以调养阴血、宣肺健脾、益气助正，可以治疗心思过多、不思饮食。

肾、神门穴可以理解为补肾，可以治疗各种大脑疾病，因为肾藏精，精生髓，脑为髓海。

《素问·举痛论》指出："百病生于气也，怒则气上，喜则气缓，悲则气消，恐则气下……惊则气乱……思则气结。"真正损伤人体的七情，一定是剧烈的或者是持久的。只有正确对待，学会快乐、专注的生活，勿让不良情绪伤害自己。《内经》有云："精神内守，病安从来。"

有的人心情郁闷或者心烦，虽然烦不属于七情中的一种，但是学会灵活应用耳穴，一样也能很好地进行调理。从"烦"这个字就能看出端倪，烦字左边是个火，这就解释了为什么烦，因为有火、有热。《说文解字》中说"烦，热头痛也，从页，从火"。这是烦字的本义，指头痛发热，后又引申为苦闷、心情不舒服。心里头有热，人会比较烦躁，坐也不是，站也不是，有一个词叫坐立不安，大概就是这么一种状态。到了晚上，躺在床上，翻过来，覆过去，这就是心中有热，虚烦不得眠。

在耳穴贴压中可以用心穴、三焦，配穴选大肠穴或者膀胱穴。这就是中医的智慧之处，用三焦穴把心火往下引，引到膀胱穴、大肠穴，使热有出路，心火旺的人小便一般都偏黄，等到黄浊的小便越排越清，心火也就清得差不多了。

耳穴中的三焦穴，不仅能清心火，还能清肺火以及肝、胆、脾胃之火。如果烦闷到影响睡眠，可以再增加肾穴、神门穴，让肾水去制约心火，提高疗效。

那么脾气急躁怎么办？有的人经常因为一些鸡毛蒜皮的小事和同事、家人吵得不可开交，总觉得没人理解，心情郁闷。说到用穴，因为五脏之中，肝主情志、肝主疏泄，这当中就包括了疏泄气机，生气当然和肝气郁结有关。

在用肝穴疏肝的同时，还要加上脾穴。肝有了坏情绪，自己又疏泄不掉，它就会分一部分给脾，这就是为什么一生气就吃不下饭、一紧张就拉肚子，因为在五行学说里，肝木会克脾土。

肝气郁结久了会化火、会伤阴，这就是为什么人在生气的时候，通常是面红耳赤的，就是身体里的气机被打乱了，气血往上涌了，所以增加一个耳尖穴，醒脑、清虚火，这是非常有必要的，配穴选三焦就行了。最后再增加一个抗焦虑的特效穴——结节内穴，这个穴位对焦虑不安、紧张、神经敏感有很好的缓解作用。

第四节 面肿为风、脚肿为水

宋代四大书法家之一的蔡襄有一幅书法作品，其名字非常奇怪，名为《脚气帖》（图5-1）。

《脚气帖》记载："仆自四月以来，辄得脚气发肿，入秋乃减，所以不辞北行，然于湖山佳致未忘耳。"内容是蔡襄自述从四月起脚气发肿，入秋以后脚气病稍好，准备北行，顺便领略沿途的湖光山色。蔡襄晚年，一直受足疾、腿部水肿困扰，古代的脚气非现在我们所知的脚气，而是腿部水肿，中医称为"气落底"，俗称"脚气"。

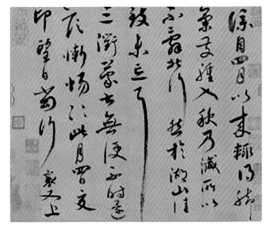

图 5-1 蔡襄《脚气帖》书影

中医的"面肿为风、脚肿为水"是什么意思，这种说法有医学依据吗？

脚肿的原因不同，比如痛风引起的脚肿，大脚趾、脚跟及膝盖部分会突然红肿胀痛，关节发热，疼痛难忍；水肿型营养不良的脚肿，多由于老人进食少，优质蛋白缺乏，消化功能减弱引起的低蛋白性血症，厌食导致的脚肿也是这个原因。

如果是下腔静脉性脚肿，主要由下腔静脉回流不畅导致，一般表现为一只脚先肿，或单侧脚肿。

气候也可以在一定程度上引起脚肿。天热时，人体的周围血管大多处于扩张状态，使毛细血管充血，所以使皮肤、皮下及软组织均呈现轻度的肿胀，同热胀冷缩是一个道理。

全身性疾病引发的脚肿，如患有心脏病、心功能减退以及肾病的老年人，多有脚肿的现象。例如，肾炎就可以引起脚肿，高血压也可引起脚肿。因此某些脚肿可能是某种疾病的预兆，要引起重视。

还有一种情况多见老年女性，多为双脚同时出现，程度较轻，常在站立时间较长或劳累时出现，若平卧或休息后可逐渐消失，则是钠盐摄入过多、用药不当及因局部感染引起的。脚气病等引发的脚肿，在老年人中也较为常见。

老年人脚肿的病因和临床表现各有不同，应该先去医院检查，找出脚肿的原因，从而对症下药。如果脚肿并伴有剧烈疼痛，应该去医院骨科检查；如果是脸部也有肿胀，要去肾内科检查；如果伴有心慌、气喘、憋气，该去心内科检查；若其他症状不明显，那老年人应该去医院老年科检查。

西医认为，当心脏病患者发生心力衰竭时，身体的静脉压会升高，毛细血管静脉端压力也随之升高，组织液回收减少，造成过多的液体潴留在组织间隙就会发生水肿。由于地球引力的重力作用，人体下肢静脉压最高，所以，心脏病患者发生水肿最先出现在下肢，即从脚肿起。

但是，肾脏病水肿与心脏病水肿的原理不一样。比如慢性肾炎是由于大量蛋白从尿中丢失，使血浆渗透压降低而发生水肿。而眼睑等组织疏松的部位组织压力较低，液体更易渗出，因此这些部位的水肿出现最早，也最为明显。所以，肾脏病患者的水肿多从头部的眼睑、颜面肿起。

由此可知，发生在下肢的水肿应考虑是心脏病，而头面部水肿应警惕肾脏病。若是心源性疾病引发脚肿，老人还会有心慌、气喘、憋气等现象，可见面色灰暗、唇舌青紫、心前区憋闷和刺痛。

还有的老年人由于体质下降，新陈代谢衰退，脚肿可直接说明心脏开始衰竭了。主要原因是脚离人的心脏比较远，从动脉过来的血液回不去心脏，所以导致脚部体液聚集过多，产生浮肿，但是这种脚肿临床上较轻，通过适当的调理可以很快改善症状。

耳穴治疗中，我们首先选择相应部位主穴，也就是对耳轮上脚，下肢反射区的穴位。可以针对性选择有水肿的部位进行贴压，比如趾穴、踝穴、膝穴、髋穴等；然后要选择耳穴心穴、肺穴，心主血脉，指心有主管血脉和推动血液循行于脉中的作用。肺穴的应用可以治疗心气不足，脉象细弱无力，心、肺穴联合应用可以活血化瘀，改善气血瘀滞、血脉受阻、改善下肢水肿的情况。

肾穴、膀胱穴互为表里，主水液。肾脏衰竭，主水功能失调、气化失职、开阖失度，就会引起水液代谢障碍，可引起尿少、水肿等病理现象。

耳穴神门穴，相当于人体的膻中穴、气海，为宗气所聚之处，体现在镇静、镇痛、消炎等作用上。

位于对耳轮下脚顶端近耳轮处的交感穴，有松弛内脏平滑肌和舒张血管等作用，并有镇静、催眠、止痛等效果，可用于治疗动脉、静脉血管狭窄或痉挛引起的无脉症、脉管炎、下肢水肿。另外，交感穴还有提高肢体温度，对肢冷有较好的疗效。

艇中穴有调节肾上腺及肾上腺皮质激素的作用，常用于抗风湿、抗过敏、抗休克、消炎消肿及各种细菌感染后所引起的严重中毒症状等。另外艇中穴有调节血管舒张收缩的功能，能治疗毛细血管渗血或出血，调节水、盐、电解质代谢，缓解水肿。

最后还要根据患者的情况选择肝穴、脾穴等治本的穴位，以保证疗效长久，如病后浮肿，多系脾虚。

耳穴三焦穴的应用以通为度，减轻水肿。

这里关于脚肿的治疗，主要采用的方法就是耳穴相应部位加利水的思路。我们分析了脚肿的很多病因，结合病因，随症增减穴位，比如水肿型营养不良导致的脚肿，在上述穴位上再增加广谱穴、小肠穴，促进吸收，改善老人体质即可。

中医不仅要有临床经验，更重要的还需加强理论学习。如果没有理论指导，总想什么病用的哪几个穴来治疗，耳穴水平就无法提高。需要根据不同患者的病情、症状辨证论治效果才好。耳穴贴压技术，脱胎于中医，中医是有完整的理论体系的，是科学的，不系统地学习理论是无法取得较好的效果的。一个好的医生，必须具备扎实的理论、丰富的经验、敏捷的思维。

第五节 耳穴治疗脾胃病

脾胃是后天之本，胃主受纳，脾主运化，二者共同作用，才能将摄入的食物转化成精微物质，滋养全身。只有脾胃健壮，才能气血足，气血足，才能身体健康、容光焕发。

单纯脾虚会出现腹胀、腹痛、腹泻、大便稀溏等症，很多人还同时伴有疲倦乏力、无精打采、老是睡不醒等表现。脾胃虚弱主要表现为不想吃东西，或者想吃但多吃一点就胃胀、不舒服，爱打嗝，经常腹胀，并有大便不成形；严重的人还会出现抵抗力下降、内脏下垂（包括子宫脱垂、脱肛）、衰老明显等中气不足的现象。脾虚湿盛者不能运化水谷，便会造成水湿在体内淤积停滞，形成痰湿。痰湿容易影响头部，造成眩晕；痰湿停留在身体的中部，则主要影响消化器官，容易出现上腹胀痛、反胃、反酸等表现。脾胃阳虚的人最明显的症状就是怕冷，表现为胃冷痛，时常感觉吃进去的东西不消化；不敢吃凉的，小肚子发凉，四肢凉。

耳穴脾胃三角联合应用，能较好地解决常见的脾胃问题，主要有以下两种贴法：

第一，胃三角贴法，穴位组成有：贲门穴、胃穴、十二指肠穴，其中贲门穴位于耳轮脚下缘，胃穴位于耳轮脚消失处。主治：消化不良、胃痛、恶心呕吐、食欲不振、胸部不适、溃疡病等。还有一个穴位是耳轮脚上方后部的十二指肠穴，主治十二指肠溃疡、胆囊炎、胆石症、幽门痉挛、腹泻、腹痛等。

第二，脾胃三角的贴法，穴位组成有：脾穴、胃穴、肝穴。主治：肝胃不和、运化失常引起的消化病。肝胃不和大多先有情绪因素，如抑郁或者是烦躁、易怒，导致肝失疏泄、肝气犯胃，从而出现恶心、呕吐、嗳气、呃逆、脘腹满闷等胃气不降，甚至反逆向上的表现，同时还伴有肝气不舒的表现，如两胁胀满、胀痛，生气紧张时加重。可以说，肝胃不和是肝气郁结为因、胃失和降为果，另外肝为阳脏，肝气郁结，易于化火，肝火横逆灼伤胃阴，所以有的患者还有胃脘灼痛、反酸嘈杂、口干、口苦等肝火犯胃的表现。

其他穴位随症加减即可，如有疼痛可以增加耳穴腹穴；空腹痛伴泛酸者加交感穴；腹胀疼满加艇中穴；嗳气频繁者、大便秘结者加三焦穴；大便稀溏者加直肠穴；吞酸者可以用口穴、食道穴加胆穴；一般痛用神门穴；黑便者加脾穴。

耳穴脾胃三角贴压法，还能美容、抗衰老。脾胃跟美容和抗衰老有什么关系呢？这是因为脾胃乃人之根本，治病之本在于脾胃。

中医脾与皮肤的关系，有句俗语"脾胃好不好，脸上见分晓"，顾名思义就是脾胃的状况可以影响皮肤的外在表现。如果把人体比作一棵大树，"脾脏"就相当于树根，"皮肤"就相当于树叶，根深才能叶茂。所以，脾胃不好的人，从皮肤上就能看出来。

中医经典有很多关于脾脏与机体的关系的论述。《素问·五脏别论》之"胃者，水谷之海。"《素问·玉机真脏论》之"五脏者，皆禀气于胃，胃者，五脏之本也。"

脾主运化，负责食物的消化、吸收和运输，五脏六腑、四肢百骸、皮毛筋肉的营养皆依赖于脾。脾气充盛，才能有效行使运化功能，人体才能均衡吸收营养。一旦脾虚，食物中的水谷精微就不能有效化生为精气、血液输送到皮肤，皮肤得不到足够的营养就会斑点丛生、面色晦暗，同时脾也主四肢、肌肉，脾虚就会出现皮肤松弛、皮肤缺乏弹性等。

《黄帝内经》有"（女子）五七，阳明脉衰，面始焦，发始堕。"这句话的意思是：女性到了35岁，阳明经的经气开始衰弱，从而出现面色萎黄、头发脱落、皱纹早生、长斑等衰老症状。

阳明经为什么这么重要呢？首先，足阳明胃经是连接脾胃脏腑的经络，经气衰弱则脾胃的功能也下降。其次，足阳明脉起于瞳孔正下边，往下走到口角，再从腮部沿着面颊往上走，直到额头，这条经脉就是足阳明胃经。它基本上覆盖了整张脸，所以它的经气不足会影响脸部皮肤。由此可见，早在两千多年前，古人就意识到脾虚致皮肤衰老的道理。

《难经·四十二难》："（脾）主裹血，温五脏。"脾主中焦，化生营气，营行脉中，血由气摄，脾虚则营气化生不足，影响脾发挥五脏六腑血液的统摄，使血液在脉中流动而不致溢出脉外的功能。脾胃调和，才能血气充盈、血行畅通，进而上荣于面，光彩照人。脾功能失常，皮肤的营养补充和新陈代谢就会受到拖累，皮肤深层的毒素排不出来，就会堵塞毛孔，进而阻碍有效成分吸收。人体内淤积大量毒素，皮肤色斑、萎黄等问题就会层出不穷。

皮肤问题虽见于外在皮毛、肌肤，但与体内脏腑、气血、阴阳有密切关系，作为后天之本的脾胃尤为重要。如果脾胃失养，皮肤就会粗糙，养好脾脏，脸才漂亮。外在的护肤方法是治标不治本，而耳穴的方法就是"外病内治"。

贴压的时候再加上肾穴、神门穴，将先天之本也一并补了，这个思路和李氏广谱穴的思路是一致的。

虽然现在的生活条件越来越好，但是患有胃病的人还是很多，胃酸过多是胃病的常见症状，胃酸可以帮助消化，但是胃酸过多就会伤胃，从而发生疼痛。耳穴上有一个特效穴——交感穴，号称耳穴上的止酸开关。

交感穴位于对耳轮下角末端与耳轮内缘相交处。对腺体有抑制分泌的作用，临床上常用来治疗胃酸过多。这个穴位还具有缓解内脏平滑肌痉挛、镇痛的作用，再贴压胃、脾、三焦、小肠等穴加以辅助，疗效更好。

中医有个派系，就叫攻下派，攻下派的代表人物是金代名医张从正。他的观点就是："陈莝去而肠胃洁，癥瘕尽而荣卫昌。"

陈莝，就是陈旧、腐败的杂草，张从正把肠道里的糟粕比作是陈腐的杂草，这些杂草一排除，肠道就变干净，以前饭量很小，吃什么都没胃口，现在吃什么都可以香喷喷。

癥瘕指的是身体内一切多出来的包块，都可以叫癥瘕。就是说泄下可以排毒，调和营卫，治疗肌瘤、囊肿、息肉等。

因此，这句话的意思就是以通为补，张从正特别擅长用泄下法来治疗疾病，而耳穴治疗中应用三焦穴也就是这个目的。肠道不通，百病由生，健康很简单，就是吃得下，睡得着，还要排得出。

现代人逢年过节最容易出现肠胃问题，肥甘厚味吃多了，大便排不下来，人也没有胃口，耳穴用消化道上的穴位如十二指肠穴、小肠穴、大肠穴，加上脾穴、三焦穴，每天按压几次肠道就通了，胃口也跟着打开了。

中医经典告诉我们"脏腑以通为顺"，所以治疗肠胃病，只要患者不腹泻，都可以用三焦穴清洁肠道。

第六节 耳穴调理睡眠

有一个病例：一个大学生，在学校学习了一天，相当疲乏，别的同学很快进入梦乡，然而他却总是失眠，就算睡着了也很不踏实，多梦，易醒，因为休息不好，整天头晕脑涨，影响学习，很苦恼。这就是张仲景的《金匮要略》里说的"虚劳虚烦不得眠"，意思是一个人明明觉得很累，但是躺在床上却翻来覆去地睡不着，越睡不着心里越烦，心里越烦越睡不着。

耳穴治疗神经衰弱有很好的效果。用穴思路：首先贴压耳穴广谱穴，广谱穴中的枕、神门穴有镇静利眠的作用，然后增加神经衰弱的特效穴——垂前穴，这个穴位的功能是李氏耳穴发现的，以前也称为"第二觉入眠困难点"。如果睡觉容易醒，醒了再难以入睡，就可以用到垂前穴，垂前穴的位置很好找，在耳垂上画一个"井"字，等分成9份，在这个"井"字中间靠近面颊的这个穴位就是垂前。贴压垂前穴，有助于半夜醒来后再次入睡。

结合这位大学生患者的情况，凌晨1~3点刚好是气血流注到肝经的时间段，肝血虚、肝火旺、火上加火，于是就易醒。所以还要给他贴上治本的穴位肝穴，肝不仅藏血，还藏魂，人卧则血归于肝。当肝血不足的时候，晚上就会多梦。

因为肝血亏虚得厉害，就会肝火旺盛，增加三焦穴、结节内穴，滋阴清热。这位大学生经过治疗后，全部症状消失了。中医就是这样，懂得原理，虽然只用几个穴，却能面面俱到，非常地精妙。

李氏耳穴曾做单穴观察试验，在有效治疗神经衰弱患者的基础上，减少贴压耳穴的数量，观察哪个穴位在治疗神经衰弱中起主要作用。结果发现，只要患者的耳上保留有贴压神门穴，患者均反映有疗效，当去除神门穴后，大多数患者反映效果变差或无效。

神门穴位于对耳轮上下角的交汇处，在临床观察中，神门穴对于平时工作压力大、疲劳或情志抑郁，进一步郁而化火或平时体质虚弱、心烦失眠、惊悸多梦、腰膝酸软、口燥咽干、五心烦热、潮热盗汗等属于心肾不交引起的失眠，效果很好。

心肾不交是指肾水不济心火，以致出现心烦失眠、耳鸣；其中，对骨蒸不眠，基本上贴上就有效。通常来讲，更年期女性更容易出现骨蒸，因为女性更年期以后，随着月经逐渐变少、结束，身体里的阴液也会减少。《黄帝内经》提到，七七天癸竭，地道不通。天癸就是肾水经水，就是阴，阴变少了，阳就显得多了出来，所以会觉得热，虚汗一茬一茬往外冒，除了热还会觉得烦，晚上躺在床上，翻来覆去睡不着，越睡不着越烦躁，越烦躁越难以入睡。

一般情况下我们先进行常规贴压，如耳尖穴、眼穴、肝穴、脾穴等穴位，再配合上治疗神经衰弱的穴位就行了。

拓展一下思路，患者因为长期的睡眠不好，睡眠时间短，眼底的红血丝久久无法消退，那么耳穴上也有消退眼睛红血丝的穴位吗？

目为肝之窍，心之使，五脏六腑之精气皆上注于目。按照中医五轮学说，眼由外至内分胞睑、两眦、白睛、黑睛和瞳仁等5个部分，分别内应于脾、心、肺、肝、肾五脏，命名为肉轮、血轮、气轮、风轮、水轮，总称"五轮"（图5-2）。《灵枢·大惑论》曰："五脏六腑之精气，皆上注于目而为之精。精之窠为眼，骨之精为瞳子，筋之精为黑眼，血之精为络，其窠气之精为白眼，肌肉之精为约束。"

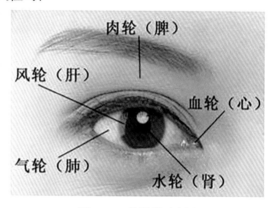

图5-2 五轮学说示意图

观察眼睛不同部位的形色变化，可以诊察脏腑的病变，对眼科和内科疾病的诊断都具有重要的指导意义

因此，针对眼睛红血丝的情况，结膜属肺，眼球结膜下红血丝，多数肺热，常见眼球充血，并见毛细血管扩张，所以这时候需要增特效穴——肺穴，以清肺泄热，其他穴位不变即可。

磨牙，大多数人是睡眠时磨牙，也有白天无意识磨牙习惯者，随时间会加重。

人在6～13岁都处于换牙期，为适应上下牙齿磨合都会有磨牙现象。但是，过了换牙期的青少年和成人若常有磨牙的现象发生那就是一种病态。西医认为，磨牙是中枢神经不正常兴奋，导致三叉神经功能紊乱，三叉神经支配的咀嚼肌发生非功能性收缩，使牙齿发生嘎嘎的响声。睡觉磨牙虽然不是什么大病，但是很多人却因此忧心忡忡，四处求医。

中医认为，脑为元神之府，清醒与睡眠都是人的大脑的本能。睡眠中有举动异常（包括磨牙），这都是和脑的作用有关。所以，对于磨牙的治疗，主穴要用皮质下穴（缘中穴），皮质下穴位于耳对耳屏的内侧，有调节大脑皮层和皮质下植物神经中枢的兴奋与抑制过程的作用，常用于辅助治疗大脑皮层兴奋和抑制功能失调引起的症候群。

中医认为寐而嚼牙者，是其心神在动。心者，火也，开窍于舌；牙者，水也，肾之所属，骨之余，所以心穴和肾穴很重要。肾穴为什么能调节大脑功能？因为《内经》上讲，肾主骨生髓，脑为髓海，所以大脑的状态和肾脏的功能直接相关。

中医还还认为磨牙通常是属于胃经有热，所以还要增加脾穴、胃穴、三焦穴；配穴可以用神门穴、耳尖穴；最后加上相应部位颌穴、牙穴即可。

当然，磨牙还可能有其他的因素，比如说劳累过度、精神紧张、缺钙、服用镇静药物等。耳穴调理磨牙是能取得不错的疗效的。

第七节　耳穴改善记忆

现今是一个信息化的时代，智慧的头脑、丰富的知识、敏捷的反应能力，才能更好地适应社会发展。在竞争激烈的时代，人们承受着各种压力：学习、创业、工作等，需要作为人体"指挥中心"的大脑充分发挥潜能。

在实际操作中，记忆力减退要贴压心穴、肾穴，以下就是治疗的理论基础。

现在很多人健忘，上一秒想做的事情，下一秒就忘了，西医认为健忘是大脑的问题，中医认为是心的问题，因为心主神明，人的思考、思虑都在心，健忘是心气不足。

那么，导致心气不足的原因又有哪些呢？劳累过度会耗伤心气，思虑或用脑过度会耗伤心气，熬夜也会耗伤心气。心出现了问题往往又会影响到肾，因为心肾是相互制约的，心火每时每刻都要下降，把阳气送给肾，肾水才不会寒；而肾水也必须每时每刻上行，以滋养心阴，心火才不会过旺。

心火与肾水相互交融，我们都知道一个常见的中医症候就是"心肾不交"，心肾不相交了，会出现心悸、失眠、五心烦热、精神倦怠等症状。

"肾主骨生髓"，而"脑为髓海"，肾又是大脑最大的"供养者"，肾负责把精华上输到大脑。随着年纪的增长，身体开始走下坡路，肾中精气不断减弱，人的记忆力变得越来越差。因此，治疗健忘，中医一般从心、肾入手。

中医与西医不同的地方是中医认为人体是一个完整的有机体。传统中医理论认为，五脏化生气血等营养物质，上充于脑，大脑活动才能正常。脑为元神之府，与肾关系密切。肾藏精而主智，"肾虚则智不足"。气血充盈，才能神清，精力充沛。

肾为先天之本，有主骨、生髓的功能，通于脑，其华在发，所以大脑的发育及功能与肾密切相关。

那么肾主骨、生髓，这个髓是从哪里来的呢？《说文解字》说："髓，骨中脂也。"因此，可以说髓是分布于骨腔内的一种膏样物质，根据髓所分布部位的不同，髓又有脑髓、脊髓、骨髓之分。藏于脊髓管内的髓称为脊髓，脊髓上通脑髓，下贯尾骶；藏于骨腔内的为骨髓。

从其生成而言，髓由肾精所化，所谓肾藏精，精生髓；另外，髓与水谷精微关系密切，《灵枢》描述了骨髓与脑髓同源于饮食水谷所化生的精微物质："五谷之津液，和合而为膏者，内渗于骨空，补益脑髓。"脑位于颅腔内，以颅骨为围，由髓汇聚而成。

肾与脑通过足太阳膀胱经相络属，通过经脉在功能上相互协作，密不可分。《难经》则认为肾与脑通过督脉发生联系，"督脉者，起于下极（肾中）之俞……入属于脑"。因此，组织结构上，肾与脑通过足太阳膀胱经和督脉相互沟通，通过经络进行物质交换，即肾精化生的髓通过经络藏于脊髓管内和颅内，分别化为脊髓和脑髓。命门之火通过经络上温脊髓和脑髓，保证脑的正常功能的发挥。

脑为髓海，诸髓者，皆属于脑，因此在中医理论中，髓是脑与肾发生联系的中介物质。所以才有了"脑为髓海，乃聚髓处，非生髓之处，究其本源，实由肾中真阴真阳之气酝酿化合而成，缘督脉上升而贯注于脑。"肾精化生脑髓，为脑提供物质基础，在生理状态下，肾精足则髓化有源，反之，在病理状态下，肾精虚则髓不足，不能上充于脑。所以我们常用补骨生髓耳穴：肾、膀胱、颈椎、胸椎、腰骶椎。

前文讲到"脾胃是后天之本。"也就是说，只有脾胃健壮，我们摄入的食物才能被胃消化、被脾运化，从而转化成全身的营养气血。所以，脾胃好才能气血足，气血足才能身体健康、容光焕发。脾胃化生的水谷津液，化精生髓。因此，我们治疗髓海空虚的另一条思路就是，后天的营养要跟上，除了均衡营养外，还可以用耳穴：贴压脾胃三角，加小肠穴促进营养物质的吸收。

灵机记性在脑，年老无记性是因为脑髓渐空。灵机记性是人体精神思维活动的具体体现。肾精充足、髓海充盈，则身轻有力、智力超常。髓海充足者，精神饱满、意识清楚、思维灵敏、记忆力强、语言清晰、情志活动等正常；肾精不足者，髓海不充，则表现为记忆力减退、精神委顿、思维缓慢、头晕眼花、失眠、健忘等。

从人体是一个有机整体的观念出发，对人体与大脑这一完整体系进行生态调节，注重大脑与机体共同健康，更符合人体生理特点。人到中年以后，肾气渐衰，气血亏滞，从而形成肾虚血瘀的病理机制，引起脑神失养、失智、失聪而引发认知功能减退。青山耳穴治疗思路：相应部位是主穴，所以耳穴上与大脑有关的穴位有：肾穴、神门穴、额穴、颞穴、枕穴、皮质下穴、缘中穴、耳尖穴等。

衰老虽系人之生理现象不可避免，但有些患者早衰，脑力日减，甚至意识丧失，此非不可医之证，早期可以防治，晚期亦有治疗效果，只是治疗时间较长。常规用穴需记住以下几点：首选耳穴广谱穴，配穴可以从以下思路选穴：

（1）中医认为肾为先天之本，与人体的生长、发育、衰老有密切关系。故要滋阴养肾，选穴以肾穴、神门穴为主；

（2）配肝穴、屏尖前（目1）穴，使视物清楚、眼睛明亮；

（3）皮质下穴是脑的代表区，贴穴以活血开窍；

（4）耳尖放血取其降脂软化动脉之功；

（5）一聋三分傻，选穴内耳穴、外耳穴治疗耳聋、耳鸣。

大脑活动与各脏器及免疫系统、血液循环系统、内分泌系统、消化系统、神经系统等密切相关，与脑营养物质能否均衡吸收紧密相关，营养是基础，吸收更重要。因此，良好的体内环境是大脑高效运作不可缺少的保障。

忽视人体有机整体的同步调理，单纯补脑，是难以达到理想效果的。中医讲脑是髓海，肾主髓，脑中髓的多少取决于肾的强盛衰弱，肾气足了，髓海充盈，小孩就聪明，智力就发育得好，老年人就不会华发早白、牙齿脱落、耳鸣眼花。

第八节 耳穴防治冠心病

耳垂褶皱就是耳垂上出现的皮肤褶皱（图5-3），耳垂皱褶是冠心病的危险信号。耳垂皱褶预示可能患有冠心病或冠状动脉硬化，也间接地提示了脑动脉硬化。

李氏耳穴认为耳垂褶皱可提示脑血管弹性减退，这是一个衰老的标志，而老年人心脑血管疾病高发。如果中年人出现了耳垂皱褶，意味着衰老有提前的迹象，因为很多老年病的发病年龄也会提前。

人为什么会发生耳垂褶皱，有以下两个原因，都和健康密切相关。

首先，耳垂摸着软软的、有弹性，这是富含胶原蛋白的缘故，该部位并没有丰富的血管，依靠组织液交换提供营养，因此心肌供血不足导致心肌泵血能力下降时，末梢微循环会出现问题。而依靠组织液交换

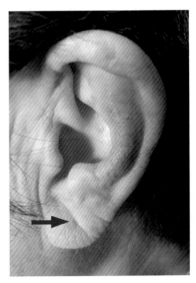

图5-3 冠心病患者的耳折征

的耳垂相较于其他部位更为敏感，耳垂的胶原蛋白因为得不到及时的营养补充，组织更新和修复能力下降，出现塌陷，从而呈现皱褶的外观。

第二种情况是脂肪堆积：肥胖会导致血脂升高，沉积在冠状动脉血管壁，引起冠

脉狭窄，导致冠心病的发生。当机体体重超标，皮下脂肪较多，沉积到耳垂部位，也是皱褶容易出现的原因之一，而肥胖是冠心病发生的主要危险因素。心脏本身的冠状动脉管壁形成粥样斑块，造成血管腔狭窄，引发心脏病变。由于冠状动脉狭窄的支数和程度的不同，其临床症状也有不同。

冠心病的病因至今尚未完全清楚，但认为与高血压、高脂血症、高黏血症、糖尿病、内分泌功能低下及年龄等因素有关。肥胖已明确为冠心病的首要危险因素，久坐、不爱运动的人冠心病的发病率将翻一倍，还与遗传、饮酒、环境因素等相关。

冠心病是中老年人的常见病和多发病，处于这个年龄阶段的人，在日常生活中，如果出现下列情况，要及时就医，尽早发现冠心病。

（1）劳累或精神紧张时出现胸骨后或心前区闷痛，休息后自行缓解者。

（2）体力活动时出现胸闷、心悸、气短，休息时自行缓解者。

（3）出现与运动有关的头痛、牙痛、腿痛等。

（4）饱餐、寒冷或看惊险影片时出现胸痛、心悸者。

（5）夜晚睡眠枕头低时，感到胸闷憋气，需要高枕卧位方感舒适者；熟睡或白天平卧时突然胸痛、心悸、呼吸困难，需立即坐起或站立方能缓解者。

（6）用力时出现心慌、胸闷、气急或胸痛不适。

（7）听到噪声便引起心慌、胸闷者。

（8）反复出现脉搏不齐，不明原因心跳过速或过缓者。

耳垂有皱褶预示可能患有冠心病，虽然不能用来诊断冠心病，但有很好的提示和警示作用。耳垂有皱褶但没有冠心病症状的人，要保持健康的生活方式，定期查体，控制好心血管病的危险因素。如果出现疑似冠心病的症状应及早就诊，以防延误病情。

所以李氏耳穴的结论是耳垂皱褶可以作为冠心病的早期预测标志，但预测价值有限。也就是说，仅凭耳垂皱褶并不能做出冠心病的结论，而是提醒我们存在心脑血管疾病的风险，提示心脑血管出现了动脉硬化，要引起重视，并接受专科检查，而没有耳垂皱褶的中老年人，也依然要遵守健康法则，重视预防保健工作。

耳垂皱褶是衰老的表现，而衰老也是冠心病高发的原因，因此通过良好的心态、适度的运动、富含抗氧化物质的新鲜水果、蔬菜，有助于延缓衰老，从而减少心脑疾病的发生。

耳穴贴压治疗的思路：

脑动脉硬化症初期：耳穴主穴为枕穴、外耳穴，调整头痛、头晕、失眠、健忘等症候群；肾穴补肾益髓、脑为髓海；脾穴健脾化痰、养血安神。随着病情发展，发生记忆力减退、痴呆等症状，耳穴要增加心穴、肺穴活血祛瘀；肾穴、神门穴以补肾活血；脾穴、艇中穴化痰开窍；肝穴、结节穴可柔肝养血、熄风止痉；耳尖穴、皮质下穴益智醒脑。

对此类疾病，只要不是体质虚弱或有凝血机制障碍者，都可以用耳尖放血疗法，根据病情选择两天一次，或三天一次，每次一耳，有个别放血后血压有波动，不要紧张，放血几次后血压就能逐渐下降，稳定下来。耳尖放血还能软化血管、改善微循环。

耳穴治疗可以减轻症状，延缓病情发展，减少合并症或并发症，费用低廉，为中老年人造福。

从保健的角度上说，平时经常揉揉耳、拽拽耳，也是一个很好的保健方式。

第九节 耳穴调理女性更年期

更年期的更是更替，期就是时间，也就是说，更年期是女性必经的一个缓慢更新换代的过程，在这个过程中，女性的身体会发生许多变化，出现诸多的不适。《黄帝内经》有云："（女子）七七天癸竭，地道不通。"女性到了49岁左右，月经就会紊乱，然后会潮热，热像潮水一样有涨有退，也像潮水一样来来回回、反反复复。或是下午或是晚上，更年期女性感觉一股热气从胸部开始往上涌，一直涌到面部，脸颊唰地一下就红了，紧接着冒一身汗，这个症状叫做潮热多汗，或者骨蒸潮热。这种潮热感觉骨头里都在发热，还伴有失眠、头晕、昏昏沉沉、没有精神。更年期的耳鸣声音不大，但是很尖锐，好像耳里有只蝉一样。因此，患者特别容易心烦气躁，动辄火冒三丈。

那为什么会这样？分析下来就是阴虚于下、阳亢于上，再具体一点就是肝肾阴虚。首先，耳穴上要贴压内分泌穴、三角窝上三分之一的内生殖器穴和位于轮屏切迹中点处的缘中穴，这些穴位可以调节内分泌功能；然后，补肝、肾，贴压耳穴上的肝穴、肾穴、神门穴；更年期女性大多阴虚内热，贴压耳尖穴清热降火、醒脑明目。对症我们首选交感穴，这个穴位于对耳轮下脚和耳轮的交汇处，可以治疗更年期的骨蒸潮热。更年期还会影响睡眠，贴压垂前穴助安眠，人的睡眠好，气色就好。

耳穴治疗更年期综合征有较好的效果。本病患者主诉症状很多，治疗时要选择其主要症状，重点突破、治疗。例如，心悸加心穴、小肠穴，抗焦虑可以贴压结节内穴，血压升高加降压沟穴、角窝上穴等。

一、更年期爱上火

中医治病要分清虚实，虚则补之，实则泻之。实火是实实在在的火，是体内真正的火热较多。三焦穴位于耳孔下缘，有消食通便、利水化浊、清内热的作用，多贴压几次，很容易就能解决问题。

虚火是因为津液过少，就像烧水一样，随着锅里的水一点点变少，锅很快就被烧得通红，热气就往上走了，这时候就是赶紧往锅里添水。因此，在人体而言，体内不是真正有火了，是因为肾阴不足、肾水少了，水不治火，才虚火旺盛。

在耳穴治疗上，有这样几个思路。一是贴压肺穴和小肠穴，肺穴能补肺益气，在中医五行中，肺属金、肾属水、金生水，因此我们可以补肺，恢复肺主宣发肃降的功能，肺气一降，就像在体内下了一场雨；贴压小肠穴，利用小肠主液、利气宁心、清热调气的功能增液降火。

还有就是当肾阴不足的时候，贴压肾穴、神门穴、腰穴，强腰壮肾、补肾益水，肾水足了，这个虚火就不会再上升至头面，就不会反反复复出现口腔溃疡、牙龈肿痛；再配合三焦穴，引气下行、利水通便、疏经止痛，则事半功倍。

二、更年期盗汗

盗汗是指入睡后不自觉地汗出、醒后汗止的一种症状。中医认为，盗汗多是因为过劳、熬夜引起的。人过度疲劳，就可能导致阴精亏虚、虚火内生。虚热在体内迫津外出，就形成了多汗。入夜，体表肌肤腠理松弛，津液顺势而出，这就是盗汗。耳穴上交感穴治疗盗汗效果很好，还可增加一个肺穴。

三、更年期心情易激惹

更年期爱生气，需要疏肝理气，肝气最怕郁，但往往又最容易郁结。当人遇到很多变故和矛盾，各种压力聚在一起，气就不那么顺畅了，总是开心不起来，这就"肝堵住"了，即谓"肝气郁结"。现在工作、生活、学习节奏快，下至学生，上至老年人，肝气郁结者并不在少数。

肝气郁结要及时疏肝理气，不让郁结之气和痰湿邪气相互勾结，引发顽疾。结节内穴有疏肝理气，防治心烦、急躁的功效，能治疗肝火旺、胆气不利，常用于神经、精神系统病症。结节内能疏肝，是非常好的疏肝要穴。结节内其性平，无寒热之偏，比较适合脾气急躁、心烦、更年期患者长期调养之用。凡由肝郁引起的各种病症，出现痞、满、闷、胀、下坠、疼痛，以及口苦、纳差、情绪郁闷等自觉症状，都可以用这个穴调之。

肝于时为春，于五行为木，善舒之。也就是肝气旺的人，用疏肝的方法，比泻肝火效果更好。

肝的生理功能体现在肝气的活动上，也就是肝主疏泄的功能上。肝气是最怕郁的，肝气一郁，肝就会有问题，甚至还会连累脾胃，影响脾胃的消化吸收功能，导致出现腹胀、腹痛等症状。

四、更年期口苦

口苦作为一个单纯的症状出现，生活中亦不少见。中医称此病为"胆瘅"，《内经》谓有病口苦，名曰胆瘅，主要症状就是口中时时泛苦。

口苦有多种情况，主要问题在肝胆。《灵枢·经脉》记载，足少阳胆经循行所过部位的病变，就会口苦、善太息、心胁痛等，说明口苦是胆经病，肝胆经有问题的人，一般会伴有脾气急躁、偏头疼、出现口苦的症状。

口苦也与情绪有关，特别是长期的郁闷、思虑，当某种思虑的事情久久不能解决的时候，就可能会导致肝胆郁滞不舒、胆气上溢，出现口苦。

耳穴的肝穴位于耳甲艇的后下部，胃区与十二指肠反射区的后方，胰胆穴位于耳甲艇的后上部，肝、肾两穴之间。此两穴均有清热解毒、养血柔肝、缓急止痛、明目祛湿，经常贴压对肝郁胁痛、胸胁闷痛、情绪郁抑、神经衰弱都有较好的疗效，因为肝和胆互为表里关系，所以不管哪种原因引起的口苦，贴压耳穴肝穴或胆穴都有效。

另外，还可以再多贴一个穴位，就是在耳孔上方的口穴，相应部位穴位的应用主要是帮助患者更快地改变口味。

五、更年期头发、皮肤干燥

有位女士，一年四季嘴唇都很干，尤其到了秋冬天，更加严重，只要说话时嘴唇开合过大或是大笑，就会开裂出血。这些年里，她每天都勤喝水，敷唇膜，但还是无济于事。

首先，这种干燥不是多喝水就可以缓解的，因为人体缺的并不是水分，而是津液。津液是身体里一切正常水液的总称，如同江河湖海一样，遍布身体的每一个角落，滋润着眼睛、口腔、鼻腔，以及皮肤、毛发，然而，津液也极容易耗损。很多人都有过这样的体验，大汗淋漓之后，会感到疲倦、无力，这就是出汗太多，伤津耗神了。

打个比方，假如灶上有一锅冷水，你不开火，水是不会有任何变化的，但是如果在锅底下烧起微微的小火，锅里的水就会慢慢变热、沸腾，热气上升，锅盖就会变得非常滋润，这就是津液被气化的结果。如果腹中气化功能不够，此时如果一味地滋阴，就如同冰上洒水，洒一层水、结一层冰，津液不能蒸腾气化，自然无法去滋润干燥。因此，治疗口、咽、鼻、眼、皮肤干燥，需要先补脾。

脾胃属土，土生万物，我们喝下去的水只有在脾的运化作用下才能变成身体需要的津液。耳穴脾穴位于耳甲腔的后上方、肝穴的下方、耳轮脚消失的部分上后方的下缘处，贴压这个地方的目的主要是治脾虚、补脾气，让脾运化起来。补脾的同时，还要贴压耳穴中的肺穴，中医认为肺主行水、肃降，负责把身体里的津液输布到全身；同时肺主皮毛，对皮肤干燥有很好的治疗作用。

六、更年期头痛

李氏耳穴诊治歌诀有："皮质下穴解头疼"，对耳屏是脑的代表区，皮质下穴位于对耳屏内侧面。在耳穴里，皮质下穴是非常百搭的一个穴位，这个穴位是以前耳针麻醉的主穴之一。因为这个穴位有调节大脑皮层和皮质下植物神经中枢的兴奋与抑制过程的作用，常用于缓急止痛。注意，这里面包含了两个信息：一个是缓急，一个是止痛。

皮质下穴是不错的止痛穴位，通常贴上穴位就能见效。不过有时候发现，好像效果并没有那么好，是因为缺少相应部位的穴位。就像中医中的药引子，引经药就是引路的，如迷路的时候找人带路一样。因此，运用皮质下穴来止痛，在耳穴上就是用好相应部位，例如前头痛增加额穴，偏头痛增加颞穴，后头疼增加枕穴，血管性头痛增加交感就行了。耳穴上分布着许多神经，都是颅神经的分支，头痛的病因多是脑神经血管紧张痉挛所致，所以皮质下缓解头痛迅速而有效。如果头痛的部位是眉棱骨痛，这时候就要考虑分经论治，头部每一个部位都属于不同的经络，通过六经辨证能够直达病所、缓解病痛。

　　根据经脉所过，主治所及，整个头面前额部都属于阳明胃经所管，所以像前额痛、牙痛、眉棱骨痛等都可以用贲门穴，而且阳明胃经走整个前面脸部，所以胃经有堵塞，面部皮肤就不那么好。因此，如果面上暗斑久不退，和胃肠道通降功能不太好有关。

　　耳穴上的贲门穴又善入胃经，贲门穴又在耳上迷走神经的分布区，迷走神经又是颅神经的重要分支，所以分清楚头部疼痛的位置，可以极大地提高疗效。也可以配合耳尖放血。

七、更年期心慌、心悸

　　心脏总是跳几下停一下，有时候跳两三下停一下，西医诊断为心律不齐、早搏等，中医认为是心血不足、心悸。

　　早在两千多年前，张仲景就观察到了这个现象，他在《伤寒论》中记载："……脉结代，心动悸……"医圣说话都是言简意赅，简简单单6个字，就把心律不齐的脉象讲得清清楚楚。张仲景讲了两种脉，一种是结脉，一种是代脉。结脉就是你的脉不顺畅了，像绳子上打了很多结，手摸上去，每隔一段距离就停顿一下，结结断断的；代脉就像滴水，久久才滴一滴。那心动悸又是什么意思呢？就是心脏不正常地跳动，好像要跳出胸口来。

　　耳穴的用穴思路：心血不足，那就补足，让心得到滋养，这样就不会出现问题了。所以贴压位于耳甲腔最中间的心穴、肺穴，气行则血行，心肺穴的联合应用，既能增加补血的效果又能补气。心血不足的时候，心火旺盛，心就无法平静下来，就会砰砰乱跳，这就要贴压位于耳甲艇里的小肠穴，小肠穴性平，有利气宁心、清热调气之功。在加上心与小肠相表里，既能补心阴又能补心阳，另外小肠主液，身体里的津液足了，就可以牵制心火，心脏的节律就会正常。

　　还要贴压位于对耳轮胸椎外侧的胸穴，贴压胸穴可以改善患者胸闷气短的症状，很多患者贴压后，很快就感觉心脏的憋闷感消失了。

　　这就是李氏耳穴治疗心脏疾病的四大主穴，其他辅穴可以根据患者症状的轻重缓急，随症加减即可。

　　虽然更年期患者病情复杂、症状繁多，但多数患者经耳穴治疗均有疗效，反映精神变好、食欲增加、心情不再那么急躁。穴位要根据患者症状灵活调整，一般隔日治疗1次，直至好转。

第六章
耳穴治疗常见病图谱

消化系统 ▶ 胃炎 Gastritis

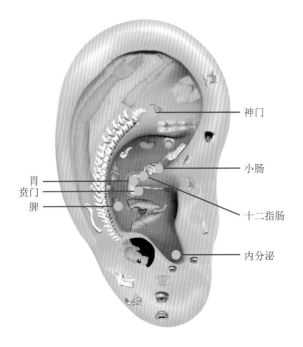

神门

小肠

胃
贲门
脾

十二指肠

内分泌

消化系统 ▶ 便秘 Constipation

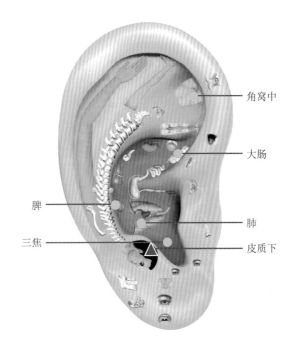

角窝中

大肠

脾

肺

三焦

皮质下

图例说明
● —— 正面
▲ —— 内侧

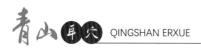

消化系统 腹泻 Diarrhea

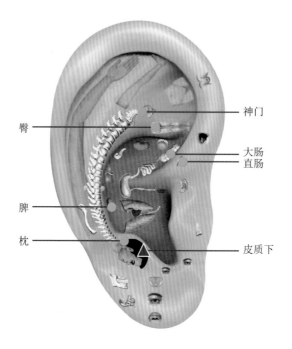

臀
神门
大肠
直肠
脾
枕
皮质下

消化系统 小儿腹泻 Infantile diarrhea

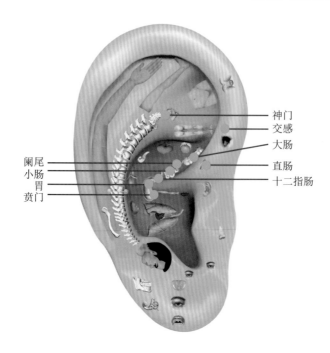

神门
交感
大肠
阑尾
小肠
胃
贲门
直肠
十二指肠

消化系统 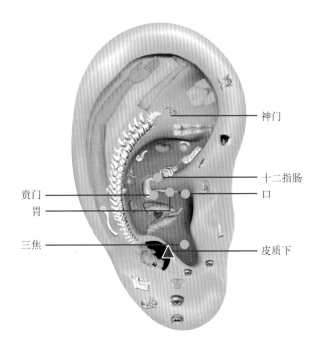 恶心、呕吐 Nausea and vomiting

神门

十二指肠
贲门 口
胃
三焦 皮质下

消化系统 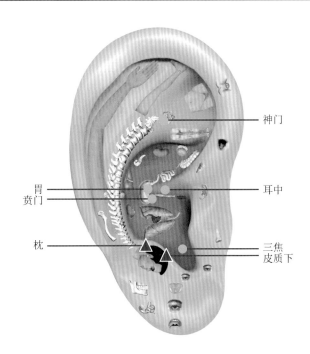 膈肌痉挛（呃逆）Diaphragmatic spasm

神门

胃 耳中
贲门

枕 三焦
皮质下

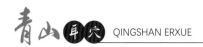
消化系统 胆囊炎、胆道感染 Cholecystitis

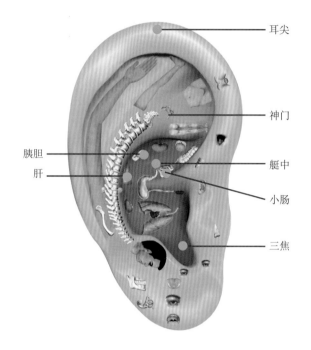

耳尖

神门

胰胆

肝

艇中

小肠

三焦

消化系统 肝硬化 Cirrhosis

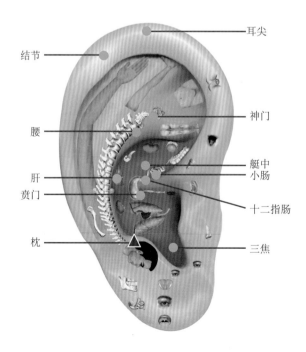

耳尖

结节

神门

腰

艇中

小肠

肝

贲门

十二指肠

枕

三焦

呼吸系统 ▶ 支气管哮喘 Bronchial asthma

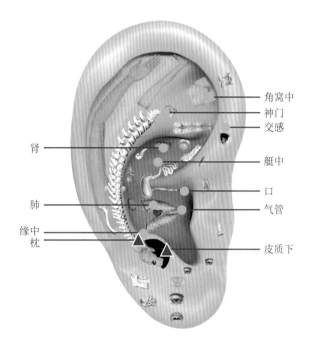

角窝中
神门
交感
肾
艇中
肺
口
气管
缘中
枕
皮质下

呼吸系统 ▶ 感冒 Cold

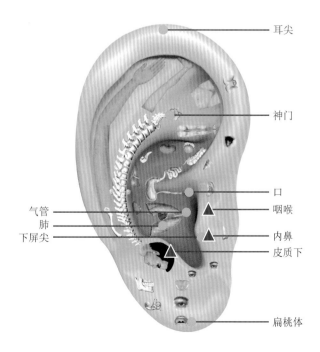

耳尖
神门
口
气管
咽喉
肺
内鼻
下屏尖
皮质下
扁桃体

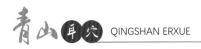

呼吸系统 咽喉炎 Laryngopharyngitis

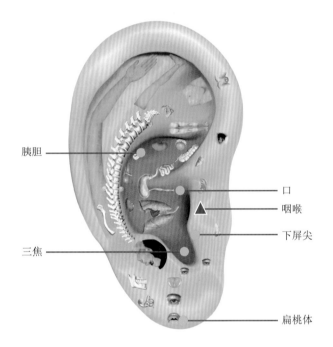

胰胆

三焦

口
咽喉
下屏尖

扁桃体

呼吸系统 扁桃体炎 Tonsillitis

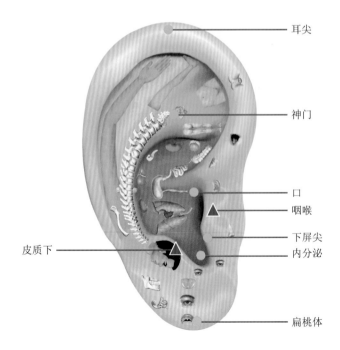

耳尖

神门

口
咽喉

下屏尖
内分泌

皮质下

扁桃体

呼吸系统 ▶ 肺炎 Pneumonia

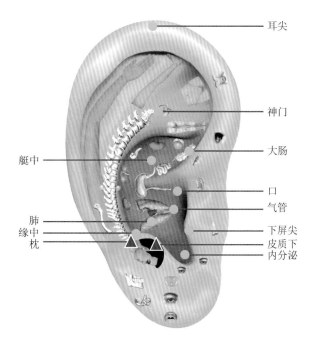

- 耳尖
- 神门
- 大肠
- 口
- 气管
- 下屏尖
- 皮质下
- 内分泌
- 艇中
- 肺
- 缘中
- 枕

呼吸系统 ▶ 口腔溃疡 Oral ulcer

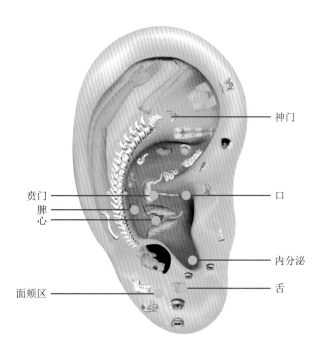

- 神门
- 口
- 内分泌
- 舌
- 贲门
- 脾
- 心
- 面颊区

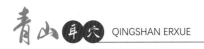
呼吸系统 ▶ 肺气肿 Emphysema

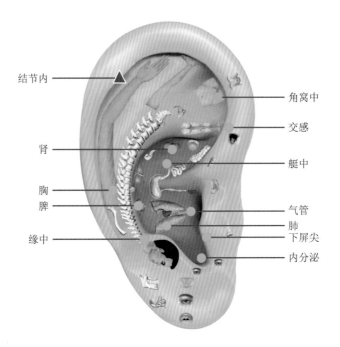

结节内

角窝中

交感

肾

艇中

胸

脾

气管

肺

下屏尖

缘中

内分泌

神经系统 ▶ 头痛 Headache

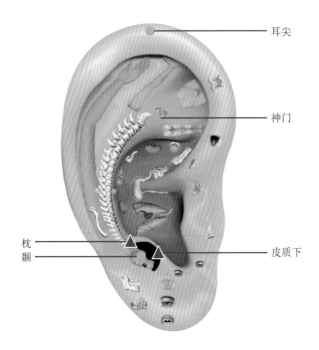

耳尖

神门

枕

颞

皮质下

神经系统 ▶ 癫痫 Epilepsy

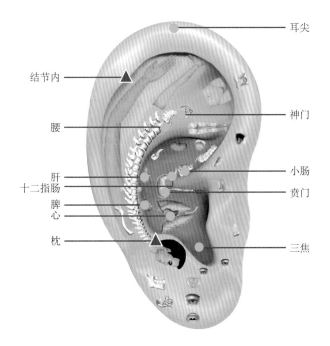

耳尖
结节内
神门
腰
小肠
肝
贲门
十二指肠
脾
心
枕
三焦

神经系统 ▶ 神经衰弱 Neurasthenia

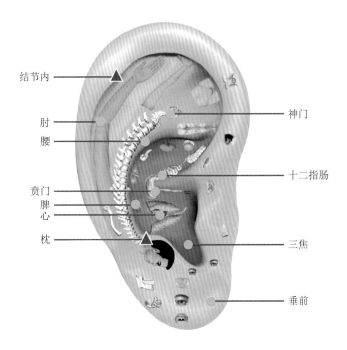

结节内
神门
肘
腰
十二指肠
贲门
脾
心
三焦
枕
垂前

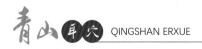
神经系统 焦虑症 Anxiety disorder

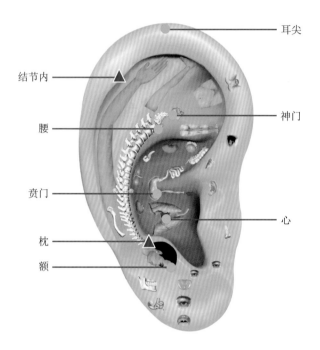

耳尖

结节内

腰

贲门

枕

额

神门

心

神经系统 多梦 Dreaminess

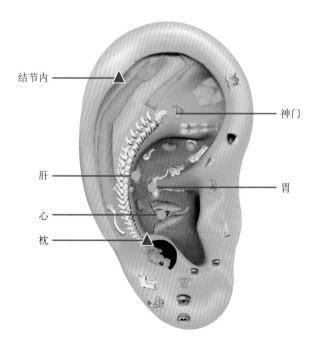

结节内

肝

心

枕

神门

胃

神经系统 ▶ 更年期综合征 Climateric syndrome

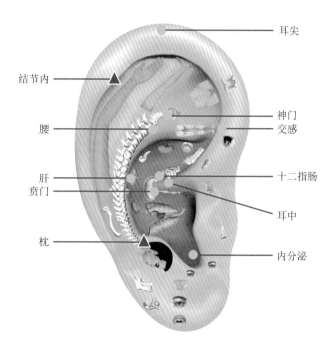

耳尖

结节内

腰

肝
贲门

枕

神门
交感

十二指肠

耳中

内分泌

神经系统 ▶ 竞技综合征 Competitive syndrome

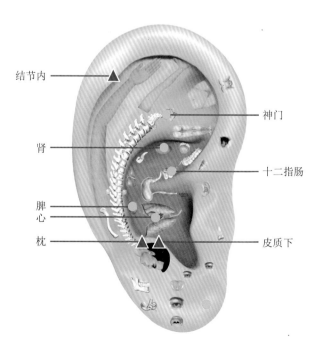

结节内

肾

脾
心

枕

神门

十二指肠

皮质下

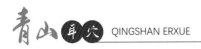

神经系统 ▶ 功能性震颤 Functonal tremor

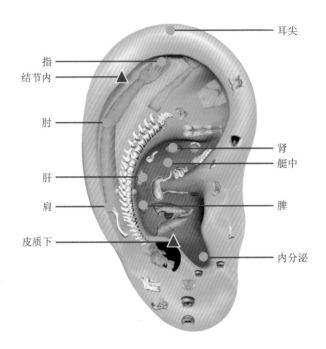

耳尖

指
结节内

肘

肾
艇中

肝

脾

肩

皮质下

内分泌

神经系统 ▶ 面瘫 Facial paralysis

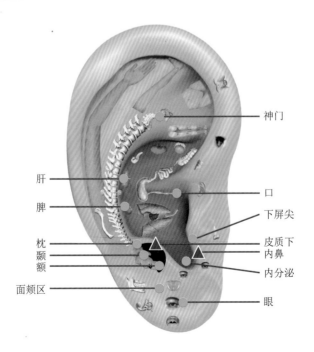

神门

肝

脾

口

下屏尖

枕
颞
额

皮质下
内鼻
内分泌

面颊区

眼

神经系统 ▶ 顽固性神经性头痛 Intractable neuroheadache

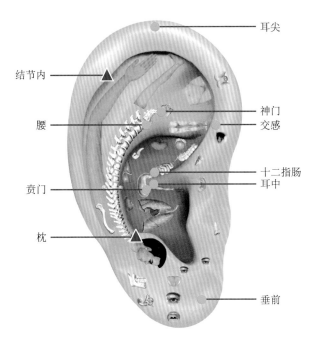

耳尖

结节内

腰

贲门

枕

神门
交感

十二指肠
耳中

垂前

循环系统 ▶ 冠心病 Coronary heart disease

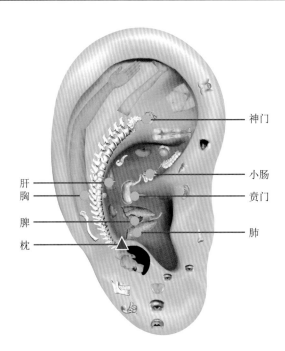

神门

肝
胸

脾

枕

小肠

贲门

肺

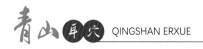
循环系统 ▶ 高血压 Hypertension

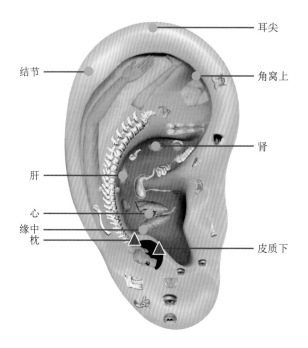

耳尖

结节

角窝上

肾

肝

心

缘中

枕

皮质下

循环系统 ▶ 低血压 Hypotension

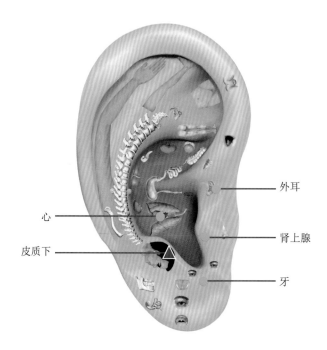

外耳

心

肾上腺

皮质下

牙

循环系统 无脉症 Aphasia

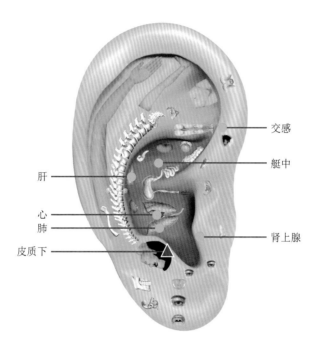

肝

心
肺

皮质下

交感

艇中

肾上腺

循环系统 心肌劳损 Myocardial strain

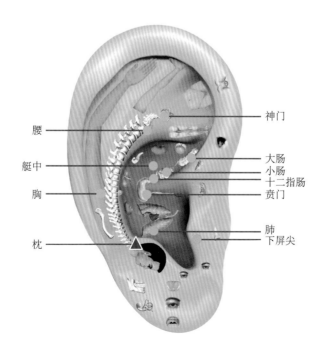

腰

艇中

胸

枕

神门

大肠
小肠
十二指肠
贲门

肺
下屏尖

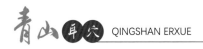
循环系统 风湿性心脏病 Rheumatic heart disease

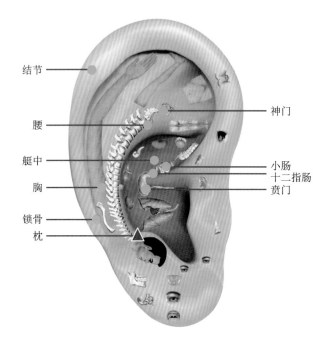

结节
腰
艇中
胸
锁骨
枕
神门
小肠
十二指肠
贲门

循环系统 心悸 Palpitation

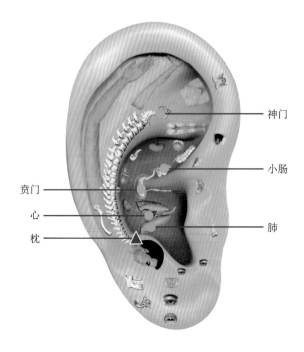

神门
小肠
贲门
心
枕
肺

循环系统 强心扶脉 Strengthening the heart and fortifying pulse

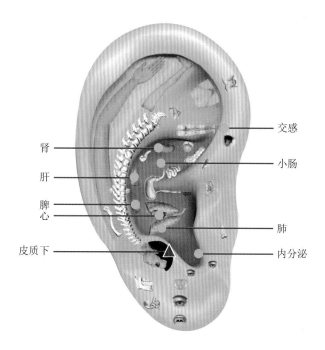

肾
肝
脾
心
皮质下

交感
小肠
肺
内分泌

循环系统 心动过速 Tachycardia

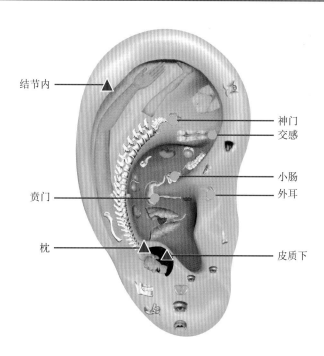

结节内
贲门
枕

神门
交感
小肠
外耳
皮质下

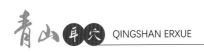

循环系统 ▶ 脑血管弹性减退 Decrease of cerebrovascular elasticity

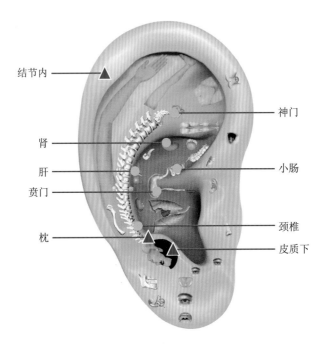

结节内 ◀ ▲

肾

肝

贲门

枕

神门

小肠

颈椎

皮质下

循环系统 ▶ 脑血管紧张度增高 Increased cerebrovascular tension

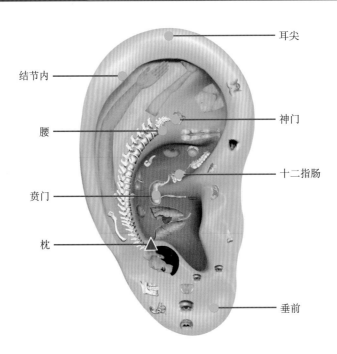

耳尖

结节内

腰

贲门

枕

神门

十二指肠

垂前

循环系统 ▶ 脑动脉硬化 Cerebral arteriosclerosis

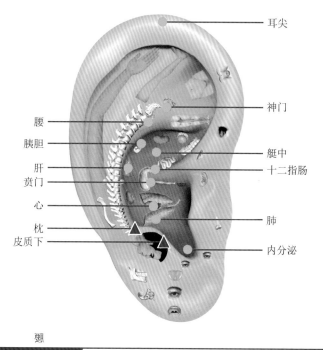

耳尖

腰

胰胆

肝

贲门

心

枕

皮质下

神门

艇中

十二指肠

肺

内分泌

颈

循环系统 ▶ 脑血栓偏瘫 Cerebral thrombosis hemiplegia

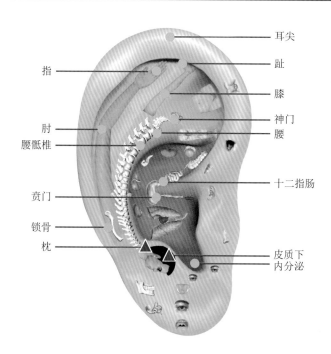

耳尖

指

肘

腰骶椎

贲门

锁骨

枕

趾

膝

神门

腰

十二指肠

皮质下

内分泌

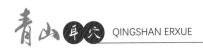

循环系统 ▶ 血小板减少 Thrombocytopenia

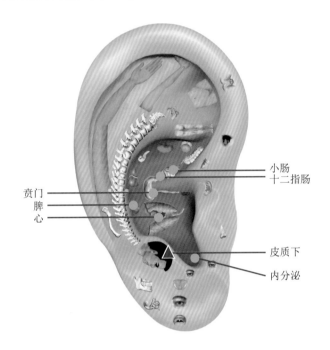

小肠
十二指肠
贲门
脾
心
皮质下
内分泌

泌尿系统 ▶ 泌尿系感染 Urinary tract infection

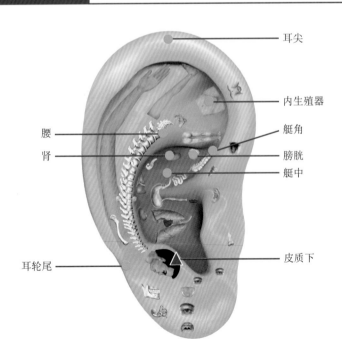

耳尖
内生殖器
腰
艇角
肾
膀胱
艇中
耳轮尾
皮质下

泌尿系统 ▶ 肾盂肾炎 Pyelonephritis

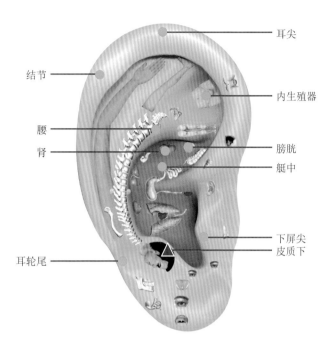

耳尖

结节

内生殖器

腰

肾

膀胱

艇中

下屏尖

皮质下

耳轮尾

泌尿系统 ▶ 前列腺炎 Prostatitis

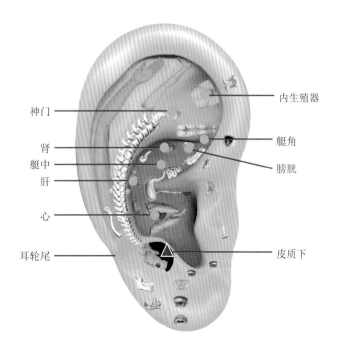

神门

内生殖器

肾

艇角

艇中

膀胱

肝

心

耳轮尾

皮质下

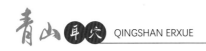
泌尿系统 性功能减退 Sexual dysfunction

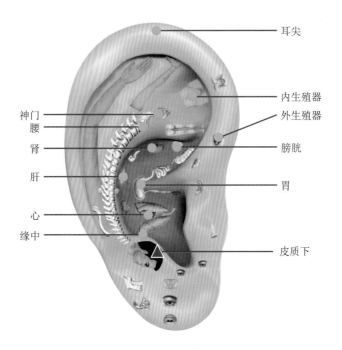

耳尖

内生殖器

外生殖器

神门
腰

肾

肝

心

缘中

膀胱

胃

皮质下

泌尿系统 尿潴留 Urinary retention

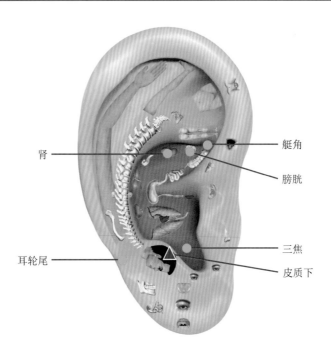

肾

艇角

膀胱

三焦

耳轮尾

皮质下

泌尿系统 ▶ 肾绞痛 Renal colic

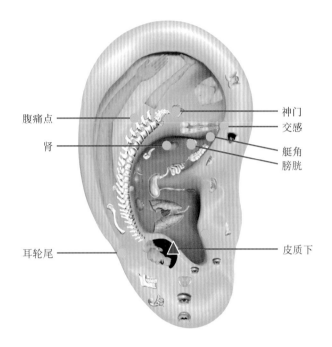

腹痛点 —

肾 —

耳轮尾 —

— 神门

— 交感

— 艇角

— 膀胱

— 皮质下

泌尿系统 ▶ 遗尿（夜尿症）Enuresis (nocturia)

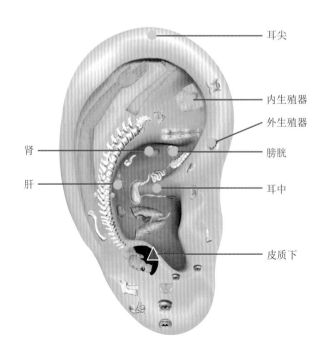

肾 —

肝 —

— 耳尖

— 内生殖器

— 外生殖器

— 膀胱

— 耳中

— 皮质下

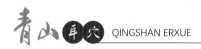

泌尿系统 ▶ 尿路结石 Urinary calculi

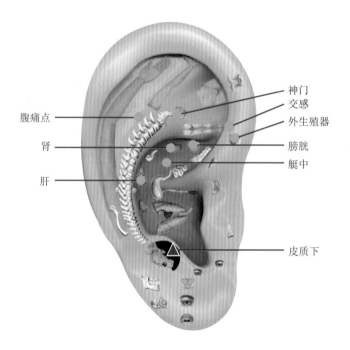

腹痛点

肾

肝

神门
交感
外生殖器
膀胱
艇中

皮质下

泌尿系统 ▶ 睾丸、附睾炎 Orchitis and epididymitis

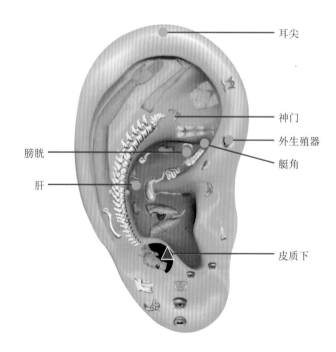

耳尖

神门
外生殖器
艇角

膀胱

肝

皮质下

内分泌系统 单纯性肥胖 Simple obesity

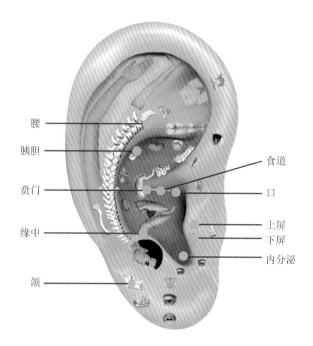

腰
胰胆
贲门
缘中
颌

食道
口
上屏
下屏
内分泌

内分泌系统 甲状腺机能亢进 Hyperthyroidism

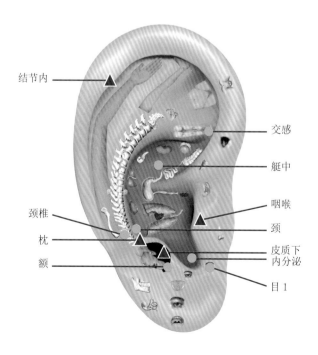

结节内

颈椎
枕
额

交感
艇中

咽喉
颈
皮质下
内分泌
目 1

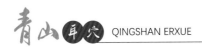
内分泌系统 糖尿病 Diabetes

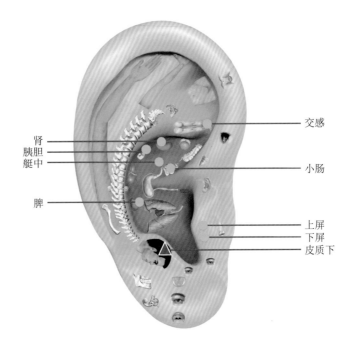

肾
胰胆
艇中

脾

交感

小肠

上屏
下屏
皮质下

内分泌系统 调节内分泌 Regulating endocrine

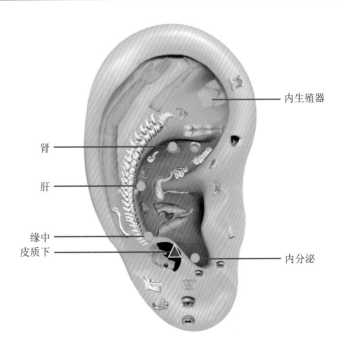

内生殖器

肾

肝

缘中
皮质下

内分泌

内分泌系统 ▶ 营养不良 Malnutrition

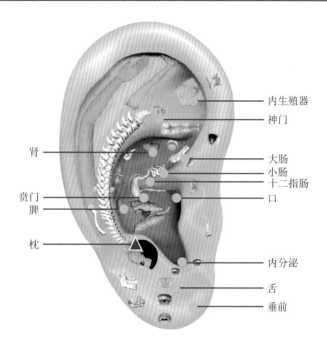

肾

贲门
脾

枕

内生殖器
神门

大肠
小肠
十二指肠
口

内分泌
舌
垂前

内分泌系统 ▶ 植物神经紊乱 Autonomic nervous disorder

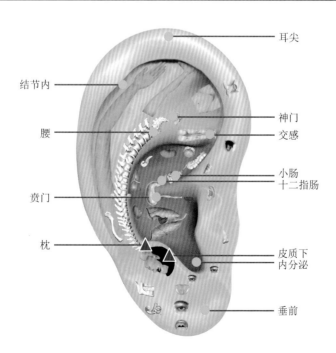

结节内

腰

贲门

枕

耳尖

神门
交感

小肠
十二指肠

皮质下
内分泌

垂前

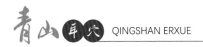

内分泌系统 ▶ 止汗 Antiperspirant

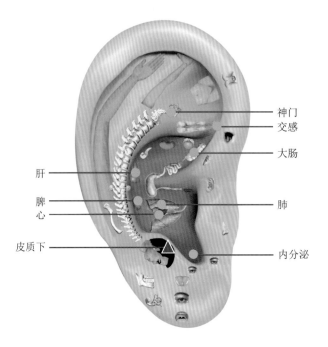

神门
交感
大肠
肝
脾
心
皮质下
肺
内分泌

运动系统 ▶ 颈椎病 Cervical spondylosis

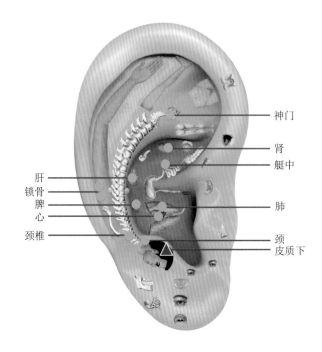

神门
肾
艇中
肝
锁骨
脾
心
颈椎
肺
颈
皮质下

运动系统 落枕 Stiff neck

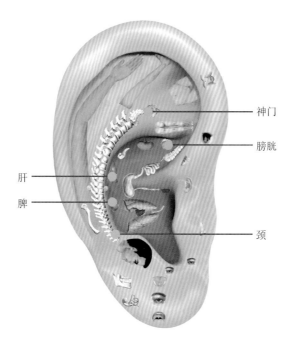

神门

膀胱

肝

脾

颈

运动系统 肩关节肩周炎 Shoulder periarthritis

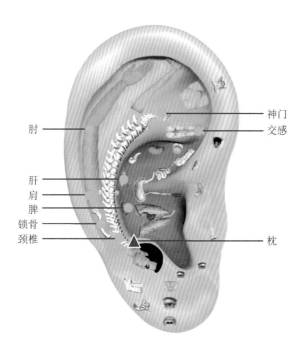

肘

神门

交感

肝

肩

脾

锁骨

颈椎

枕

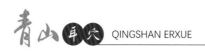
运动系统 胸肋痛 Chest costal pain

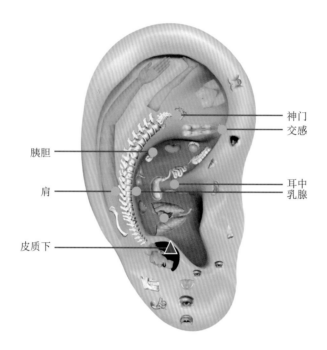

神门
交感
胰胆
肩
耳中
乳腺
皮质下

运动系统 血栓闭塞性脉管炎 Thromboangiitis obliterans

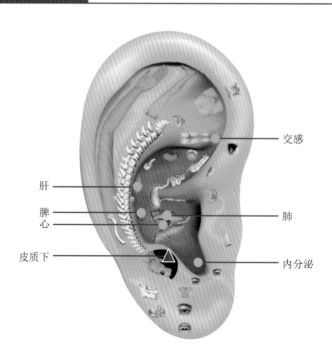

交感
肝
脾
心
肺
皮质下
内分泌

运动系统 ▶ 风湿性关节炎 Rheumatoid arthritis

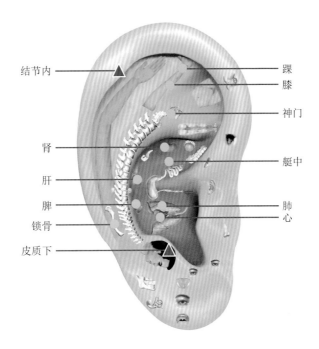

结节内

踝
膝

神门

肾

艇中

肝

脾

肺
心

锁骨

皮质下

运动系统 ▶ 下肢关节炎 Lower extremity arthritis

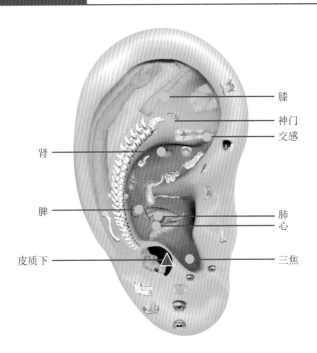

膝

神门

交感

肾

脾

肺
心

皮质下

三焦

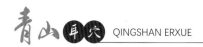
运动系统 ▶ 下肢浮肿 Lower extremity edema

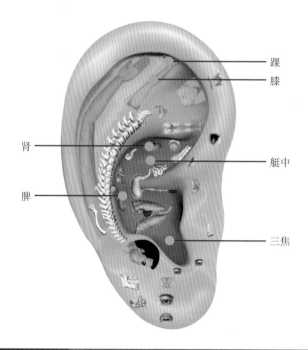

踝
膝
肾
脾
艇中
三焦

运动系统 ▶ 足跟疼 Heel pain

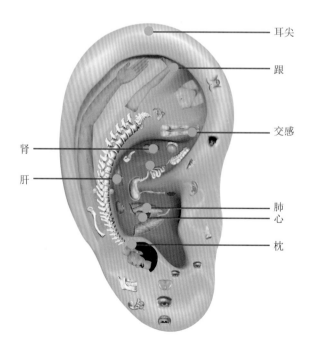

耳尖
跟
交感
肾
肝
肺
心
枕

运动系统 雷诺氏症 Raynaud's disease

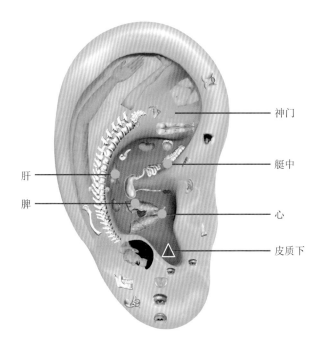

神门

艇中

肝

脾

心

皮质下

运动系统 急性扭、挫伤 Acute sprain and contusion

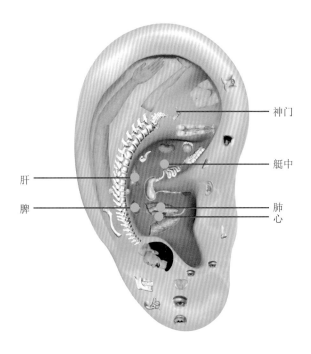

神门

艇中

肝

脾

肺

心

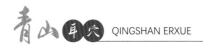
妇科疾病 月经不调 Irregular menstruation

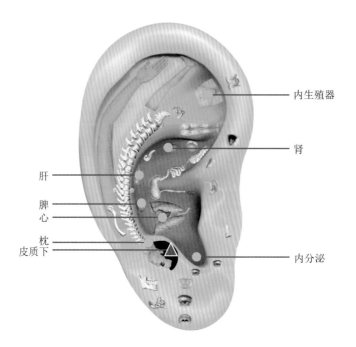

内生殖器

肾

肝
脾
心
枕
皮质下
内分泌

妇科疾病 痛经 Dysmenorrhea

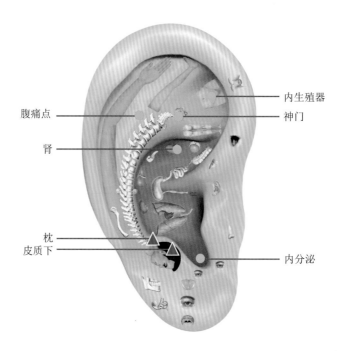

腹痛点
内生殖器
神门
肾
枕
皮质下
内分泌

妇科疾病 盆腔炎 Pelvic inflammatory disease

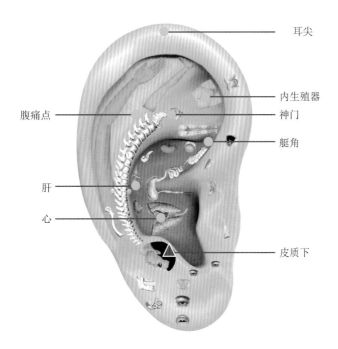

耳尖

内生殖器
神门
艇角

腹痛点

肝
心

皮质下

妇科疾病 功能性子宫出血 Functional uterine bleeding

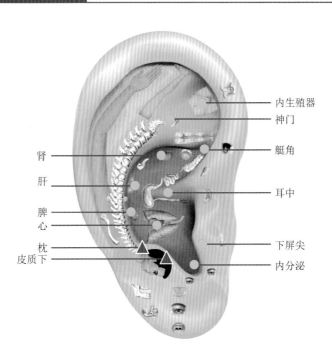

内生殖器
神门
艇角

肾
肝
脾
心
枕
皮质下

耳中

下屏尖
内分泌

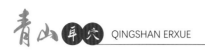

妇科疾病 ▶ 闭经 Amenorrhea

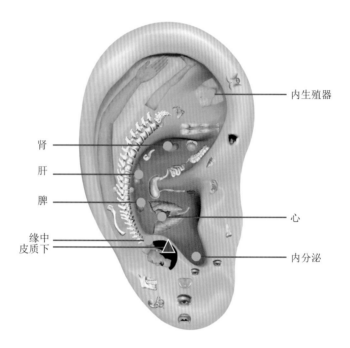

内生殖器

肾
肝
脾

心

缘中
皮质下

内分泌

妇科疾病 ▶ 带症 Vaginal discharge disease

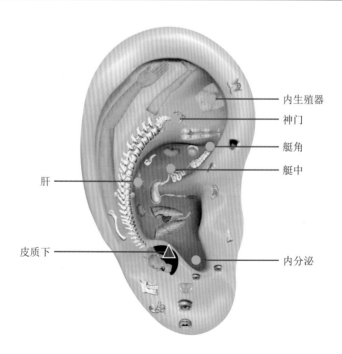

内生殖器
神门
艇角
艇中

肝

皮质下

内分泌

妇科疾病 ▶ 尿道炎 Urethritis

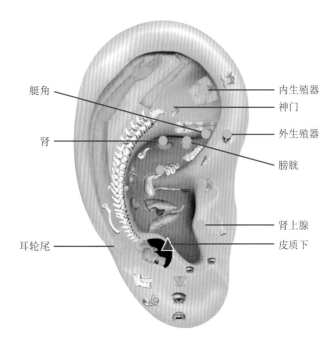

艇角　　　内生殖器
　　　　　神门
肾　　　　外生殖器
　　　　　膀胱

　　　　　肾上腺
耳轮尾　　皮质下

妇科疾病 ▶ 附件炎 Annexitis

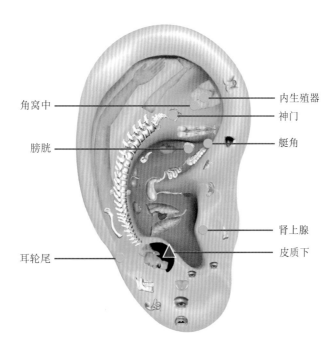

角窝中　　内生殖器
　　　　　神门
膀胱　　　艇角

　　　　　肾上腺
耳轮尾　　皮质下

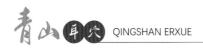

妇科疾病 （急性）乳腺炎 (acute)Mastitis

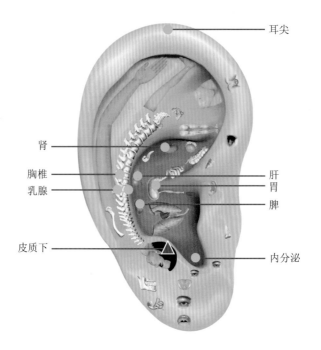

耳尖

肾
胸椎
乳腺

肝
胃
脾

皮质下

内分泌

妇科疾病 乳腺增生 Mammary hyperplasia

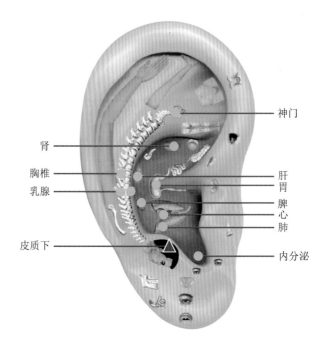

神门

肾
胸椎
乳腺

肝
胃
脾
心
肺

皮质下

内分泌

妇科疾病 ▶ 宫寒 Cold womb

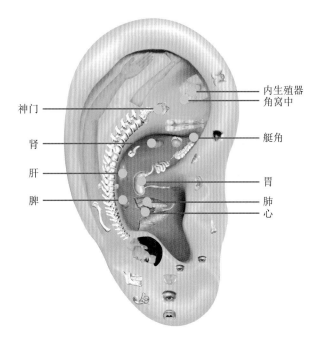

神门
肾
肝
脾

内生殖器
角窝中
艇角
胃
肺
心

妇科疾病 ▶ 妊娠呕吐 / 妊娠反应 Pregnancy vomiting / pregnancy reaction

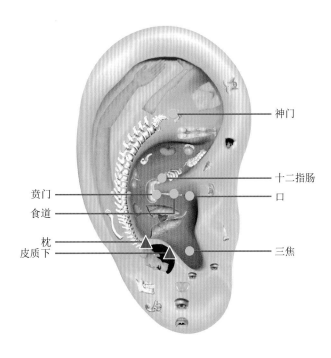

神门
十二指肠
口
三焦
贲门
食道
枕
皮质下

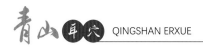
妇科疾病 催乳 Stimulating milk secretion

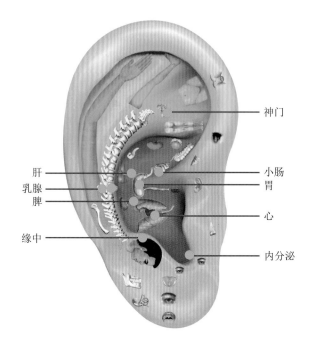

神门

肝
乳腺
脾

缘中

小肠
胃

心

内分泌

妇科疾病 引产 Induced labor

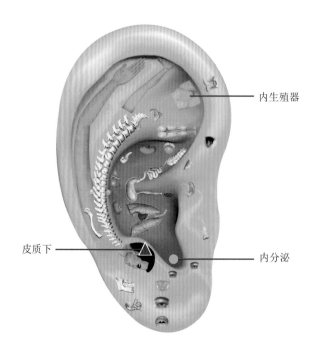

内生殖器

皮质下

内分泌

皮肤科疾病 ▶ 皮肤瘙痒症 Cutaneous pruritus

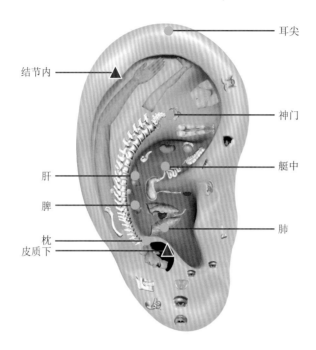

耳尖
结节内
神门
艇中
肝
脾
肺
枕
皮质下

皮肤科疾病 ▶ 带状疱疹 Herpes zoster

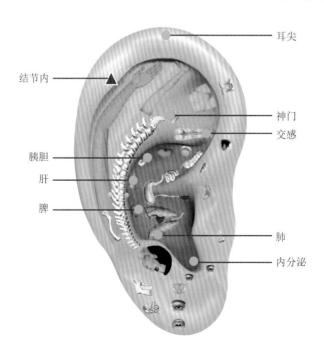

耳尖
结节内
神门
交感
胰胆
肝
脾
肺
内分泌

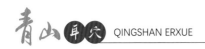

皮肤科疾病 痤疮 Acne

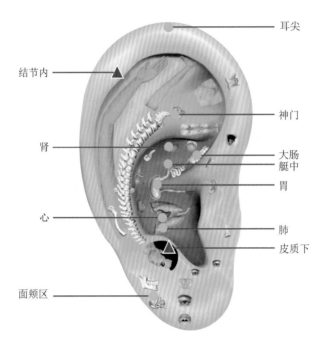

耳尖

结节内

神门

肾

大肠
艇中

胃

心

肺
皮质下

面颊区

皮肤科疾病 脱发 Hair loss

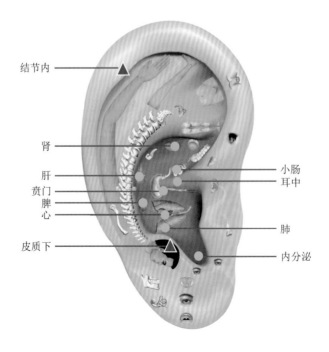

结节内

肾

肝
贲门
脾
心

小肠
耳中

肺

皮质下

内分泌

皮肤科疾病 ▶ 扁平疣 Flat wart

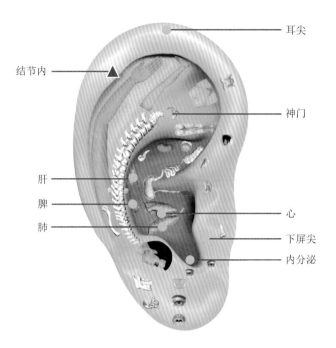

结节内

耳尖

神门

肝

脾

肺

心

下屏尖

内分泌

皮肤科疾病 ▶ 黄褐斑 Chloasma

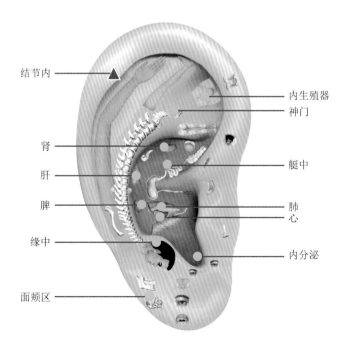

结节内

内生殖器

神门

肾

肝

脾

缘中

面颊区

艇中

肺

心

内分泌

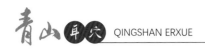

皮肤科疾病 雀斑 Freckles

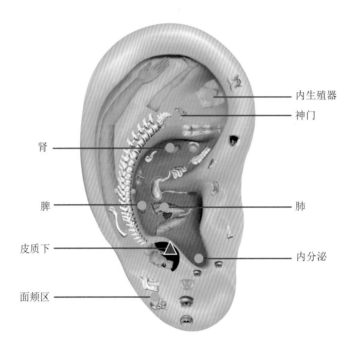

内生殖器
神门
肾
脾
肺
皮质下
内分泌
面颊区

皮肤科疾病 阴囊湿疹 Scrotal eczema

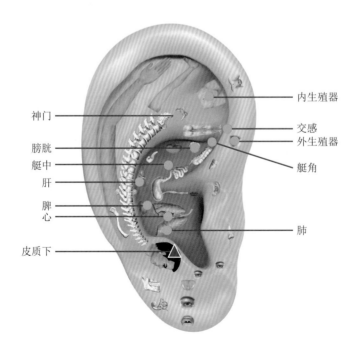

内生殖器
神门
交感
膀胱
外生殖器
艇中
艇角
肝
脾
心
肺
皮质下

五官科疾病 ▶ 麦粒肿 Hordeolum

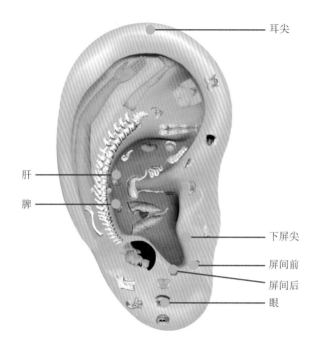

耳尖

肝
脾

下屏尖
屏间前
屏间后
眼

五官科疾病 ▶ 耳鸣 Tinnitus

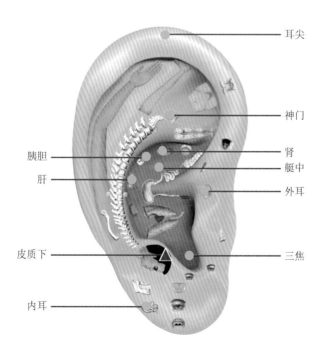

耳尖

神门

胰胆
肝

肾
艇中
外耳

皮质下

三焦

内耳

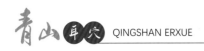

五官科疾病 听力减退 Hearing loss

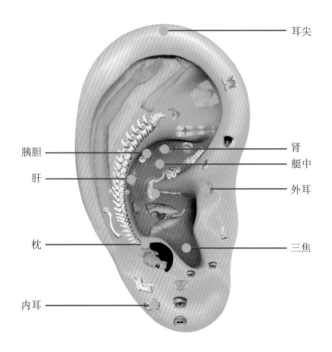

耳尖

胰胆
肝

枕

内耳

肾
艇中
外耳

三焦

其他疾病 ▶ 柯兴综合征 Cushing's syndrome

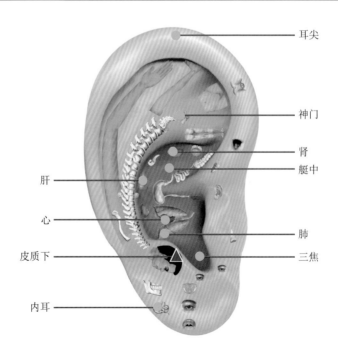

耳尖

神门

肾
艇中

肝
心

皮质下

内耳

肺

三焦

其他疾病 ▶ 戒烟 Quitting smoking

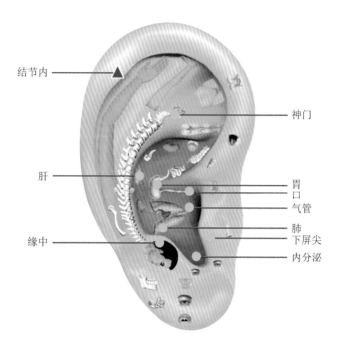

结节内

神门

肝

胃
口
气管
肺
下屏尖
内分泌

缘中

其他疾病 ▶ 艾迪森氏症 Edison's disease

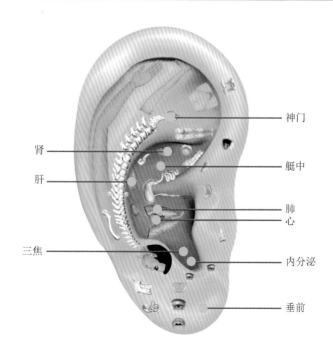

神门

肾

艇中

肝

肺
心

三焦

内分泌

垂前

以下弟子为本书出版提供鼎力支持

（截止2020年6月1日）

特别致谢

徐境宜（山东青岛）　黄雪芳（广东佛山）　邵燕心（广东佛山）

石中英（江苏常熟）　朱托娜（海南海口）　温亚东（河北石家庄）

程　燕（河南洛阳）　金　晓（上海）　　李振刚（河南洛阳）

鸣谢

王仕星（湖南怀化）　秦丽英（山东枣庄）　沈益冰（河南洛阳）

潘绎如（山东青岛）　张志军（天津）　　韩延雪（河北石家庄）

潘　群（北京）　　　吕红菊（山东菏泽）　牛君芳（陕西榆林）

朱桂英（河南漯河）　王秋风（河南洛阳）　潘丽平（河南三门峡）

钟方德（山东烟台）　李　敏（山东济南）　徐月英（山东聊城）

张志勤（安徽滁州）　鲁　敏（湖北武汉）　刘　艳（山东淄博）

李丽华（广东中山）　李家莉（四川乐山）　陈爱民（湖北孝感）

陈红梅（江苏南京）　袁文娟（湖北襄樊）　殷丽梅（内蒙古呼和浩特）

张利军（河南许昌）　杨　频（广东广州）　苏海霞（河南洛阳）

苗江平（江苏镇江）　杨玉兰（江苏镇江）　王欢妮（陕西咸阳）

马生表（青海西宁）　宋文静（江苏徐州）　赵励平（广东广州）

朱玉华（江苏南京）　孙素香（陕西西安）　黄方生（广东广州）

魏春霞（陕西西安）　彭水红（江西宜昌）　杨　丽（河南巩义）

陈　娜（山东济南）　杨　萍（安徽滁州）　李明仿（安徽滁州）

侯庆蓉（安徽滁州）　付加省（安徽滁州）　刘烈夫（广东梅州）

张新民（辽宁大连）　王兆祥（甘肃陇西）　张　瑞（河南漯河）

梁艳洁（山西太原）　费景兰（河南郑州）　周　华（湖南怀化）

袁　冬（河南郑州）